化 学 療 法 学

［第 2 版］

微生物化学研究所長　　　名古屋大学大学院　　　京都大学大学院
東京大学名誉教授　　　　創薬科学研究科教授　　　薬学研究科教授

柴﨑正勝　　赤池昭紀　　橋田　充

監修

京都薬科大学教授　　　武庫川女子大学薬学部教授

栄田敏之　　岡村　昇

編集

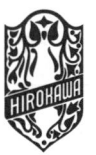

東京　廣川書店　発行

―――――― 執筆者一覧 （五十音順） ――――――

井上 俊夫	日本薬科大学准教授
遠藤 菊太郎	北海道薬科大学准教授
岡村 昇	武庫川女子大学薬学部教授
荻原 琢男	高崎健康福祉大学大学院薬学研究科教授
岸本 修一	神戸学院大学薬学部准教授
木寺 康裕	近畿大学医学部附属病院臨床研究センター治験管理部門
栄田 敏之	京都薬科大学教授
佐藤 秀紀	北海道薬科大学教授
西田 升三	近畿大学薬学部教授
野尻 久雄	帝京大学薬学部教授
藤原 季美子	近畿大学医学部附属病院薬剤部
森川 明信	帝京平成大学薬学部教授
吉田 稔	帝京大学医学部教授

化学療法学 ［第2版］

監修　柴﨑 正勝
　　　赤池 昭紀
　　　橋田 充

編者　栄田 敏之
　　　岡村 昇

平成24年3月31日　初版発行 ©
平成28年3月31日　第2版1刷発行

発行所　株式会社　廣川書店

〒113-0033　東京都文京区本郷3丁目27番14号
電話 03(3815)3651　FAX 03(3815)3650

監修のことば

　薬学は医薬品を核とした総合学問であり，画期的な医薬品の創製・医薬品の安全で最も効果的な使用法の教育・研究から成り立っている．これまでの薬学は医薬品創製の基礎学問にやや比重がかけられていたような気がする．

　今後もこの分野の学問の重要性は論を待たないが，より高い見識と高い知識が要求される現在の薬剤師教育において，医療薬学分野の教育・研究はますます重要性を増すであろう．この重要性に鑑み，廣川書店が「6 年制対応　薬学教科書シリーズ」を発刊することはまさにタイムリーである．

　本薬学教科書シリーズは，薬学教育モデル・コアカリキュラムに対応し，学生諸君が基礎から臨床にまたがる薬学の教育内容を体系的に学べるようにとの意図で編纂された．さらに，医療に関わる多くの研究者，薬剤師を執筆者に加え，6 年制薬学教育制度のもとで薬剤師を目指す学生諸君にとって分かりやすく学習しやすい教科書となることを目指している．

　これまで薬学教育に多大な貢献をしてきた廣川書店の教科書に新しい流れを作るものである．これらの薬学教科書シリーズが薬学教育のさらなる発展と充実に多大な貢献をすると信じるものである．

2016 年 2 月

柴﨑正勝
赤池昭紀

改訂にあたって

　近年，医療を取り巻く環境が大きく変動してきました．病棟薬剤業務実施加算が新設され，多くの医療機関で薬剤師が病棟に常駐し，薬物療法に関わる機会が増えてきました．また，地域包括ケアシステムが導入され，薬局の在宅への関与がますます期待されています．

　すでに新しい6年制教育を受けた学生が，社会に出て活躍を始めていますが，さらなる社会的ニーズに応える薬剤師の育成のため，平成25年に「薬学教育モデルコア・カリキュラム」が改訂されました．平成25年度改訂版においては，薬剤師として求められる基本的な資質を前提とした学習基盤型教育（outcome-based education）に力点が置かれており，最終的に基本的な資質を身に付けるための一般目標が設定され，到達目標が明示されています．その中で，「F薬学臨床」では，がん，高血圧症，糖尿病，心疾患，脳血管障害，精神神経疾患，免疫・アレルギー疾患，感染症の8疾患が代表的な疾患として定義され，薬物療法を実践することが求められています．

　本書では，いわゆる「主要8疾患」のうちのがんおよび感染症を取扱い，これらの薬物療法実践のための講義を想定しています．

　新規医薬品が日々上市され，臨床で重要となる薬剤も更新が顕著であり，特にがんの分子標的薬については，その進展は目覚ましいものがあります．したがって，改訂版では，重要な新規医薬品を取り上げつつ，臨床使用されなくなった医薬品を削除して，時代に即したものとなるよう努めました．

　本書が，新しい薬学を学ぶ学生にとって，有意義な一冊になれば，この上なく幸いに思います．

　最後に，本書の出版にあたり労をとられた，廣川書店社長 廣川治男氏，ならびに野呂嘉昭氏，廣川典子氏，荻原弘子氏はじめ編集部の諸氏に感謝します．

平成28年2月

岡村　　昇
栄田敏之

発行にあたって

　近年の医療技術の高度化，医薬分業の進展等に伴う医薬品の安全使用や薬害の防止といった社会的ニーズに応えるため，医療現場で職能を発揮し，医薬品の適正使用推進に貢献できる薬剤師の育成が火急の課題となっています．

　薬剤師の養成のための薬学教育においても，医療薬学を中心とした専門教育及び実務実習の充実を図ることが重要であるという論議を経て，2004年，学校教育法が一部改正され，薬学教育の修業年限が6年に延長されました．

　新しい6年制教育の特徴は，合計5か月間にわたる病院・薬局実務実習に象徴されており，「薬学教育モデル・コアカリキュラム」とともに，「実務実習モデル・コアカリキュラム」が策定されました．

　学生が実際に経験することにより，医療の現場において薬剤師の果たすべき職責の重要性を認識させ，医療の担い手，医療人としての職業倫理や責任感を身につけさせるための実務実習であり，充実した教育を行うため，日本病院薬剤師会，日本薬剤師会のご協力により，実務実習の実施体制の整備が行われました．

　しかしながら，それでもなお，新しい6年制教育の充実のため，大学関係者が早急に行わねばならない課題がたくさん残されています．そのひとつに，6年制教育に対応した参考書や教科書の発行があげられます．

　ところで，医療現場では，現在，特定の領域を専門とする薬剤師，具体的には，感染制御，がん化学療法，栄養サポート，褥瘡（じょくそう），緩和ケアなどの領域に特化した専門薬剤師の育成に注目が集まっています．

　しかしながらこれまで，薬学部の学部教育において，これらの領域が正規科目として取り上げられることは多くはなく，したがって，専門的な参考書はあっても，学生に適当な教科書はないように思います．ただし一方で，「薬学教育モデル・コアカリキュラム」にて，C14（5）（病原微生物・悪性新生物と戦う）として，感染症治療とがん化学療法に関する講義が必須化しています．

　以上のような状況をふまえ，この度，「化学療法学」を発行させて頂くことになりました．化学療法学に造詣の深い先生方にご執筆いただき，おおよそ15回程度の講義を想定し，できる限り平易な内容としました．

　本書が，新しい薬学を学ぶ学生にとって，有意義な一冊になれば，この上なく幸いに思います．

　最後に，本書の出版にあたり労をとられた，廣川書店会長 廣川節男氏，ならびに廣川典子氏，野呂嘉昭氏，花田康博氏はじめ編集部の諸氏に感謝します．

平成24年2月

編者　栄田　敏之
　　　岡村　　昇

目 次

第1章 感染症概論 ·· *1*

1.1 感染症とは ··· *1*
1.1.1 感染症の概要　*1*
1.1.2 感染症の分類　*3*
1.1.3 感染症の統計とわが国の現状　*3*

1.2 感染症総論 ··· *6*
1.2.1 診断法　*6*
1.2.2 治療法　*10*
1.2.3 薬物治療の位置づけ　*11*

1.3 章末問題 ·· *12*

第2章 感染症に対する薬物治療 ·· *13*

2.1 抗細菌薬 ·· *13*
2.1.1 β-ラクタム系抗菌薬　*13*
2.1.2 テトラサイクリン系抗菌薬　*30*
2.1.3 マクロライド系抗菌薬　*33*
2.1.4 アミノグリコシド系抗菌薬　*40*
2.1.5 キノロン系抗菌薬　*46*
2.1.6 グリコペプチド系抗菌薬　*51*
2.1.7 その他の抗MRSA薬　*53*
2.1.8 サルファ剤　*54*
2.1.9 抗結核薬　*55*
2.1.10 その他の抗菌薬　*57*
2.1.11 抗菌薬の使用　*58*

2.2 抗真菌薬 ·· *60*
2.2.1 細胞膜を標的とする抗真菌薬　*61*

- 2.2.2 細胞壁合成を阻害する抗真菌薬　*66*
- 2.2.3 核酸合成を阻害する抗真菌薬　*66*
- 2.2.4 微小管機能を抑制する抗真菌薬　*67*

2.3　抗ウイルス薬　*67*
- 2.3.1 抗ヘルペスウイルス薬　*68*
- 2.3.2 抗サイトメガロウイルス薬　*69*
- 2.3.3 抗インフルエンザウイルス薬　*71*
- 2.3.4 抗肝炎ウイルス薬　*73*
- 2.3.5 抗ヒト免疫不全ウイルス薬　*78*

2.4　抗寄生虫薬　*83*

2.5　感染症に用いる生物学的製剤　*85*
- 2.5.1 生物由来製品　*85*
- 2.5.2 特定生物由来製品　*86*

2.6　章末問題　*87*

第3章　主な感染症の病態　*89*

3.1　細菌感染症の病態　*89*
- 3.1.1 呼吸器感染症の原因菌と病態　*89*
- 3.1.2 腸管感染症の原因菌と病態　*91*
- 3.1.3 肝・胆道系感染症の原因菌と病態　*96*
- 3.1.4 尿路系感染症の原因菌と病態　*98*
- 3.1.5 その他の細菌感染症と病態　*99*

3.2　真菌感染症の病態　*101*
- 3.2.1 表在性感染症の原因真菌と病態　*102*
- 3.2.2 深在性感染症の原因真菌と病態　*103*

3.3　ウイルス感染症の病態　*105*
- 3.3.1 呼吸器感染症の原因ウイルスと病態　*105*
- 3.3.2 消化器系感染症の原因ウイルスと病態　*107*
- 3.3.3 肝炎の原因ウイルスと病態　*108*
- 3.3.4 後天性免疫不全症候群と病態　*110*

3.3.5　その他のウイルス感染症と病態　*111*

3.4　寄生虫感染症の病態　*117*
3.4.1　原虫　*117*
3.4.2　蠕虫　*118*

3.5　章末問題　*119*

第4章　悪性腫瘍概論　*121*

4.1　悪性腫瘍とは　*121*
4.1.1　悪性腫瘍の性質　*121*
4.1.2　悪性腫瘍の発生　*122*
4.1.3　わが国における人口動態統計　*122*

4.2　悪性腫瘍の治療　*123*
4.2.1　治療法　*123*
4.2.2　がんの診断　*126*
4.2.3　化学療法の位置づけ　*127*
4.2.4　支持療法　*128*

4.3　章末問題　*129*

第5章　悪性腫瘍に対する薬物治療　*131*

5.1　抗悪性腫瘍薬の分類　*131*
5.1.1　抗がん薬の種類　*131*
5.1.2　抗がん薬の特徴　*132*
5.1.3　抗がん薬の効果　*134*

5.2　抗悪性腫瘍薬各論　*136*
5.2.1　アルキル化薬　*136*
5.2.2　白金錯体　*140*
5.2.3　代謝拮抗薬　*143*
5.2.4　抗悪性腫瘍抗生物質　*152*
5.2.5　植物アルカロイド　*160*
5.2.6　ホルモン薬　*170*
5.2.7　分子標的薬　*178*

5.2.8　その他　*194*

　5.3　抗悪性腫瘍薬の副作用，耐性機構 ················· *198*
　　　5.3.1　抗悪性腫瘍薬の副作用とその対策　*198*
　　　5.3.2　抗悪性腫瘍薬の耐性機構　*202*

　5.4　章末問題 ················· *203*

第6章　主な悪性腫瘍の病態と治療 ················· *205*

　6.1　脳および頭頸部腫瘍 ················· *205*
　　　6.1.1　脳腫瘍　*205*
　　　6.1.2　口腔がん　*206*
　　　6.1.3　鼻腔・副鼻腔がん　*206*
　　　6.1.4　咽喉頭がん　*206*
　　　6.1.5　甲状腺がん　*207*

　6.2　呼吸器系腫瘍 ················· *207*
　　　6.2.1　肺がん　*207*
　　　6.2.2　胸膜中皮腫　*208*

　6.3　消化器系腫瘍 ················· *208*
　　　6.3.1　食道がん　*208*
　　　6.3.2　胃がん　*209*
　　　6.3.3　大腸がん　*209*
　　　6.3.4　肝臓がん　*210*
　　　6.3.5　胆道がん　*210*
　　　6.3.6　膵臓がん　*211*

　6.4　婦人科系腫瘍 ················· *211*
　　　6.4.1　乳がん　*211*
　　　6.4.2　子宮がん　*212*
　　　6.4.3　卵巣がん　*213*

　6.5　泌尿器系腫瘍 ················· *213*
　　　6.5.1　前立腺がん　*213*
　　　6.5.2　膀胱がん，上部尿路がん（腎盂，尿管がん）　*214*
　　　6.5.3　腎臓がん　*214*

6.6 造血器腫瘍 ... 215
- 6.6.1 白血病 *215*
- 6.6.2 骨髄異形成症候群 *216*
- 6.6.3 悪性リンパ腫 *217*
- 6.6.4 多発性骨髄腫 *217*

6.7 その他 ... 218
- 6.7.1 骨軟部腫瘍 *218*
- 6.7.2 皮膚がん *218*

第7章 緩和ケア ... 219

7.1 緩和ケアとは ... 219

7.2 がん性疼痛 ... 221

7.3 がん性疼痛に対する治療 ... 222
- 7.3.1 目標の設定 *222*
- 7.3.2 鎮痛薬の使用法 *223*

7.4 がん性疼痛に用いる鎮痛薬 ... 224
- 7.4.1 オピオイド鎮痛薬 *224*

7.5 鎮痛補助薬 ... 226

7.6 章末問題 ... 227

索引 ... 229

第 1 章

感染症概論

1.1 感染症とは

　感染症とは，宿主となるヒトや動物の組織や細胞にウイルスや細菌などの病原体が侵入し，定着・増殖することにより感染が成立し，発熱，下痢，咳などの症状が現れることをいう．感染症には，ヒトからヒトへ伝染する感染症のほかに，動物や昆虫，あるいは傷口からヒトへ感染する非伝染性の感染症がある．ある感染症の病原体が個体（ヒトや動物）から別の個体へと到達し，連鎖的に感染が拡大する感染症を伝染病と呼ぶことがある．また，食品，医薬品，医療機器あるいは施設などに，本来存在すべきでない病原体などが付着することを微生物汚染という．

1.1.1 感染症の概要

　感染症の成立には，**病因因子**（感染源），**環境因子**（感染経路）および**宿主因子**（感受性）の3つの要因（感染症成立の三要因）がすべて揃う必要があり，この中の1つでも阻止されれば感染は成立しない．また，実際に感染後に発症するか否かは，病原体のもつ**病原性**，病原性の強さを表す**ビルレンス**，宿主のもつ**感染防御機構**のバランスに依存している（図1.1）．

> 伝染病：過去には伝染病予防法で定義されていたが，1999年の「感染症の予防及び感染症の患者に対する医療に関する法律（感染症法）」の施行により「伝染病」の文言は「感染症」に改められている．旧・学校保健法の施行規則に見られた「学校伝染病」の語も2009年4月施行の学校保健安全法の施行規則で「感染症」に改められ，一般に「学校感染症」と呼ばれている．
>
> ビルレンス：病原体の毒性を示す能力，すなわち感染症を引き起こす能力や重症化させる能力の強さ．

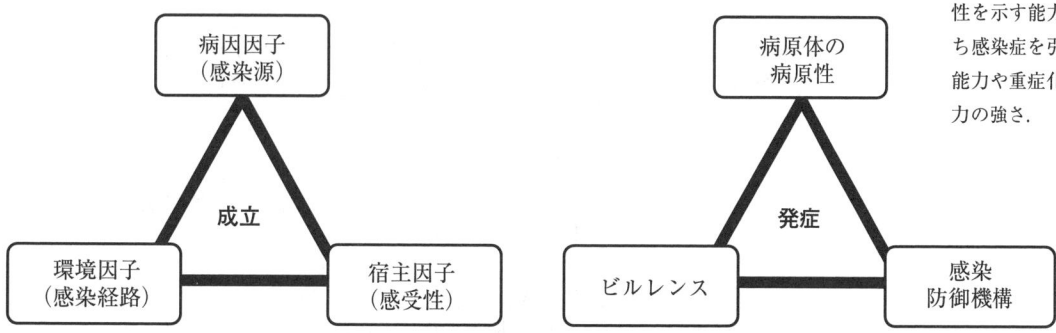

図1.1　感染症の成立と発症に必要な3因子

1.1.1.1　病因因子（感染源）

すでに感染症を発症している患者は，病原性の強い病原体を排出していることがあり，強力な感染源となり得る．患者の体液や排泄物との接触を防ぎ，適切な殺菌・消毒措置を取ることが感染拡大の防止に重要である．病原体の感染を受けているが，臨床症状を示さないヒトを保菌者という．感染が成立し，発病前の潜伏期保菌者や感染が成立しても発病に至らず**不顕性感染**となっている健康保菌者は，病気である認識がないため気づかない間に感染を広げるおそれがある．一方，ヒトと動物の相互で感染が成立する病原体を保有する動物（保有動物），蚊などの吸血性の昆虫，ダニやノミなどの節足動物（媒介動物），河川や井戸水に存在するクリプトスポリジウム原虫や腸管感染症起因菌（環境感染源）なども代表的な感染源である．

1.1.1.2　環境因子（感染経路）

病原体がヒトからヒトへ拡散される感染経路は，手，口や性器を介して直接伝播する**直接感染**と，病原体を含む水，食品，空気や器物など，感染を仲介するものが

表1.1　感染経路とその特徴

感染経路		特　徴	代表的な感染症 あるいは病原体
直接感染	接触感染	感染者との直接ないし間接の接触により感染が成立する．	各種の感染性皮膚疾患，性感染症（HIV，黄色ブドウ球菌など）
	飛沫感染	咳やくしゃみなどの病原体を含む体液の微粒子（5 μm以上）による感染．患者から1メートル以内に近づいた場合のみ感染が成立する．	インフルエンザウイルス，マイコプラズマ，風疹ウイルス，ジフテリア菌
間接感染	空気感染 （飛沫核感染）	飛沫核（5 μm未満）の粒子に付着した微生物による感染．長期間，空中を浮遊し，5メートル以上離れていても感染伝播は成立する．	結核菌，麻疹ウイルス，水痘ウイルス
	食物媒介性感染	病原体に汚染された食物を食べることにより感染が起こる．食材自体が汚染されている場合と，調理の過程で混入する場合がある．	腸炎ビブリオ菌，サルモネラ食中毒，黄色ブドウ球菌食中毒
	水系感染	河川，水道，井戸などの水が病原体に汚染されることにより感染が起こる．	赤痢菌，A型肝炎ウイルス
	器物・衣類による感染	感染した患者が使用していた器物に病原体が付着し，これを介して感染が成立する．	ノロウイルス，腸管出血性大腸菌，トラコーマ，クラミジア菌

存在する**間接感染**の2つに大別される（表1.1）．一方，病原体がヒトからヒトへ直接あるいは間接的に伝播することを水平感染という．これに対して，妊娠中の母体から胎盤を通じて胎児に感染することを垂直感染という．例えば，風疹は水平感染するが，妊娠初期の妊婦が感染し発症すると，胎児に垂直感染し，胎児の死産・早産をきたすおそれがある．また，梅毒，B型肝炎や後天性免疫不全症候群（エイズ）なども垂直感染により発症する危険性がある．

1.1.1.3 宿主因子（感受性）

感染症の拡大は，集団を構成する宿主のどの位の割合が病原体に対する感受性をもっているかに依存する．この感染に抵抗する非特異的かつ一般的な因子として，年齢，人種，遺伝，栄養状態，生活習慣などがあげられるが，特に重要な因子として免疫がある．

1.1.2　感染症の分類

感染症は，わが国においては「感染症の予防及び感染症の患者に対する医療に関する法律」（感染症法）で主な分類と対応が規定され，感染力や発症した場合の重篤性などに基づき，1類から5類感染症に分類され，さらに指定感染症と新感染症の分類が設けられている（表1.2）．新感染症は，病原体が不明で，原因，感染経路，予防・治療法がわからず，伝染力や罹患した場合の危険性が極めて高い感染症である．指定感染症は，病原体が明らかで，国民の生命および健康に重大な影響を与えるおそれがあるものとして政令で定めるものであり，指定期間は1年以内である．

1.1.3　感染症の統計とわが国の現状

2008年の世界の年間死亡者数5,688万人のうち，感染症およびそれに関連する死亡者は全体の21%と推計されている（図1.2）．一方，わが国では疾病構造がすでに感染症中心から慢性疾患中心へと変化している（図1.3）．

人類は19世紀末から20世紀にかけて多くの感染性病原体を発見し，それに伴う医学・医療の進歩，公衆衛生水準の向上，さらには抗微生物薬の開発にも成功した．我が国における疾病構造と世界全体のそれとの違いは，地球上のどこかに，抗微生物薬の入手が困難なヒト/地域が存在することを示している．一方で，先進諸国では，新興感染症や再興感染症，抗微生物薬耐性病原体の出現など，我々は感染症のもつ潜在的な脅威を改めて再認識する必要がある．

表1.2 感染症法による感染症の分類

(2008年5月改正より)

類型	感染症名	特徴	対応と措置
1類感染症	エボラ出血熱，クリミア・コンゴ出血熱，痘そう，南米出血熱，ペスト，マールブルグ病，ラッサ熱	感染力，罹患した場合の重篤性等に基づく総合的な観点からみた危険性が，極めて高い感染症	原則入院，消毒等の対物措置（例外的に，建物への措置，通行制限等の措置も適応対象とする）．直ちに届出．特定感染症指定医療機関または第一種感染症指定医療機関で対応
2類感染症	急性灰白髄炎，結核，ジフテリア，重症急性呼吸器症候群（病原体がコロナウイルス属SARSコロナウイルスであるものに限る），鳥インフルエンザ（H5N1）	感染力，罹患した場合の重篤性等に基づく総合的な観点からみた危険性が，高い感染症	状況に応じて入院，消毒等の対物措置．直ちに届出．特定，第一種，第二種感染症指定医療機関，または結核指定医療機関で対応
3類感染症	コレラ，腸管出血性大腸菌感染症，細菌性赤痢，腸チフス，パラチフス	感染力，罹患した場合の重篤性等に基づく総合的な観点からみた危険性は高くないが，特定の職業への就業によって感染症の集団発生を起こし得る感染症	特定職種への就業制限．直ちに届出．一般の医療機関で対応
4類感染症	E型肝炎，A型肝炎，黄熱，Q熱，狂犬病，炭疽，鳥インフルエンザ（H5N1を除く），ボツリヌス症，マラリア，野兎病，レジオネラ症，その他	動物，飲食物などの物件を介して人に感染し，国民の健康に影響を与えるおそれがある感染症（人から人への伝播はない）	媒介動物の輸入規制．直ちに届出．一般の医療機関で対応
5類感染症	（全数届出感染症） クリプトスポリジウム症，クロイツフェルト・ヤコブ病，劇症型溶血性レンサ球菌感染症，後天性免疫不全症候群，髄膜炎菌性髄膜炎，梅毒，破傷風，バンコマイシン耐性黄色ブドウ球菌感染症，バイコマイシン耐性腸球菌感染症，風疹，麻疹，その他 （定点届出感染症） インフルエンザ（鳥インフルエンザおよび新型インフルエンザ等感染症を除く），百日咳，淋菌感染症，メチシリン耐性黄色ブドウ球菌感染症，ペニシリン耐性肺炎球菌感染症，薬剤耐性緑膿菌感染症，その他	国が感染症発生動向調査を行い，その結果等に基づいて必要な情報を一般国民や医療関係者に提供・公開していくことによって，発生・まん延を防止すべき感染症	全数把握：7日以内に届出 定点把握：指定届出医療機関から定期的に届出 一般の医療機関で対応
新型インフルエンザ等感染症	新型インフルエンザ	新たに人から人に伝染する能力を有することとなったウイルスを病原体とするインフルエンザであって，一般に国民が当該感染症に対する免疫を獲得していないことから，当該感染症の全国的かつ急速なまん延により国民の生命および健康に重大な影響を与えるおそれがあると認められているものをいう．	一類感染症に準じた対応・措置．特定，第一種または第二種感染症指定医療機関で対応
	再興型インフルエンザ	かつて世界的規模で流行したインフルエンザであってその後流行することなく長期間が経過しているものとして厚生労働大臣が定めるものが再興したものであって，一般に現在の国民の大部分が当該感染症に対する免疫を獲得していないことから，当該感染症の全国的かつ急速なまん延により国民の生命および健康に重大な影響を与えるおそれがあると認められるものをいう．	
指定感染症	既知の感染症の中で上記1類～3類に分類されない感染症において，1類～3類に準じた対応の必要が生じた感染症（政令で1年間に限定して指定）		1類～3類感染症に準じた対応
新感染症	人から人に伝染すると認められる疾病であって，既知の感染症と症状等が明らかに異なり，その伝染力および罹患した場合の重篤度から判断した危険性が極めて高い感染症		1類感染症に準じた対応

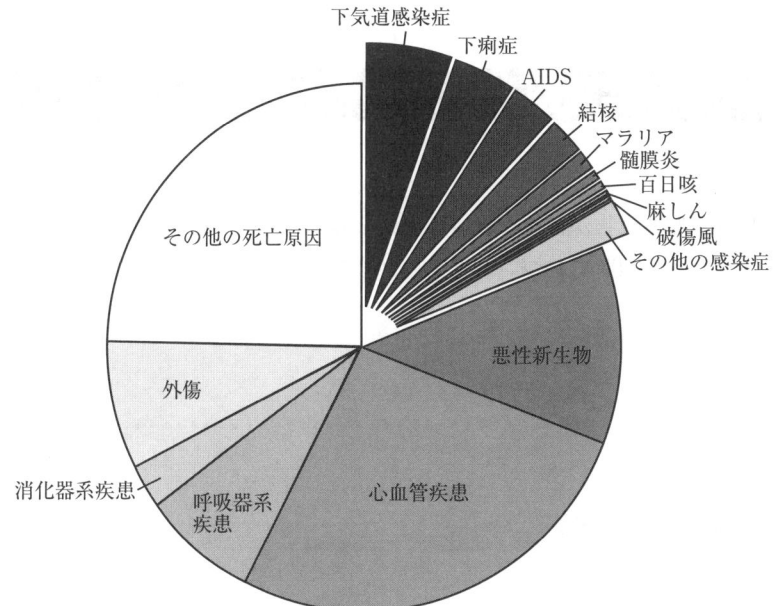

図1.2　全世界の死因別推計（2008年）
世界人口　67億3748万人
(Estimates of deaths by cause for the year 2008, WHO（2011）より)

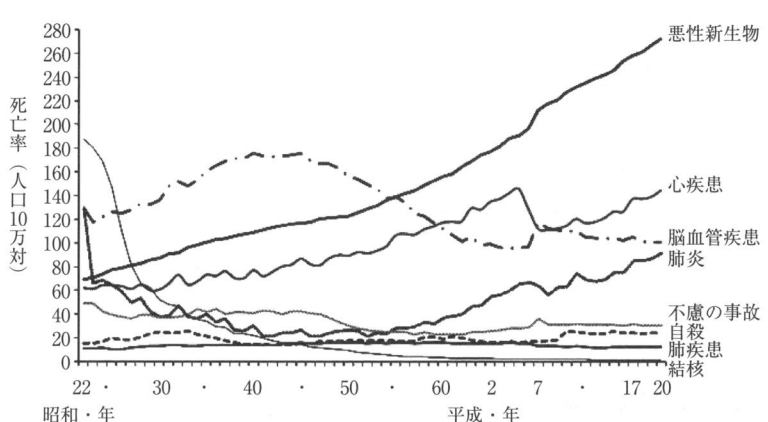

図1.3　我が国の主な死因別にみた死亡率の年次推移
(厚生労働省：平成20年人口動態統計月報年計（概数）の概況)

1.2 感染症総論

　感染症は病原微生物が様々な臓器に病巣を形成して臨床症状を呈する．この項目では，どのような判断に基づいて感染症と診断され，薬物治療が行われるのかについて概説する．

1.2.1　診断法

1.2.1.1　感染症の診断

　感染症の治療では，患者の状態から表1.3に示される4項目が推定されることが重要である．患者の渡航歴，循環式湯沸かし器の有無，ペット，職業，生活環境などを含め，注意深い病歴の聴取や免疫状態の把握は，原因となる微生物を推定する上で有用な情報源となり得る．また，臨床症状は病巣の形成された臓器によって特徴的な所見が得られるため（表1.4），これらの情報は病巣の特定に有用である．これらの各項目が十分に説明できない場合，感染症以外の疾患を視野に入れる必要がある．

表1.3　感染症を疑う患者への基本的アプローチ

1. どのような病原微生物が（病因）
2. どの臓器に（病巣）
3. どのような免疫状態の患者に（環境）
4. どのような臨床症状をあらわしているか（病状）

1.2.1.2　感染症の臨床検査

　得られた情報を基に疑わしい臓器が推定できたら，起因微生物の同定と薬剤感受性試験を実施するため，喀痰・尿・血液などの検体が採取される．検体は，病原体を単離・同定するために分離培養を行う．分離培養で単一のコロニーとして増殖した菌株を釣菌し，これを増殖培養して微生物株の性質や特性を調べ，すでに分類・命名されている菌種のいずれに該当するかを確定する．

表 1.4 臓器を絞るためのパラメータ

●中枢神経系	●腹部
診断：髄膜炎，脳炎，脳膿瘍 病歴：頭痛，記憶障害，痙攣，筋力低下，知覚低下 所見：意識（開眼，運動障害，発語などで評価する），記憶力，項部硬直等の髄膜刺激症状 検査：髄液所見，CT/MRI など	診断：腹膜炎，憩室炎，虫垂炎，胆管炎・胆道炎 病歴：腹痛，便秘/下痢，悪心 所見：腹膜刺激症状，臓器肥大，腹水による打診濁音界の移動，聴診で腸管蠕動音低下 検査：アミラーゼ，CT/MRI，超音波など
●耳	●泌尿器
診断：中耳炎など 病歴：耳痛，耳鳴り，耳漏，眩暈，聴力低下 所見：耳鏡検査（外耳道，鼓膜の発赤，浸出液，腫脹） 検査：オージオグラムなど	診断：腎盂腎炎，前立腺炎，精巣上体（副睾丸）炎 病歴：頻尿，排尿時痛，残尿感，血尿，混濁尿 所見：尿混濁，局所圧痛，腫大 検査：尿培養，尿グラム染色，超音波検査，CT/MRI など
●鼻，副鼻腔	●生殖器
診断：副鼻腔炎，鼻アスペルギルス症 病歴：鼻出血，圧痛，鼻汁，頭痛 所見：副鼻腔上圧痛，鼻鏡検査 検査：X 線写真，CT/MRI など	診断：骨盤腹膜炎，卵管炎，腟炎 病歴：分泌物の増加，異常分泌物，性行為に関する病歴 所見：視診・触診異常，内診 検査：CT/MRI，超音波など
●口腔，食道	●四肢，関節
診断：扁桃腺炎，鵞口瘡，食道炎 病歴：口腔内疼痛，嚥下困難，嚥下痛 所見：口腔内白斑，潰瘍，扁桃腺炎，歯肉腫脹 検査：造影，内視鏡，CT/MRI など	診断：関節炎，骨髄炎 病歴：疼痛，関節症状 所見：静脈炎，リンパ管炎，皮疹（爪下線状出血斑） 検査：関節液グラム染色・抗酸菌染色，CT/MRI など
●肺，胸膜	●リンパ系
診断：肺膿瘍，胸膜炎，肺炎 病歴：呼吸困難，胸痛，咳，喀痰 所見：呼吸数，呼吸音 検査：X 線，CT/MRI，ガス分析，喀痰の抗酸菌染色・グラム染色など	診断：リンパ節炎，ネコ引っかき病 病歴：局所リンパ節の疼痛・腫大 所見：リンパ節腫脹，肝脾腫，扁桃腫大 検査：肝臓・脾臓 CT/MRI，リンパ節生検など
●心臓，血管系	●臓器を問わず全身の炎症パラメータとしてのみ使用するもの
診断：心筋炎，心内膜炎，心外膜炎 病歴：胸痛，動悸，息切れ，血管カテーテル使用の既往 所見：心内膜炎（爪下線状出血斑，結膜出血斑），心筋炎（不整脈），静脈炎（局所の発赤，腫脹，疼痛） 検査：血液培養，超音波，CT/MRI など	病歴：患者自身の訴え，気分，倦怠感，易疲労性 所見：発熱 検査：赤沈，CRP，末梢血液中白血球数およびその分画など

CT：コンピュータ断層撮影 computed tomography，MRI：核磁気共鳴画像法 magnetic resonance imaging，CRP：C 反応性タンパク C-reactive protein
（青木　眞（2000）レジデントのための感染症診療マニュアル，医学書院より）

1.2.1.3 病原体の鑑別同定

1）光学顕微鏡による検査

　分離培養した微生物を染色し，染色性や形態的特徴を顕微鏡で観察することで微生物を鑑別することができる．染色方法の中でも**グラム染色**は，細菌の分類や同定に役割を果たす．この他に，**ギムザ染色**，**抗酸菌染色**，芽胞染色，鞭毛染色，異染小体染色なども必要に応じて実施される．

表 1.5　ウイルスの検査方法とその原理

検査方法	原　理	特　徴
赤血球凝集阻止試験	赤血球凝集素 hemagglutinin（HA）を有するウイルスの赤血球凝集能が，血清中の抗体によりどれだけ阻害されるか検討することにより，血清中の抗体濃度を推定する．	HA をもつウイルスの抗体価の測定
中和試験	中和抗体と結合したウイルスが，細胞への吸着が抑制されることで感染性が失われる性質を利用し，ウイルスの増殖がウイルスに対する抗体で抑えられるか（中和反応）を測定する試験．	ウイルス血清型の同定
赤血球凝集法	受身赤血球凝集法：ウイルス液の段階希釈系列を作製し，ウイルス液と細胞表面に凝集素に対する受容体をもつ赤血球を混合し，最小赤血球凝集濃度から抗体価を決定する．逆受身血球凝集法：赤血球やゼラチン，ラテックス粒子に抗体を結合させたものに，抗原となるウイルスを作用させ，抗原量を測定する．	抗体価の測定 簡便かつ感度・特異性が高い
酵素免疫測定法	RIA（radio immunoassay）：検体中の抗体（または抗原）とビーズなどに固定した抗原（または抗体）を反応させた後，放射性同位元素で標識した抗原（または抗体）を反応させ，同位元素の放射線量を測定することにより抗体（または抗原）の濃度を測定する．EIA（enzyme immunoassay）：抗原または抗体に酵素を結合させ，その酵素活性をマーカーとして抗原抗体反応の程度から目的とする物質の抗原あるいは抗体量を求める．抗原または抗体をプラスチックプレートなどに固定化して測定する方法を ELISA（enzyme linked immunosolventassay）と呼ぶ．CLEIA（chemiluminescent enzyme immunoassay）：EIA と同様の原理であるが，標識酵素の活性を化学発光にて検出．	ウイルス特異抗体を免疫グロブリン別に測定できる 他の方法に比べて高感度かつ微量の抗体を検出できる
ウエスタンブロット法	SDS-ポリアクリルアミドゲル電気泳動でウイルス抗原を分離し，次いで転写膜に転写された抗原タンパクのバンドと特異的に反応する抗体を反応させて検出．	HIV の確認診断に使用される
遺伝子増幅法（PCR）	熱変性1本鎖 DNA に目的のプライマーを結合させ，DNA ポリメラーゼにより DNA 合成反応を行い，これを繰り返すことにより目的とする DNA 配列を指数関数的に増幅．	高感度・特異性が高い
サザンブロットハイブリダイゼーション	制限酵素で消化した検体 DNA をアガロース電気泳動で分画，変性させた1本鎖 DNA をメンブランに転写後，標識プローブとハイブリダイゼーションさせ，目的遺伝子を検出．	DNA の量的，質的変化の異常を解析
液相（核酸）ハイブリダイゼーション	液相中で検体を溶菌処理し，遊離した rRNA と標識プローブをハイブリダイゼーションさせ，形成した2本鎖ハイブリッドを分離，目的遺伝子を検出．	病原体の rRNA を標的とし，直接菌体を検出
in situ ハイブリダイゼーション	スライドグラス上で，細胞や染色体の DNA，あるいは rRNA と標識プローブをハイブリダイゼーションさせ，顕微鏡下で検出．	ウイルス感染細胞の確認 目的遺伝子の局在性を証明

PCR：polymerase chain reaction

2）菌株の生理・生化学的性状反応による検査

分離された菌株について，糖の資化性，ガスの産生，各種酵素の産生能，pH などを調べ，これらの結果を総合的に判断して微生物の属や種を同定する．以前は各々の項目が個別に試験されていたが，現在では各種性状試験項目が1枚のプラス

チックプレート上に集積された同定キットなどが用いられる．

3）病原体遺伝子，抗原，抗体の検出

検体に微量の病原体遺伝子が含まれる場合，PCR法などの遺伝子増幅法により，高感度に検出することができる．特に，特定の菌の存在を確認したい場合などは菌特異的PCRなどが実施できる．さらに**リアルタイムPCR**法などの定量的PCR法では，検体に含まれる病原体の検出に加え，その量も推定することができる．病原体に由来する抗原が含まれている検体の場合，**イムノクロマトグラフィー法**による検出法が適用できる．A群レンサ球菌，ヘリコバクター・ピロリ菌，クラミジア菌などの診断法として実用化されており，15分程度で迅速に検出が可能である．微生物感染を起こすと，患者血清中には病原体特異的抗体が産生されるため，過去あるいは現在起きている感染の有無を診断することができる．これを血清診断と呼ぶ．チフス症の **Widal反応**や梅毒の**ワッセルマン反応**以外に，受身凝集反応，酵素免疫吸着法（ELISA）や標識抗体，ウエスタンブロット法などが感染症の血清診断に用いられる．

4）ウイルスの検査法

ウイルス感染症の診断は，患者検体などからウイルスの分離・同定を行うことが基本である．しかし，分離・同定には特殊な設備や機械が必要となるため，すべての施設で実施できるわけではない．そこで，比較的簡便な操作で実施可能な血清学的方法が多く用いられる（表1.5）．

5）病原真菌の検査法

真菌は一般に発育が遅いので，培養検査による分離・同定には少なくとも数日間の日数を要する．真菌は菌種によって特徴的な形態を有することが多いため，患者検体を直接顕微鏡で観察することにより起因菌の確認・推定が行われることも多い．一方，真菌を同定し，診断を確定するためには患者検体を分離培養する必要がある．補助的な診断法として，真菌の菌種によって異なる細胞成分や代謝産物などを，特異抗体を用いて検出する方法がある．真菌の分離培養が時間を要するのに対し，これらの検出法は重篤な深在性真菌症などの迅速診断に有用である．また，真菌の同定・検出に遺伝子診断法も活用され，18S rRNA遺伝子を標的とした菌種特異PCRキットがすでに市販されている．遺伝子診断法の特色は，培養法・血清診断法に比較して感度・特異性が高く，増幅された塩基配列の解析によって菌種の同定が可能な点にあるが，迅速性という意味では現状において血清診断法を超えるものではない．

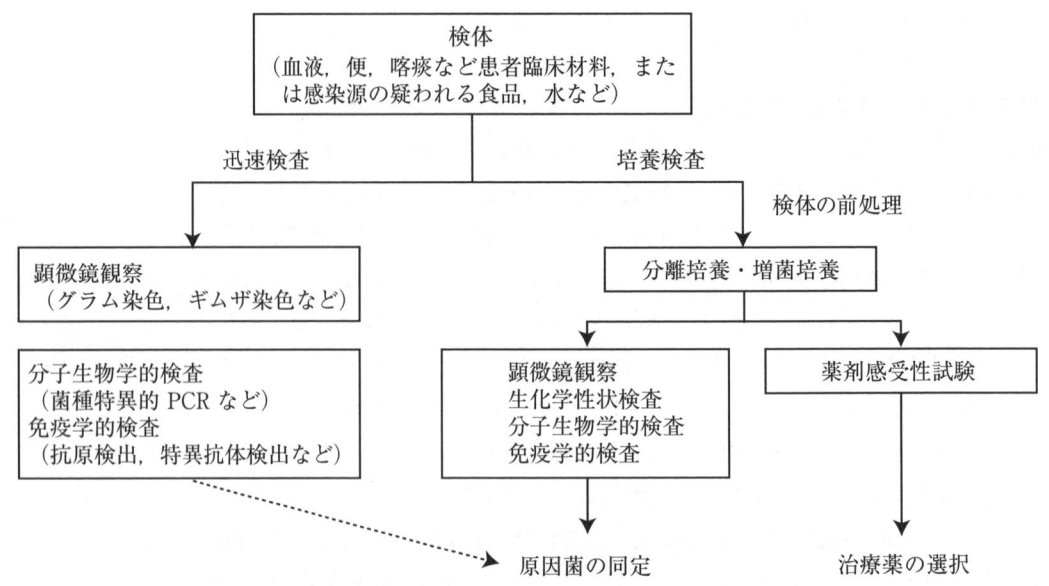

図 1.4　感染症起因菌の同定と治療薬選択のための検査手順
(増澤俊幸, 他編 (2009) 薬学領域の病原微生物学・感染症学・化学療法学 第2版, 廣川書店より)

1.2.2　治療法

感染症の治療の一般原則は表 1.6 の通りであるが，起因微生物の同定には時間を要することもある．このため，患者の重症度，想定される病原微生物，感染部位などの総合的な判断により，想定される微生物を網羅する広域の抗菌薬による治療が実施されることもあり，これを**経験的治療** empiric therapy という．しかし，広域の抗菌薬の多用は，宿主環境や病院環境における耐性菌の増加を誘導し，次に起こる感染症をより難治なものにする．したがって，培養の結果と感受性の結果が判明後，速やかに感染部位と原因微生物により，標準的かつ最適な抗菌薬を選択する（**最適治療**）必要がある（表 1.7 および図 1.5）．このことを**ディ・エスカレーション**という．抗菌薬は，薬剤感受性試験の結果が判明している場合，目的とする臓器への移行性と感受性を考慮して選択し，患者の状態にあわせてできるだけ高用量で用いることが望ましい．なお**時間依存性**の抗菌薬では投与頻度をあげることで，一

ディ・エスカレーション：原因微生物を同定する前に可能性のある微生物に対する治療薬を用い，原因微生物が同定されれば，その微生物に対する治療薬に変更すること．

時間依存性薬物：β-ラクタム系（ペニシリン，セフェム，カルバペネム）．

表 1.6　感染症治療における抗菌薬の選択基準

① 推定あるいは同定された原因微生物	⑤ 患者重症度（基礎疾患）
② 薬剤感受性	⑥ 患者臓器障害（腎機能および肝機能障害）
③ 臓器移行性	⑦ 既往歴（薬物アレルギー，併用薬物）
④ 細胞内移行性（細胞内増殖菌）	⑧ コスト

表1.7 経験的治療と最適治療

1. 経験的治療 presumptive therapy（empiric therapy）

感染症が想定されるが，原因微生物および感受性結果が不明な時の抗菌薬投与（培養結果待ちの状態で投与開始）

2. 最適治療 definitive therapy（specific therapy）

培養の結果と感受性の結果が判明後の抗菌薬投与．感染部位と原因微生物により，標準的かつ最適な抗菌薬を選択．

3. 予防投与 prophylaxis

感染症にはかかっていないが，将来的に発生する可能性のある感染症を予防する（代表例：外科手術の術前投与）

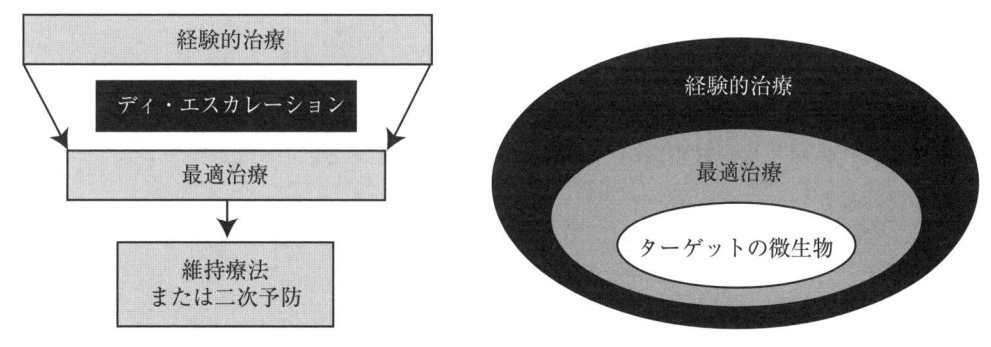

経験的治療と最適治療の概念図　　経験的治療と最適治療の抗菌薬のスペクトラムの概念図

図1.5　経験的治療と最適治療の考え方

方，**濃度依存性**の抗菌薬では，1回の投与量を増加させることで高い有効性が期待できる．

濃度依存性薬物：キノロン系，アミノ配糖体系．

1.2.3　薬物治療の位置づけ

感染症に対する化学療法の位置づけは，副作用の最小化と抗菌効果の最大化を図った上で，さらに経済性を考慮して可能な限り早く起因菌を完全に除去することにある．これまでに開発された数多くの抗菌薬により感染症は治療可能な疾患になりつつあった．しかし，医療現場における安易な抗菌薬の使用は耐性菌を生む土壌にもなった．その結果，現在では複数の薬剤に耐性を有する多剤耐性菌の存在が大きな問題となっている．限りある治療薬を効果的に使っていくためにも，必要最小量の投与量で最大の効果を発揮できるような適切な薬剤選択および PK-PD を基にした投与設計を行うことが重要である．

pharmacokinetics-pharmacodynamics：生体内で薬剤がどれだけ有効に利用され，また作用しているかを考えた概念．

PK（pharmacokinetics）：生体内における薬物動態（吸収，分布，代謝，排泄など）．

PD（pharmacodynamics）：生体内における薬物の作用．

1.3 章末問題

A. 問　題

次の文の正誤について答えよ．
1. 感染症成立の三要因とは，環境因子，宿主因子，ビルレンスである．
2. B型肝炎ウイルスは垂直感染しない．
3. 真菌は発育が早く，他の病原微生物に比べて迅速な診断が可能である．
4. 薬物の効果が時間依存性の場合は投与頻度をあげることで効果が期待できる．

B. 解　答

1. 誤（ビルレンスは感染症の発症に関与する因子である）
2. 誤（垂直感染の代表例としてB型肝炎ウイルスやHIVなどがある）
3. 誤（真菌の発育は遅い）
4. 正

第2章

感染症に対する薬物治療

　病原微生物に作用する薬物は，宿主であるヒトには害を与えず，病原微生物の増殖を阻止あるいは死滅させる化合物である．これらの化合物を用いることによって感染症を治療する化合物を「化学療法薬」といい，医療の場において重要な役割を担っている．化学療法薬の適正な選択は，感染症の場合，原因菌の確認が原則であり，感染部位，感受性，体内動態，安全性等を考慮して選択される．第2章では，臨床において用いられている化学療法薬について，基礎的な知識である化学構造，作用機序および抗菌スペクトル，臨床で用いられる適応症，副作用や体内動態について理解する．

2.1 抗細菌薬

　原核細胞である細菌が起因菌となる感染症に用いられる化合物を抗細菌薬と呼ぶ．いわゆる抗生物質，半合成の抗生物質や完全に化学合成された化合物まで様々なものが臨床で用いられ，治療効果をあげている．最も使用されるβ-ラクタム系薬は，ヒトには存在しない細胞壁の生合成を阻害する，いわゆる選択毒性の高い感染症治療薬である．さらに細菌のタンパク質合成阻害薬のアミノグリコシド系薬，テトラサイクリン系薬，クロラムフェニコール，マクロライド系薬などがある．化学合成により得られるキノロン系薬も臨床で用いられる重要な薬物である．

選択毒性
　selective toxicity：2種以上の生物がいるとき，他の種には害を与えず，1つの種の生物にのみ毒性を発現すること．

2.1.1 β-ラクタム系抗菌薬

　[分類]　β-ラクタム系薬は，構造中にβ-ラクタム環を有する一連の化合物の総称である．この環構造の違いによって分類される．抗生物質であるペニシリンの化学構造は，ペナム系に分類される．セファロスポリンCがもつ基本構造はセフェム系またはセファロスポリン系およびセファマイシン系に分類される．

[作用機序] β-ラクタム系抗菌薬は，細菌細胞壁のペプチドグリカン合成を阻害する薬物である．ペプチドグリカン生合成は3つの主な段階があり，① 細胞質内における前駆体の合成，② 細胞質膜を通しての前駆体の透過，③ 細胞壁へのグリカン単位への組み込み，ペプチド転移反応による結合および最終完成段階である．β-ラクタム系薬は，図2.1 に示すようにペニシリンがペプチド側鎖の D-Ala-D-Ala 部分の構造類似体であり，ペプチド転移反応を触媒する酵素は β-ラクタム系薬分子を基質と間違え，結合しその酵素を不活性化する．これはペプチドグリカン合成の最終段階にあたり，架橋形成と呼ばれる反応を触媒する酵素で，ペニシリン結合タンパク質と呼ばれる．したがって β-ラクタム系薬は，細胞壁合成の最終段階を障害し，殺菌的に作用する．

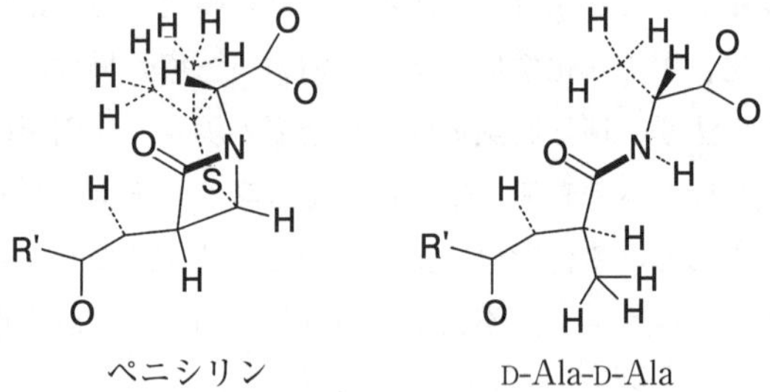

> ペニシリン結合タンパク質
> penicillin binding protein
> PBP と略す．

図2.1 ペニシリンとペプチドグリカンの D-Ala-D-Ala 末端構造の類似

ヒトには細胞壁がないため β-ラクタム系薬は作用せず，選択毒性に優れ一般に副作用が少ない薬剤である．図2.2 は大腸菌におけるペプチドグリカン合成の最終段階における β-ラクタム系薬の作用部位を示した．すなわち，β-ラクタム系薬は D-Ala-D-Ala と構造が類似しているためペプチドグリカントランスペプチダーゼさらに D-アラニンカルボキシペプチダーゼ I と結合し，架橋形成反応を阻害する．これらの細胞壁ペプチドグリカン合成に関わる酵素群が PBP である．

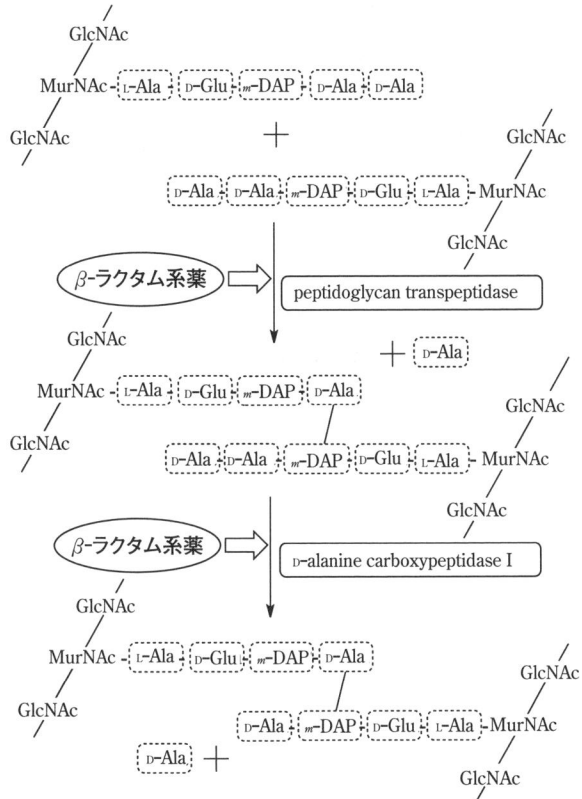

図 2.2 大腸菌のペプチドグリカン生合成系の最終架橋形成に作用する β-ラクタム系薬

2.1.1.1 ペニシリン系（ペナム系）薬

［分類］ 化学構造で分類すると天然型ペニシリンはペナム系薬に属する．抗菌スペクトルによってグラム陽性菌のみに抗菌活性を示すもの，グラム陽性菌に加えグラム陰性菌，緑膿菌にも有効なものがある．β-ラクタマーゼにより分解され抗菌活性が失われるのでβ-ラクタマーゼ阻害薬を配合したものなどが臨床で用いられている．

［抗菌活性・PAE］ 殺菌的に作用する．グラム陽性菌に対してはPAEを示すが，グラム陰性菌には示さない．

［体内動態・組織移行性・PK-PD］ 主として腎から排泄されるが，胆汁への移行性もよく，胆汁内濃度も高いものが多い．

臓器	腎・尿路	髄液	胆汁	膵臓	喀痰	消化管	乳汁
移行性	○	○	○	×	○	○	○

β-ラクタマーゼ
β-lactamase：細菌が産生する酵素で，β-ラクタム環を加水分解する．基質によりペニシリナーゼ，セファロスポリナーゼに分けられる．

PAE：post antibiotic effect
MIC以上の濃度の抗菌薬に短時間接触するだけで，細菌の増殖が一定時間は抑制される効果．

最小発育阻止濃度：
minimum inhibitory concentration（MIC）
発育を阻止するのに必要な最低濃度．

アナフィラキシーショック
anaphylactic shock

時間依存的に作用する．したがって PK-PD 理論から最小発育阻止濃度（MIC）を超える血中濃度の維持が重要である（Time above MIC）．

［副作用］　アナフィラキシーショックに注意が必要である．

［抗菌スペクトル］　グラム陽性菌や特定の微生物に対する抗菌力は他の系の薬剤よりも優れている．

ペナム系薬の主な抗菌スペクトル 薬剤名	グラム陽性菌 球 ブドウ球菌属	グラム陽性菌 球 レンサ球菌属	グラム陽性菌 桿 肺炎球菌属	グラム陽性菌 桿 破傷風菌	グラム陽性菌 桿 炭疽菌	グラム陰性菌 球 淋菌	グラム陰性菌 桿 大腸菌	グラム陰性菌 桿 インフルエンザ菌	グラム陰性菌 桿 緑膿菌	グラム陰性菌 桿 セラチア属	グラム陰性菌 桿 エンテロバクター属	グラム陰性菌 桿 シトロバクター属	グラム陰性菌 桿 ヘリコバクター・ピロリ	梅毒トレポネーマ	マイコプラズマ
ベンジルペニシリン	○	○	○		○									○[1]	
アンピシリン	○	○	○				○								○
アモキシシリン	○	○	○				○						○[2]		○
ピペラシリン	○	○	○				○		○	○	○				
ピペラシリン/タゾバクタム	○	○	○				○		○	○	○				
アンピシリン/クロキサシリン	○	○	○				○								

1) ベンザチン塩として経口薬で使用
2) プロトンポンプ阻害剤，クラリスロマイシンと3剤併用薬として使用

【注射薬】

分　類	感染症の主な適応
① 天然型ペニシリン	感染性心内膜炎など
② 広域型ペニシリン（緑膿菌には適応なし）	髄膜炎，腸球菌感染症，肺炎球菌性肺炎など
③ 抗緑膿菌型ペニシリン	中等症以上の呼吸器，胆道，腹腔内感染症など
④ 抗緑膿菌型ペニシリン（β-ラクタマーゼ阻害薬配合）	肺炎，敗血症および腎盂腎炎，複雑性膀胱炎
⑤ 広域型ペニシリン（ペニシリナーゼ抵抗性ペニシリン配合）	慢性膿皮症，肺炎など

ペニシリン系薬（ペナム系薬）の基本骨格

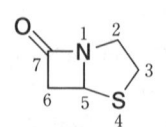

① 天然型ペニシリン（ペナム系）

ベンジルペニシリン penicillin G（PCG）：ペニシリナーゼにより分解される．胃酸で分解されやすく，カリウム塩が注射で用いられる．注射後，速やかに尿中へ排泄されるので3時間毎に1日3～4回の投与が必要である．

② 広域型ペニシリン（緑膿菌には適応なし）

アンピシリン ampicillin（ABPC）：ナトリウム塩は注射剤として用いられる．

アスポキシシリン aspoxicillin（ASPC）：アモキシシリンの誘導体である．

③ 抗緑膿菌型ペニシリン

ピペラシリン piperacillin（PIPC）：緑膿菌にまでスペクトルを拡大した．

④ 抗緑膿菌型ペニシリン（β-ラクタマーゼ阻害薬配合）

ピペラシリン/タゾバクタム piperacillin/tazobactam：ピペラシリンはペニシリナーゼで分解されるためタゾバクタムとの合剤で使用される．

アンピシリン/スルバクタム ampicillin/sulbactam：アンピシリン・クロキサシリンナトリウムの合剤として使われる．

【経口薬ほか】

分　類	主な適応
① 天然型ペニシリン	梅毒など
② 広域型ペニシリン（緑膿菌には適応なし）	扁桃炎，中耳炎，梅毒など
③ 広域型ペニシリン （β-ラクタマーゼ阻害薬配合*）	扁桃炎，中耳炎，副鼻腔炎など
④ 抗緑膿菌型ペニシリン（点眼液のみ）	眼瞼炎や結膜炎

＊ 分子化合物も含む．

① 天然型ペニシリン（ペナム系）

ベンジルペニシリンベンザチン benzylpenicillin/benzatine：ベンジルペニシリンとベンザチンの塩で，胃酸の分解を受けず，血中濃度の持続時間も長く，持続型製剤．

② 広域型ペニシリン（緑膿菌には適応なし）

アンピシリン ampicillin（ABPC）：水和物は経口剤として使用される．

アモキシシリン amoxicillin（AMPC）：経口投与によって極めて良好に吸収され，血中濃度がアンピシリンの2倍程度に上昇する．タンパク結合率が低く，活性に影響を与えない．ヘリコバクター・ピロリの除菌に，クラリスロマイシン，プロトンポンプ阻害剤と共に用いられる．

バカンピシリン bacampicillin（BAPC）：経口投与を目的としたエステル型プロドラッグである．腸管エステラーゼで加水分解され，アンピシリンとなる．本薬もアンピシリンの1/2～1/4の抗菌力を有する．

③ **広域型ペニシリン（β-ラクタマーゼ阻害薬との配合薬あるいは分子化合物）**

スルタミシリン sultamicillin（SBTPC）：腸管エステラーゼにより加水分解され，アンピシリンとスルバクタムになり活性を示す．

アンピシリン / クロキサシリン cloxacillin/ampicillin（ABPC/MCIPC）：クロキサシリンはペニシリナーゼ抵抗性ペニシリンである．

アモキシシリン/クラブラン酸 amoxicillin/clavulanic acid（AMPC/CVA）：β-ラクタマーゼ阻害薬配合．

2.1.1.2　β-ラクタマーゼ阻害薬（配合剤）

β-ラクタマーゼによりβ-ラクタム環が開裂し，ペニシリン系薬は不活性化される．β-ラクタマーゼを阻害することにより，ペニシリン系薬は本来の抗菌力を発揮する．

クラブラン酸　　スルバクタム　　タゾバクタム

2.1.1.3 ペネム系・カルバペネム系薬

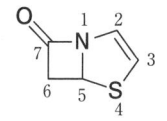

ペネム系薬の基本骨格

[抗菌活性・PAE] グラム陽性・陰性菌にPAEを示す．

[体内動態・組織移行性・PK-PD] 主な排泄経路は腎であり，薬剤ごとに異なるが約60％である．各組織への移行性は比較的よい．ファロペネムの腎排泄は約10％で，肝・胆汁の移行性はよくない．また，バルプロ酸と併用されるとバルプロ酸の血中濃度を低下させるという相互作用が知られている．

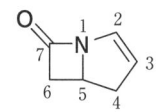

カルバペネム系薬の基本骨格

臓器	腎・尿路	髄液	胆汁	膵臓	喀痰	消化管	乳汁
移行性	○	○	○	○	○	○	△

殺菌作用であり時間依存的に作用する．したがって最小発育阻止濃度（MIC）を超える血中濃度の維持が重要である（Time above MIC）．

[抗菌スペクトル] ファロペネムは初めてのペネム系経口薬で，β-ラクタマーゼに抵抗性を示し，グラム陽性・陰性菌，嫌気性菌に有効であるが，緑膿菌には無効である．

ペネム系薬・カルバペネム系薬の主な抗菌スペクトル	グラム陽性菌				グラム陰性菌						
	球		桿		球	桿						
薬剤名	ブドウ球菌属	レンサ球菌属	肺炎球菌属	破傷風菌	炭疽菌	淋菌	大腸菌	インフルエンザ菌	緑膿菌	セラチア属	エンテロバクター属	シトロバクター属	百日咳菌
ファロペネム	○	○	○			○	○	○				○	○
イミペネム	○	○	○				○	○	○	○	○	○	
パニペネム	○	○	○				○	○	○	○	○	○	
メロペネム	○	○	○				○	○	○	○	○	○	○

カルバペネム系薬は，最も広い抗菌スペクトルを有し，緑膿菌にも優れた抗菌力を示す．ただし MRSA には無効で，原則として他剤，特に第3世代セフェムの無効例に用いられる．

【注射薬】重症細菌感染症全般（肺炎，感染性心内膜炎，敗血症，肝・胆道系感染症など），髄膜炎などに適用される．

イミペネム imipenem（IPM）：β-ラクタマーゼに対し抵抗性であり，腎臓のデヒドロペプチダーゼ-1（DHP-1）によって不活化される．DHP-1 阻害薬のシラスタチンとの配合剤として使用される．

パニペネム panipenem（PAPM）：イミペネムに比べ，DHP-1 に対する安定性は高いが，その代謝物が腎毒性を有するので，パニペネムの腎移行性を抑制するベタミプロンとの合剤として使用される．

メロペネム meropenem（MEPM）：DHP-1 に対し安定性が高く単剤で使用可能である．

ビアペネム biapenem（BIPM）：DHP-1 に対する安定性が高く，単剤で使用可能である．

ドリペネム doripenem（DRPM）：緑膿菌に対してはカルバペネム系薬中で最も強いとされる．

【経口薬】皮膚軟部組織感染症，耳鼻科・歯科領域感染症などに用いるファロペネムと肺炎，中耳炎などに用いるテビペネムピボキシルがある．

ファロペネム faropenem（FRPM）：現在，臨床で唯一のペネム系薬であり，3位側鎖が腸管からの吸収を高めるため経口投与できる．緑膿菌には無効．β-ラクタマーゼに抵抗性を示す．

テビペネムピボキシル tebipenem pivoxil（TBPM-PI）：カルバペネム系薬で唯一のエステル型プロドラッグで，腸管で代謝を受け抗菌力を示す．主に小児用細粒剤が使用される．

第2章　感染症に対する薬物治療

薬剤名	R
イミペネム	プロピルホルムアミジン基
パニペネム	(3S)-1-アセトイミドイル-3-メチルピロリジン基
メロペネム	(2S,4S)-2-(ジメチルカルバモイル)-4-メチルピロリジン基
ビアペネム	6,7-ジヒドロ-5-メチル-5H-ピラゾロ[1,2-a][1,2,4]トリアゾリウム基
ドリペネム	(2S,4S)-2-(スルファモイルアミノメチル)-4-メチルピロリジン基

ファロペネム

テビペネム ピボキシル

2.1.1.4 セフェム系，セファマイシン系，オキサセフェム系薬

[抗菌スペクトル]

セフェム系薬・セファマイシン系薬・オキサセフェム系薬の主な抗菌スペクトル 薬剤名	グラム陽性菌 球 ブドウ球菌属	グラム陽性菌 球 レンサ球菌属	グラム陽性菌 球 肺炎球菌属	グラム陽性菌 桿 破傷風菌	グラム陽性菌 桿 炭疽菌	グラム陰性菌 球 淋菌	グラム陰性菌 桿 大腸菌	グラム陰性菌 桿 インフルエンザ菌	グラム陰性菌 桿 緑膿菌	グラム陰性菌 桿 セラチア属	グラム陰性菌 桿 エンテロバクター属	グラム陰性菌 桿 シトロバクター属	グラム陰性菌 桿 アシネトバクター属
セファゾリン	○	○	○				○						
セファレキシン	○	○	○				○	○					
セフォチアム（アキセチル含む）	○	○	○				○	○				○	○
セフメタゾール	○												
セフジニル	○	○	○				○	○					
セフカペンピボキシル	○	○	○				○	○			○		
セフォペラゾン（スルバクタム合剤）							○	○	○	○			
ラタモキセフ							○	○		○	○		
セフピロム	○	○	○				○	○	○	○	○	○	

① 第一世代

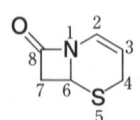

セフェム系薬（セファロスポリン系薬）基本骨格

第一世代セフェム系抗菌薬の抗菌力，抗菌スペクトルはセフェム骨格自体の性質による．主に黄色ブドウ球菌やレンサ球菌，肺炎球菌などのグラム陽性菌および大腸菌，プロテウス・ミラビリス，クレブシエラなどのグラム陰性菌に有効である．しかし，緑膿菌の外膜は通過しにくく効果がない．また，β-ラクタマーゼである．セファロスポリナーゼで分解される．腸管からの吸収がよく経口投与可能な薬物として7位側鎖にアミノ基を有するものが開発された．

【注射剤】周術期感染予防，急性単純性腎盂腎炎，メチシリン感受性黄色ブドウ球菌による院内肺炎などに用いる．

セファゾリン cefazolin（CEZ）：第一世代セフェム系の代表的薬剤である．腎のみならず，肝からも排泄され胆汁への移行がよく腎毒性も低い．

セファロチン cefalotin（CET）：ペニシリナーゼでは分解されないが，グラム陰性桿菌が産生するセファロスポリナーゼにより容易に分解される．

【経口剤】中耳炎，副鼻腔炎，慢性気管支炎の急性増悪時などに用いる．

セファレキシン cefalexin（CEX）：3位側鎖にアセチル基を欠くので生体内で脱アセチル化を受けず比較的安定である．

セフロキサジン cefroxadine（CXD）：3位側鎖にアセチル基を欠き生体内で脱アセチル化を受けず比較的安定である．

セファクロル cefaclor（CCL）：抗菌力はセファレキシンの数倍強いが，腸管からの吸収はやや劣る．生体内で脱アセチル化を受けず比較的安定である．

セファドロキシル cefadroxil（CDX）：セファレキシンに比べグラム陽性菌に数倍優れた抗菌力を示す．

② 第二世代セフェム系薬

7位または3位の置換基の効果により，グラム陽性球菌に対する抗菌力を保持したままグラム陰性桿菌のうちプロテウス・ミラビリスやインフルエンザ菌に対する抗菌力が強化された．なお，7位にメトキシル基を有するセファマイシン系薬もβ-ラクタマーゼに対する抵抗性を示す．経口薬としてエステル型のプロドラッグが用いられる．

セファマイシン系薬の基本骨格

【注射薬】呼吸器感染症（市中肺炎など），尿路感染などに用いる．

セフォチアム cefotiam（CTM）：グラム陰性菌の外膜透過性も改善された．そのため耐性菌にもある程度活性を示す．グラム陰性桿菌にはセファゾリンより抗菌力が強い．MIC濃度でも殺菌作用を示す．

セフメタゾール cefmetazole（CMZ）：セファマイシン系に属す．β-ラクタマーゼに抵抗性が高い．3位側鎖にメルカプト-N-メチルテトラゾール基をもちジスル

ジスルフィラム様作用（アンタビュース様）作用：エタノール酪酊作用であり，投与後1週間は禁酒する．

フィラム様作用を示す.

【経口薬】中耳炎, 副鼻腔炎, 扁桃炎などに用いる.

セフォチアムヘキセチル cefotiam hexetil（CTM-HE）：エステル型プロドラッグ. 腸管壁のエステラーゼにより脱エステル化を受け, セフォチアムとして抗菌作用を発揮する.

セフロキシムアキセチル cefuroxime axetil（CXM-AX）：エステル型プロドラッグ. 生体内で活性型となり抗菌力を発揮する.

③ 第三世代セフェム系薬

　第二世代セフェム系薬の各種誘導体をさらに改良し, グラム陰性菌の外膜透過性の改善, 作用点への強い作用およびβ-ラクタマーゼに対する抵抗性などの特徴を1つの薬剤で兼ね備えたものが, 第三世代のセフェム系薬である. そのため第二世代セフェム系薬の特徴に加え, プロテウス・ブルガリス, エンテロバクター属, シトロバクター属, セラチア属などのグラム陰性桿菌やバクテロイデス属などの嫌気性菌にも作用する広い抗菌スペクトルと強い抗菌力が付与された. しかし, 第三世

代のセフェムは一般にブドウ球菌に対する活性が第一世代や第二世代セフェム系薬より劣る．第三世代セフェム系薬の乱用によりMRSAによる院内感染の増加を引き起こしたといわれる．

　第三世代セフェム系薬と同様の使い方をするオキサセフェム系薬はセフェム系母核の5位の硫黄Sを酸素Oに置換した構造をもつ．抗菌力の強化と抗菌スペクトルの拡大，β-ラクタマーゼ抵抗性を示す．

オキサセフェム系薬の基本骨格

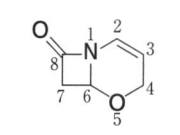

【注射薬】肺炎，中耳炎，副鼻腔炎などに用いる．

セフォタキシム cefotaxime（CTX）：7位側鎖に2-アミノチアゾールが導入され抗菌活性が強化され，メトキシイミノ基がβ-ラクタマーゼに高い抵抗性を示す．しかし，緑膿菌には無効である．

セフォジジム cefodizime（CDZM）：臓器移行性がよい．ジスルフィラム様作用は認められない．

セフトリアキソン ceftriaxone（CTRX）：血中半減期が長く髄液への移行性がよい．半減期が8時間で，セフェム剤の中で最も長い．1日1回の投与が可能．

セフメノキシム cefmenoxime（CMX）：β-ラクタマーに抵抗性であるが，オキシム型のセフェム系薬を分解するβ-ラクタマーゼで分解される．

セフミノクス cefminox（CMNX）：セファマイシン系に属す．ジスルフィラム様作用を示す．短時間で強い殺菌力を示す．

ラタモキセフ latamoxef（LMOX）：オキサセフェム系に属す．β-ラクタマーゼに対する安定性が増している．グラム陰性の日和見感染菌に有効である．ジスルフィラム様作用を示す．

フロモキセフ flomoxef（FMOX）：オキサセフェム系に属す．適応菌ではないが，MRSAに対しても抗菌力を有しているといわれている．

セフェム系薬の構造

セファマイシン系薬の構造

オキサセフェム系薬の構造

【経口薬】中耳炎，尿路感染，皮膚感染などに用いる．

セフィキシム cefixime（CFIX）：原末吸収型．広い抗菌スペクトルで強力である．半減期が長い．

セフチブテン ceftibuten（CETB）：原末吸収型．経口吸収性に優れている．

セフジニル cefdinir（CFDN）：原末吸収型．グラム陽性・陰性菌に作用．黄色ブドウ球菌の抗菌力も強い．鉄，マグネシウム，アルミニウム等と錯体を形成し，吸収が低下する．

セフテラムピボキシル cefteram pivoxil（CFTM-PI）：エステル型プロドラッグ．

セフカペンピボキシル cefcapene pivoxil（CFPN-PI）：エステル型プロドラッグ．

セフジトレンピボキシル cefditoren pivoxil（CDTR-PI）：経口セフェム剤として初めてバクテロイデス属，百日咳の適用となる．

セフポドキシムプロキセチル cefpodoxime proxetil（CPDX-PR）：エステル型プロドラッグ．グラム陰性菌に抗菌力が強い．

【外用薬】急性気管支炎，肺炎，慢性呼吸器病変の二次感染などに用いる．

セフチゾキシム ceftizoxime（CZX）：通常，小児に対して坐剤として用いられる．

セフチゾキシム

④ 第四世代セフェム系薬

　第三世代セフェム系薬は，一般にブドウ球菌に対する活性が第一世代や第二世代セフェム系薬より劣っていた．第四世代セフェム系薬は，さらに緑膿菌と黄色ブドウ球菌に対する抗菌力が強化された．β-ラクタマーゼ抵抗性を示す．

【注射薬】呼吸器感染症，敗血症，腹膜炎などに用いる．

セフピロム cefpirome（CPR）：本剤は細菌の外膜透過性に優れ，β-ラクタマーゼに対しても安定で，強い抗菌力を示す．

セフォゾプラン cefozopran（CZOP）：黄色ブドウ球菌から緑膿菌を含むグラム陰性菌まで強い抗菌力を示し，β-ラクタマーゼに対して極めて安定．投与後，尿が赤色から濃青色に着色することがあるが，問題はない．

セフェピム cefepime（CFPM）：好中球減少時の発熱にも使用できる．半減期が2.1時間と比較的長く，1日3回投与が標準．

セフタジジム ceftazidime（CAZ）：グラム陰性桿菌に対しては強い抗菌力を有するものの，ブドウ球菌属やレンサ球菌属菌には弱い．

	R₁	R₂
セフピロム	−CH₃	(シクロペンテノピリジニウム)
セフォゾプラン	−CH₃	(イミダゾピリダジニウム)
セフェピム	−CH₃	(N-メチルピロリジニウム)
セフタジジム	−C(CH₃)₂COOH	(ピリジニウム)

2.1.1.5 モノバクタム系薬

モノバクタム系薬は，単環状のβ-ラクタムを母核として半合成的に得られた．緑膿菌を含むグラム陰性菌に限定された抗菌スペクトルを有し，各種β-ラクタマーゼに対しても極めて安定である．他のβ-ラクタム系薬と交叉アレルギーを示さない．

モノバクタム系薬の基本骨格

モノバクタム系薬の主な抗菌スペクトル	グラム陽性菌 球	グラム陽性菌 桿	グラム陰性菌 球	グラム陰性菌 桿					
薬剤名	ブドウ球菌属／レンサ球菌属	肺炎球菌／破傷風菌／炭疽菌	淋菌	大腸菌	インフルエンザ菌	緑膿菌	セラチア属	エンテロバクター属	シトロバクター属
アズトレオナム			○	○	○	○	○	○	○

【注射薬】難治性・重症感染症などに用いる．

アズトレオナム aztreonam（AZT）：グラム陰性菌の外膜透過性も良好で，緑膿菌には有効，嫌気性菌は無効である．β-ラクタム系薬にアレルギーのある者に使

用可能．高齢者・腎不全者でアミノグリコシド系薬の代用として有用である．

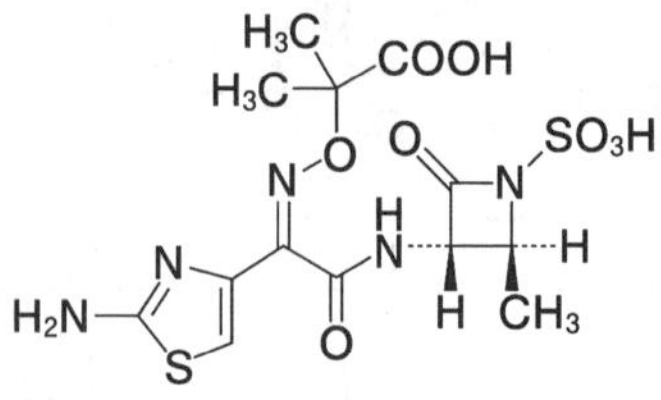

アズトレオナム

2.1.2 テトラサイクリン系抗菌薬

［化学構造］ 4個の6員環が連結したヒドロナフタセン環を有する抗生物質群をテトラサイクリンと総称している．放線菌が産生する天然型のオキシテトラサイクリン，テトラサイクリン，デメチルクロルテトラサイクリンと活性を強化した半合成のドキシサイクリンとミノサイクリンがある．

オキシテトラサイクリンはマロン酸および酢酸の取り込み実験から，マロン酸あるいはマロンアミドを出発単位としポリケチドを経て生合成される．

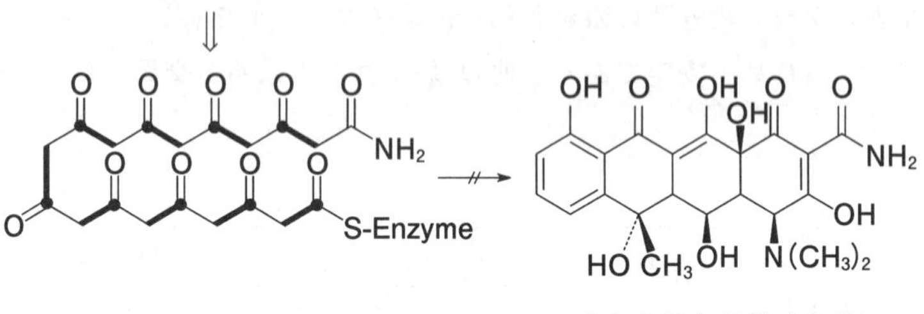

図2.3 オキシテトラサイクリンの生合成経路

［作用機序］ テトラサイクリン系薬は，細菌の70Sリボソームの30Sサブユニットに結合する．タンパク質合成の伸長過程において，30Sサブユニットに結合しているmRNAのコドンに対応するアミノ酸を結合するため，アミノアシル-tRNAがリボソームと結合する反応を阻害する（図2.4, 2.5）．

［抗菌活性・抗菌スペクトル・PAE］ 静菌的作用を示す．グラム陽性球菌，グラム陰性桿菌，リケッチア，クラミジアまでの幅広い抗菌スペクトルを有する．β-ラクタム系薬やアミノグリコシド系薬が無効であるリケッチア，クラミジア，マイコプラズマなどにも有効である．グラム陽性・陰性菌にPAE効果を示す．

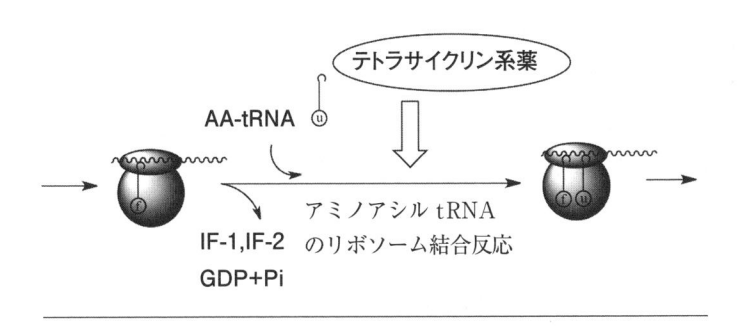

図2.4 テトラサイクリン系薬の作用部位

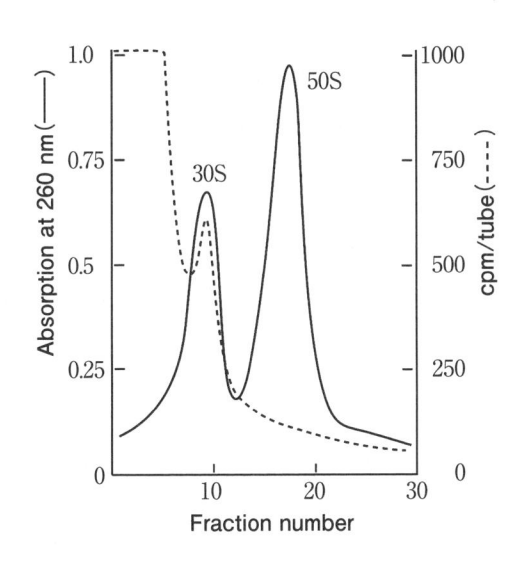

図2.5 黄色ブドウ球菌由来リボソームと ^{14}C-テトラサイクリンとの結合
(遠藤菊太郎, 他 (1995) 第39回ブドウ球菌研究会, 17. 臨床分離 MRSA に対するテトラサイクリン類の作用, 臨床と微生物 **22** (3), 93)

テトラサイクリン系薬の主な抗菌スペクトル	グラム陽性菌 球		グラム陽性菌 桿		グラム陰性菌 球	グラム陰性菌 桿						リケッチア属	肺炎マイコプラズマ	クラミジア属
薬剤名	ブドウ球菌属	レンサ球菌属	肺炎球菌属	破傷風菌	炭疽菌	淋菌	大腸菌	インフルエンザ菌	緑膿菌	セラチア属	赤痢菌	シトロバクター属			
テトラサイクリン	○	○	○	○	○	○	○				○		○	○	○
ミノサイクリン	○	○	○	○	○	○	○				○		○	○	○
ドキシサイクリン	○	○	○	○	○	○	○				○		○	○	○

[体内動態・組織移行性・PK-PD] ミノサイクリン，ドキシサイクリンは脂溶性が高く組織移行性に優れる．

臓器	腎・尿路	髄液	胆汁	膵臓	喀痰	消化管	乳汁
移行性	○	○	○	○	△	○	△

時間依存的な作用と長い持続時間を示すため，1日総投与量が重要である（AUC/MIC 依存型）．

[副作用] 急性毒性は一般に低いが，副作用としては胃腸障害，過敏症状，菌交代症，ビタミン欠乏症，肝障害，顆粒球減少症などがあり妊婦でまれに催奇形性（胎児への骨内への取り込み，骨石灰化の妨害），乳幼児の骨発育不全や歯芽着色などがある．連用によって正常常在菌が，カンジダ菌，耐性ブドウ球菌やクロストリジウム・ディフィシルに代わる菌交代症が生じる．

[相互作用] Ca，Fe，Al などの塩類と混合するとキレートを形成する．経口投与時に Ca，Fe，Al などを含む薬剤や食品を併用すると吸収が悪い．長期連用で歯のエナメル質形成不全をみる．したがって，基本的に8歳以下の小児には投与しない．

[特徴] テトラサイクリン系薬を第1選択薬とする代表的疾患

呼吸器感染症	肺炎マイコプラズマ，肺炎クラミジアによる非定型肺炎，クラミジア属菌によるオウム病
性感染症	鼠径リンパ肉芽腫
その他	ロッキー山紅斑熱，Q熱などのリケッチア症，回帰熱，ブルセラ症など

2.1.2.1 天然型テトラサイクリン系薬

【経口薬】歯周組織炎，抜歯創・口腔手術創の二次感染，感染性口内炎の歯科領域，オウム病などに用いる．

テトラサイクリン tetracycline（TC）：カプセルによる経口投与の他，パスタ剤がある．
デメチルクロルテトラサイクリン demethylchlor-tetracycline（DMCTC）：軟膏剤の場合，感作されるおそれがあり，そう痒，発赤，腫脹，丘疹，小水疱等の感作の兆候があらわれた場合，使用を中止する．
オキシテトラサイクリン oxytetracycline（OTC）：*in vitro* においてグラム陽性・

陰性菌，スピロヘータ，リケッチア，クラミジアなどに広い抗菌作用を示す．そう痒，発赤等の感作の徴候があらわれた場合は使用を中止する．

2.1.2.2　活性強化型半合成テトラサイクリン系薬

【経口・注射薬】歯周病や歯肉炎などの歯科領域．ライム病，ブルセラ症，鼻疽などの人畜共通感染症およびリケッチア症などに用いる．

ミノサイクリン minocycline（MINO）：経口薬，注射薬がある．経口薬のバイオアベイラビリティが高いので，基本的に経口投与できない場合，注射薬として投与する．抗菌力はテトラサイクリンなどに比べて1〜4倍強い．透過性が良好で，テトラサイクリン耐性菌にも有効とされる．

ドキシサイクリン doxycycline（DOXY）：抗菌作用はテトラサイクリンの1〜4倍強い活性を示す．

経口薬	R_1	R_2	R_3	R_4
オキシテトラサイクリン	−H	−OH	−CH$_3$	−OH
テトラサイクリン	−H	−OH	−CH$_3$	−H
デメチルクロルテトラサイクリン	−Cl	−OH	−H	−H

経口・注射薬	R_1	R_2	R_3	R_4
ミノサイクリン	−N(CH$_3$)$_2$	−H	−H	−H
ドキシサイクリン	−H	−H	−CH$_3$	−OH

2.1.3　マクロライド系抗菌薬

［分類］　大環状ラクトンをアグリコンとする，デオキシ糖，アミノ糖あるいはこれらがメチル化を受けた糖のグリコシドをマクロライド系薬と呼んでいる．現在，14員環，15員環および16員環ラクトン群に分類され臨床で用いられている．近年，14員環ラクトンの3位に糖をもたないケトライドと称される新しい半合成マクロライドが開発され，その有用性が期待されている．

マクロライド系薬の生合成において，そのアグリコン部分は，酢酸，プロピオン酸，酪酸を単位として取り込まれ，糖部分であるデソサミンやクラジノースはD-グルコースが関与していると考えられている．

［作用機序］ タンパク質合成過程のペプチジル tRNA の転位反応およびペプチド転移反応を阻害することにより静菌的な作用を示す（図 2.6）．高濃度では殺菌的に作用する．50S サブユニットに 1：1 の割合で結合し，タンパク質の生合成を阻害する（図 2.7）．

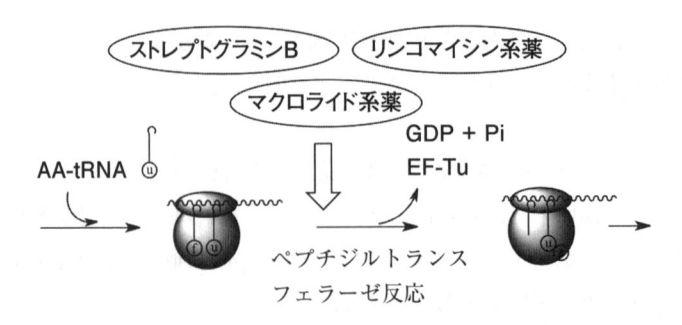

図 2.6　マクロライド系薬・リンコマイシン系薬・ストレプトグラミン B 系薬の作用部位

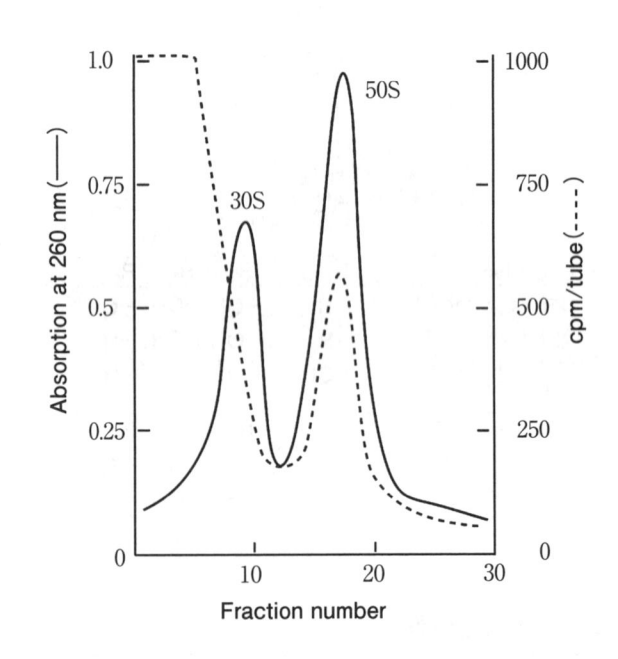

図 2.7　黄色ブドウ球菌由来リボソームと ^{14}C-エリスロマイシンとの結合
（遠藤菊太郎（1994）黄色ブドウ球菌のマクロライド抗生物質に対する新規耐性機序に関する研究（学位論文，千葉大学 1994））

交叉耐性
　cross resistance：微生物が 1 つの薬剤に対し耐性となった時，同時に他の薬剤にも同一機序で耐性となること．

［抗菌活性・抗菌スペクトル・PAE］　ブドウ球菌などのグラム陽性菌，陰性球菌，陰性桿菌のインフルエンザ菌，モラクセラ・カタラーリスやマイコプラズマ，クラミジア，レジオネラに有効である．他のグラム陰性桿菌は細胞質内への透過性が悪く抗菌力を示さない．マイコプラズマ肺炎，レジオネラ症には第一選択となる．また，化学構造上異なると考えられるリンコマイシン系薬とは交叉耐性を示す．グラ

ム陽性・陰性菌に PAE を示す．

マクロライド系薬の主な抗菌スペクトル	グラム陽性菌 球	グラム陽性菌 球	グラム陽性菌 桿	グラム陽性菌 桿	グラム陰性菌 球	グラム陰性菌 桿	グラム陰性菌 桿	梅毒トレポネーマ	マイコプラズマ	クラミジア	レジオネラ
薬剤名	ブドウ球菌属	レンサ球菌属	肺炎球菌属	破傷風菌 炭疽菌	淋菌	大腸菌	インフルエンザ菌 百日咳菌				
エリスロマイシン	○	○	○	○	○		○	○	○	○	
クラリスロマイシン	○	○					○ ○		○	○	○
アジスロマイシン	○	○					○		○	○	○
ロキタマイシン	○	○	○						○		

[体内動態・組織移行性・PK-PD]　基本構造が大環状ラクトンであるため，疎水性が高く，組織・細胞内への移行性がよい．血中濃度と同等かそれ以上の薬物濃度に達する．扁桃，気管支粘膜，また，白血球やマクロファージ内への移行性も優れている．

臓器	腎・尿路	髄液	胆汁	膵臓	喀痰	消化管	乳汁
移行性*	○	×	○	○	○	○	○

*主にアジスロマイシンの移行性

　時間依存的作用と長い持続時間を示すため，投与法は 1 日の総投与量が重要となる（AUC/MIC 依存型）．

[副作用・相互作用]　比較的安全性が高く，主な副作用は，悪心・嘔吐，下痢・軟便，食欲不振などの消化器系症状と，QT 延長があるが，頻度は低い．
　マクロライド系薬は，主に肝ミクロソームの薬物代謝酵素で代謝される．薬物相互作用として肝薬物代謝酵素 CYP3A4 と強固に結合するため，CYP3A4 の基質となる薬物との間で相互作用を認める．併用禁忌や併用注意の薬物がある．また，P-糖タンパク質も阻害するため，ジゴキシン等の P-糖タンパク質の基質の血中濃度を上昇させるという相互作用も知られている．

併用禁忌

薬剤名	併用薬	薬効への影響
エリスロマイシン クラリスロマイシン	ピモジド	QT延長，心室性不整脈
	エルゴタミン	四肢の虚血，血管れん縮
アジスロマイシン	ワルファリン	出血傾向，プロトロンビン時間延長
	制酸剤（Mg，Alなど）	アジスロマイシンの最高血中濃度低下
	シクロスポリン	シクロスポリンの毒性の増強
	ジゴキシン	ジゴキシンの作用の増強

併用注意

薬剤名	併用薬	薬効への影響
エリスロマイシン クラリスロマイシン	テオフィリン	テオフィリンの毒性の増強
	シクロスポリン	シクロスポリンの毒性の増強
	ワルファリン	出血傾向，プロトロンビン時間延長

[特徴] マクロライド系薬を第1選択薬としうる疾患

疾患名	原因菌	対象
市中肺炎	マイコプラズマ，肺炎クラミドフィラ，肺炎球菌	60歳未満の基礎疾患のない患者で，外来治療が可能な市中肺炎
	肺炎球菌，インフルエンザ菌，肺炎クラミドフィラ	60歳以上の特に感染症の経過に影響すると思われる基礎疾患のない外来治療が可能な患者
院内肺炎	レジオネラ菌	気管切開患者
気管支炎	クラミドフィラ，百日咳	思春期・成人
腸管感染	カンピロバクター	特に規定なし
咽頭炎	マイコプラズマ，ジフテリア	特に規定なし
歯性感染症	レンサ球菌属	特に規定なし
びまん性汎細気管支炎，慢性副鼻腔炎	不詳	少量長期投与

（三鴨廣繁監修，坂野昌志著（2010）もうまよわない！ 抗菌薬Navi，南山堂より引用）

2.1.3.1 14員環マクロライド系薬

【経口・注射】肺炎マイコプラズマなど（非定型菌）による市中肺炎などに用いる．

エリスロマイシン erythromycin（EM）：エチルコハク酸エステル，ステアリン酸

塩も経口投与で用いられる．前者は体内で加水分解され，後者は体内で解離した後，エリスロマイシンとして作用する．ラクトビオン酸塩は注射剤として用いられる．

【経口薬】軽症〜中等症の市中肺炎，カンピロバクター属による腸管感染症などに用いる．

クラリスロマイシン clarithromycin（CAM）：特に呼吸器組織への移行性がよい．また，尿中によく排泄されSTDのクラミジア感染症にも有効．現在，ヘリコバクター・ピロリの除菌にプロトンポンプ阻害薬，アモキシシリンとの併用で投与される．慢性気管支炎やびまん性汎細気管支炎にも有効である．

ロキシスロマイシン roxithromycin（RXM）：経口投与による吸収および組織移行性が改善された．持続性が高い．

性行為感染症
sexually transmitted disease
STDと略す．

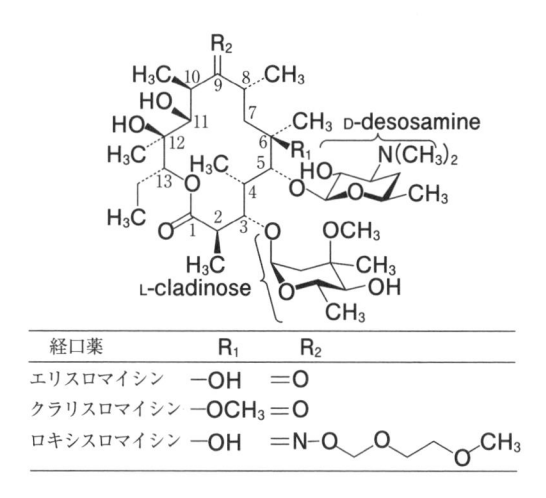

経口薬	R₁	R₂
エリスロマイシン	−OH	=O
クラリスロマイシン	−OCH₃	=O
ロキシスロマイシン	−OH	=N−O−⌢−O−⌢−OCH₃

2.1.3.2　アザライド系薬（15員環マクロライド系薬）

【経口薬】軽症〜中等症の市中肺炎，STDのクラミドフィラ感染症，中耳炎，副鼻腔炎，歯科疾患などに用いる．

アジスロマイシン azithromycin（AZM）：14員環ラクトンに窒素原子を導入し15員環とした．アザライドと称される．抗菌力は他の14員環マクロライドと同程度だが，血中からの消失半減時は成人男子で約62時間と長いことが特徴である．

アジスロマイシン

2.1.3.3　16員環マクロライド系薬

【経口薬】呼吸器感染症，中耳炎，副鼻腔炎などに用いる．

キタサマイシン kitasamycin（leucomycin；LM）：ロイコマイシン A_1，A_3〜A_9 および A_{13} の混合物で，主成分は A_5 である．

ジョサマイシン josamycin（JM）：ロイコマイシン A_3 の単一成分である．ジョサマイシン，そのプロピオン酸エステルが経口投与で用いられる．

スピラマイシン spiramycin（SPM）：16員環ラクトンの5位に D-マイカミノース，9位に D-ホロサミンの2つのアミノ糖を有する．酢酸エステルとして経口投与される．持続性もよく，脱アセチル化され強い活性を示す．

ロキタマイシン rokitamycin（RKM）：ロイコマイシン A_5 の 3-O-プロピオニル誘導体．抗菌活性が強く，細菌内透過性にすぐれ，生体内で生じる代謝物も抗菌力を保持している．薬効はマクロライド系薬剤の適応菌種に対してジョサマイシンおよびミデカマイシンの2倍以上の抗菌力を示す．バクテロイデスなどの嫌気性菌にも有効である．

	R₁	R₂	R₃	R₄
ロイコマイシン A₁	—H	—H	—COCH₂CH(CH₃)₂	—H
ロイコマイシン A₅	—H	—H	—CO(CH₂)₂CH₃	—H
ジョサマイシン（ロイコマイシン A₃）	—COCH₃	—H	—COCH₂CH(CH₃)₂	—H
スピラマイシン酢酸エステル	—COCH₃	—H	—COCH₃	D-forosamine
ロキタマイシン	—H	—COCH₂CH₃	—CO(CH₂)₂CH₃	—H

2.1.3.4 リンコマイシン系薬

　リンコマイシン系薬は放線菌の一種である *Streptomyces lincolnensis* によって産生された抗生物質およびその誘導体である．細菌のリボソーム 50S サブユニットに結合し，タンパク質合成を阻害する．

- リンコマイシン：ブドウ球菌，レンサ球菌，肺炎球菌等のグラム陽性菌に対して強い抗菌活性を示す．経口，静注および筋注として用いられている．偽膜性大腸炎，皮膚粘膜眼症候群，中毒性表皮壊死症などに注意が必要である．

  リンコマイシン： lincomycin（LCM）

- クリンダマイシン：リンコマイシンの7位水酸基を塩素で置換したものであり，ブドウ球菌，レンサ球菌，肺炎球菌に適応をもつ．経口剤して用いられており，偽膜性大腸炎，皮膚粘膜眼症候群，中毒性表皮壊死症などに注意が必要である．

  クリンダマイシン： clindamycin（CLDM）

リンコマイシン　　　　　　　クリンダマイシン

2.1.4 アミノグリコシド系抗菌薬

［分類］ アミノサイクリトールに，1～4個のアミノ糖または中性糖がグリコシド結合した塩基性水溶性の一群の構造のものをアミノグリコシド系薬という．

この一群はアミノサイクリトール，すなわちアミノ環状糖アルコールの構造によって2大別される．構造中にストレプチジンを有するストレプトマイシンなどとデオキシストレプタミンを有するカナマイシンなどである．

アミノグリコシド系薬の生合成はストレプトマイシンを例にあげると，グルコースが生合成の主な原料となり，窒素の供給源として，アミノ酸のアルギニン，メチル基はメチオニンが知られている．

［作用機序］ ストレプトマイシンは主に30Sサブユニットに結合し，タンパク質合成の開始段階である70S開始複合体に作用し阻害する（図2.8）．また，mRNAのアミノ酸の読み誤り，すなわちミスリーディングによって異常なタンパク質合成を行わせ発育を阻害する．さらに，高濃度で作用させると細胞質膜障害を起こす．これらの作用によって殺菌作用を示すと考えられる．

カナマイシン，ゲンタマイシン，アルベカシンなどは，30Sおよび50Sサブユニットの両方に結合する．図2.9に示すようにカナマイシンなどはミスリーディングを起こすが，主としてペプチド鎖伸長過程の転座反応を阻害すると考えられる．

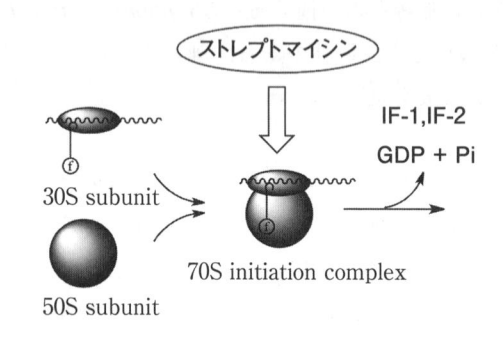

図2.8 ストレプトマイシンの作用部位

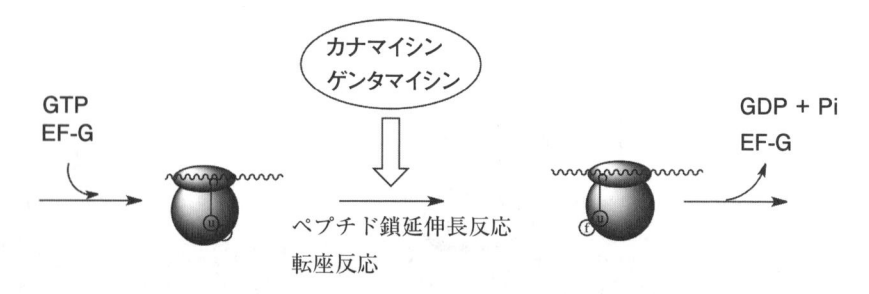

図2.9 アミノグリコシド系薬の作用部位

[抗菌活性・抗菌スペクトル・PAE] グラム陽性菌，グラム陰性桿菌および抗酸性菌である結核菌に対して抗菌活性を示す．β-ラクタム系薬剤では効果を示さない，結核菌に有効なものや緑膿菌やプロテウス属などにも有効なものがある．しかし，嫌気性菌には無効である．一般に抗菌スペクトルは，臨床上の特徴によりⅠ群〜Ⅴ群に分類される．

Ⅰ群）抗結核菌作用を有するもの．
Ⅱ群）グラム陽性球菌からグラム陰性桿菌の幅広い抗菌力を有するが，抗緑膿菌作用は弱いもの．
Ⅲ群）グラム陽性球菌からグラム陰性桿菌まで幅広い抗菌力を有し，緑膿菌・変形菌・セラチアなどにも有効なものなどがある．
Ⅳ群）淋病にのみ適応症をもつもの．
Ⅴ群）MRSA にのみ適応症をもつもの．

グラム陰性桿菌に PAE を示し，効果も長い．抗菌スペクトルの拡大，抗菌力の増強などを目的として，ペニシリン系，セフェム系などと併用される場合がある．

	アミノグリコシド系薬の主な抗菌スペクトル	グラム陽性菌 球		グラム陽性菌 桿	グラム陰性菌 球	グラム陰性菌 桿					
	薬剤名	ブドウ球菌属	レンサ球菌属	肺炎球菌属	破傷風菌	炭疽菌	淋菌	大腸菌	インフルエンザ菌	緑膿菌	セラチア属	百日咳菌	結核菌
Ⅰ群	ストレプトマイシン												○
	カナマイシン	○		○				○	○	○		○	○
Ⅱ群	リボスタマイシン	○		○				○					
Ⅲ群	ゲンタマイシン	○		○					○	○	○		
Ⅳ群	スペクチノマイシン						○						
Ⅴ群	アルベカシン	○[1]											

1) MRSA のみ適応菌

[体内動態・組織移行性・PK-PD] アミノグリコシド系薬は水溶性の抗菌薬で，腸管からほとんど吸収されず，腸管感染症以外には経口では用いられない．一般に腎臓・尿路系への移行性はきわめてよく，呼吸器系・関節液・胸水や腹水への移行性はよいが，肝臓・胆道系や髄液への移行性は不良である．腎臓から排泄されるが，腎機能低下患者では半減期が延長し，腎障害，聴器障害，神経・筋ブロックなどの重篤な副作用の発現頻度が高まる．

臓器	腎・尿路	髄液	胆汁	膵臓	喀痰	消化管	乳汁
移行性	○	×	×	×	○	○	×

有効血中濃度域が狭いので，至適投与量を設定するために血中濃度モニタリング（TDM）を行うことが望ましい．有効性は C_{max}/MIC および AUC/MIC に依存する．

薬物血中濃度モニタリング
therapeutic drug monitoring
TDMと略す．

[副作用・相互作用] 副作用の代表的なものは腎毒性と聴覚毒性である．いずれも用量依存性であり，特に血清中濃度が閾値を超える時間に比例して毒性発現率が高く，かつ重篤となる．また併用薬の影響を受けやすい．

腎毒性は早期に対応すれば可逆的な障害である．聴覚毒性には，前庭機能障害と聴力障害がある．

相乗効果

併用薬	作 用
ペニシリン，アンピシリン	レンサ球菌に対する作用が相乗効果を示す．
アンピシリン	心内膜炎における腸球菌に対する作用が相乗効果を示す．
セフェム系	肺炎桿菌に対する作用が相乗効果を示す．
ピペラシリン，セフタジジム，スルバクタム/セフォペラゾン	緑膿菌に対する作用が相乗効果を示す．

作用の低下（注射薬）

併用薬	作 用
ペニシリン系薬（注射薬）	同一ボトル内で混合した場合，ペニシリン系薬のβ-ラクタム環とアミノグリコシド系薬が反応し，生物学的に不活性なアミドを形成．アミノグリコシド系薬の抗菌力が低下

2.1.4.1 抗結核作用を有するアミノグリコシド系薬

【注射薬】結核などに用いる．

ストレプトマイシン streptomycin（SM）：アミノグリコシド系薬の代表的薬物．
カナマイシン kanamycin（KM）：結核菌の他に大腸菌，赤痢菌，腸炎ビブリオによる細菌性赤痢．経口薬としても使用する．

ストレプトマイシン

カナマイシン

2.1.4.2 緑膿菌以外の一般細菌感染症に用いるアミノグリコシド系薬

【注射薬】尿路感染症（緑膿菌以外）などに用いる．

リボスタマイシン ribostamycin（RSM）：グラム陽性・陰性菌に抗菌スペクトルを有する．肺，腎臓，眼組織への移行性が良好である．

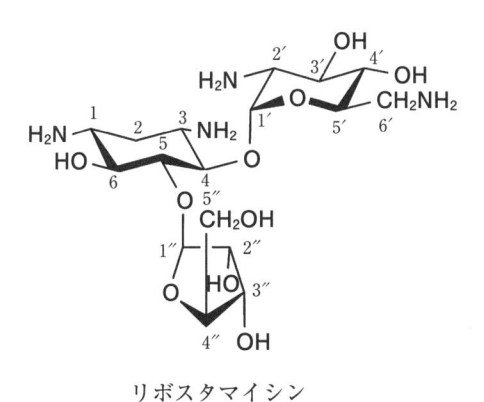

リボスタマイシン

2.1.4.3 抗緑膿菌作用を有するアミノグリコシド系薬

【注射薬・外用薬】β-ラクタム系薬との併用で適応の範囲は広い．心内膜炎，敗血症，複雑性尿路感染症などに用いる．

ゲンタマイシン gentamicin（GM）：細菌リボソームの 30S および 50S サブユニットの両方に結合する．主に緑膿菌，変形菌などのグラム陰性菌による感染症．カナマイシン耐性菌にも有効．

アミカシン amikacin（AMK）：ゲンタマイシン耐性菌にも有効．カナマイシンの 1 位のアミノ基にアシル基の 4-アミノ-2-ヒドロキシブチリルを導入．耐性菌用の AGs 系薬．

ジベカシン dibekacin（DKB）：カナマイシン耐性菌の不活化機構の研究結果から合成された．緑膿菌にも有効で，変形菌およびカナマイシン耐性を含む多剤耐性肺炎桿菌，黄色ブドウ球菌感染症に用いる．

トブラマイシン tobramycin（TOB）：緑膿菌，変形菌および KM 耐性菌を含む多剤耐性で本薬感受性のクレブシエラ，大腸菌などによる感染症．

イセパマイシン isepamicin（ISP）：ゲンタマイシン B の誘導体．ゲンタマイシン耐性菌に有効．

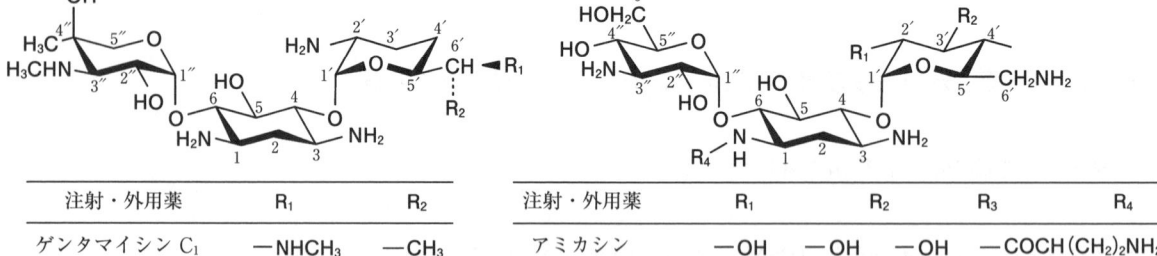

注射・外用薬	R_1	R_2
ゲンタマイシン C_1	—NHCH$_3$	—CH$_3$
ゲンタマイシン C_2	—NH$_2$	—CH$_3$
ゲンタマイシン C_{1a}	—NH$_2$	—H

注射・外用薬	R_1	R_2	R_3	R_4
アミカシン	—OH	—OH	—OH	—COCH(OH)(CH$_2$)$_2$NH$_2$
ジベカシン	—NH$_2$	—H	—H	—H
トブラマイシン	—NH$_2$	—H	—OH	—H

2.1.4.4　淋病にのみ適応症を有するアミノグリコシミド系薬

【注射薬】淋病に用いる．

スペクチノマイシン spectinomycin（SPCM）：ベンジルペニシリン感性株，耐性株のいずれにも良好な感受性を示す．生菌数測定では著明な殺菌作用を示した．リボソーム 30S サブユニットに作用し，タンパク合成を阻害する．臀部に筋注する．

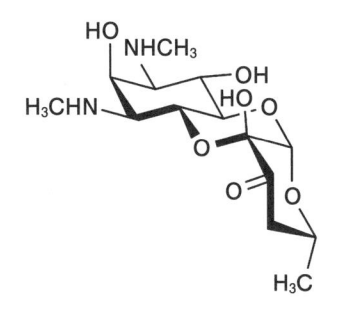

スペクチノマイシン

2.1.4.5　MRSA に用いるアミノグリコシド系薬

【注射薬】メチシリン耐性黄色ブドウ球菌（MRSA）感染症に用いる.

アルベカシン arbekacin（ABK）：用法・用量が 1 日 1 回に変更された.

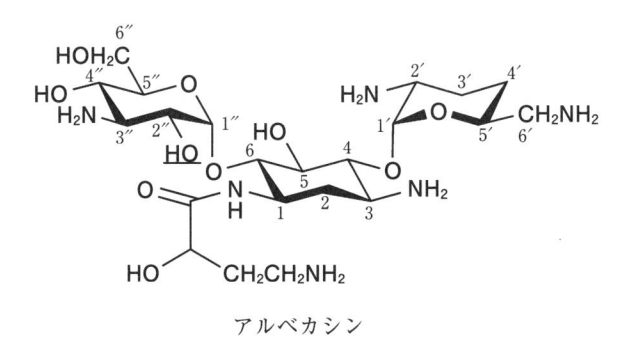

アルベカシン

2.1.4.6　その他のアミノグリコシド系薬

　フラジオマイシンはフラジオマイシン B および C の混合物. 臓器毒性が強く, 他の抗菌薬, ステロイド薬との合剤として, ほとんどが外用で用いられる. 経口投与では胃腸障害, 外用では過敏症を起こすことがある.

【外用薬】深在性皮膚感染症, 慢性膿皮症, 外傷・熱傷および手術創, 抜歯創・口腔手術創等の二次感染など. 細菌感染を伴う炎症性疾患などに用いる.

フラジオマイシン fradiomycin（FRM）：点眼・点鼻液・軟膏・貼付剤, 坐剤, クリーム剤, エアゾール剤など剤形は多様である. 大腸菌, 赤痢菌, 腸炎および腸管手術の前処置. ブドウ球菌などに外用剤で用いる.

	R₁	R₂
フラジオマイシン B	—H	—CH₂NH₂
フラジオマイシン C	—CH₂NH₂	—H

2.1.5　キノロン系抗菌薬

[分類]　ピリドンカルボン酸系抗菌薬は 4-ピリドン-3-カルボン酸またはその 2-アザ類似体を構成基本単位とする合成抗細菌薬の総称である．1962 年にナリジクス酸が開発され，主としてグラム陰性菌に対する抗細菌薬として用いられた．ナリジクス酸は他の抗細菌薬と交叉耐性を示さず，耐性菌の出現頻度も低いことから，その関連化合物として多くのキノロン誘導体および類似体が合成された．特に 6 位にフッ素原子を導入した誘導体は，グラム陽性菌や緑膿菌にも有効となった．さらに経口投与が主流で，最も繁用されている薬剤の 1 つである．ナリジクス酸をはじめとする旧キノロン系（オールドキノロン系）とノルフロキサシン以降のフッ素を有するニューキノロン系（またはフルオロキノロン系）に分類される．

[作用機序]　DNA の複製反応に必須の酵素である DNA ジャイレースおよびトポイソメラーゼⅣを阻害することにより殺菌的な作用を示す．大腸菌を例にとると DNA ジャイレースは A，B の 2 種類のサブユニットがそれぞれ 2 分子会合した四量体構造であり，A サブユニットは，DNA に作用し DNA 鎖の切断と結合活性を示す．B サブユニットは ATPase 活性が共役してエネルギーを供給している．トポイソメラーゼⅣは複製が終了した 2 分子の 2 本鎖 DNA を分離する段階に関与している．

[抗菌活性・抗菌スペクトル・PAE]　ニューキノロン系薬は用量依存的な殺菌作

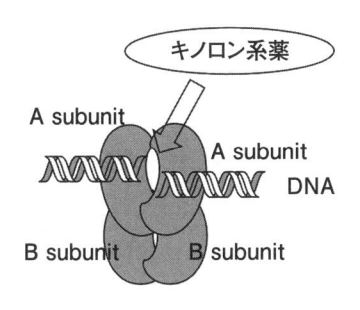

図 2.10 キノロン系薬の DNA ジャイレースとの結合，阻害作用

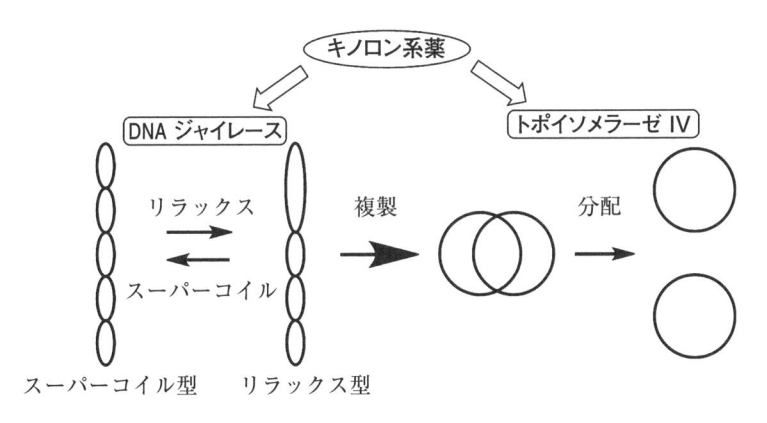

図 2.11 キノロン系薬の作用部位

用を示す．1日の総投与量による AUC/MIC および1回投与による C_{max}/MIC が重要である．グラム陽性・陰性菌のいずれにも比較的長い PAE を示す．

キノロン系薬の主な抗菌スペクトル	グラム陽性菌 球				グラム陰性菌 球	桿									
薬剤名	ブドウ球菌属	レンサ球菌属	肺炎球菌属	破傷風菌	炭疽菌	淋菌	大腸菌	インフルエンザ菌	緑膿菌	セラチア属	赤痢菌	シトロバクター属	らい菌	肺炎マイコプラズマ	トラコーマ・クラミジア	レジオネラ属	アクネ菌
ナリジクス酸							○	○			○						
ノルフロキサシン	○	○	○			○	○	○	○	○	○	○					
オフロキサシン	○	○	○			○	○	○	○	○	○	○	○				
レボフロキサシン	○	○	○	○	○	○	○	○	○	○	○	○		○	○	○	○
シプロフロキサシン	○	○	○	○	○	○	○	○	○	○	○	○				○	

[体内動態・組織移行性・PK-PD] 組織移行性は経口薬，注射薬，世代分類で異なるが，腎・尿路への移行性は極めてよい．第三世代以降のニューキノロン系薬は肺組織への移行性がよく，レスピラトリーキノロンとも呼ばれ呼吸器感染症に用いられる．髄液への移行性は不良である．ほとんどの経口薬は腸管からの吸収はよい．

臓器	腎・尿路	髄液	胆汁	膵臓	喀痰	消化管	乳汁
移行性	○	×	○	○	○	○	○

PAE は濃度が高いほど長くなるため，1日の総量を増やすことや最高血中濃度を高くすることを目的に1日3回投与から1日1回で高用量の投与が有効であるとされる．

[副作用・相互作用] 主な副作用としては悪心，嘔吐，下痢などの消化器症状のほかに日光過敏症やめまい，ふらつき，不眠などの中枢神経症状がある．ニューキノロン系薬はそれ自体，中枢神経毒性を有し，けいれんを引き起こすことがある．また，非ステロイド系消炎鎮痛薬（NSAIDs）との併用によりけいれんの発現が高まる．幼若動物で関節異常が認められ小児・妊婦に対する安全性は必ずしも確立していない．Mg，Ca，Al 等の金属カチオン製剤が消化管内でニューキノロン系薬とキレートを作り吸収が低下する．

非ステロイド系消炎鎮痛薬（NSAIDs）：non-steroidal anti-inflammatory drugs

2.1.5.1 第一世代キノロン系薬

【経口薬】単純性膀胱炎，単純性腎盂腎炎などに用いる．

ナリジクス酸 nalidixic acid（NA）：緑膿菌には無効．また，体内で代謝され組織移行性も低いため，適応は尿路，胆道および腸管の感染症に限られる．

ピペミド酸 pipemidic acid（PPA）：ピリドピリジン環を母核とする化合物で7位側鎖にピペラジン基をもつ．緑膿菌に適応がある．また，組織移行性が改善され，適応症が拡大された．

シノキサシン cinoxacin（CINX）：体内ではほとんど代謝されず，大部分が未変化体で尿中に排泄される．

ナリジクス酸　　　　ピペミド酸　　　　シノキサシン

2.1.5.2　第二世代キノロン系薬・ニューキノロン（主に尿路感染症用）

【経口薬】単純性膀胱炎，単純性腎盂腎炎などに用いる．

ノルフロキサシン norfloxacin（NFLX）：キノリン環を有する最初に開発されたニューキノロン薬．グラム陽性菌であるブドウ球菌属，レンサ球菌属，腸球菌，肺炎球菌にも抗菌力を示すようになった．

エノキサシン enoxacin（ENX）：ノルフロキサシンよりも経口吸収性に優れる．

ロメフロキサシン lomefloxacin（LFLX）：グラム陽性菌およびグラム陰性菌に対し，幅広い抗菌スペクトルを有する．

ノルフロキサシン　　　エノキサシン　　　ロメフロキサシン
　　　　　　　　　　　　　　　　　　　及び鏡像異性体

2.1.5.3　第二世代キノロン系薬・ニューキノロン（全身感染症用）

【経口薬】呼吸器感染症，尿路感染症（単純性・複雑性），感染性腸炎などに用いる．

オフロキサシン ofloxacin（OFLX）：経口投与による吸収率，組織移行性に優れた化合物である．*Mycobacterium leprae* に有効であり，抗ハンセン病治療薬として使用される．

プルリフロキサシン prulifloxacin（PUFX）：ニューキノロン系薬で初めてのプロドラッグ．吸収後，腸管組織・門脈中および肝臓通過時に加水分解され活性本体 ulifloxacin として全身に分布．

オフロキサシン　　　　　　プルリフロキサシン
及び鏡像異性体

2.1.5.4　第三世代キノロン系薬・ニューキノロン（主に呼吸器感染症用）

【経口薬】呼吸器感染症（上下気道感染症），尿路感染症（単純性・複雑性），感染性腸炎などに用いる．

レボフロキサシン levofloxacin（LVFX）：広範囲抗菌剤，オフロキサシンの3位メチル基のS-(−)体で，この光学異性体が抗菌力を有するため，ラセミ体であるオフロキサシンに比べ抗菌力は2倍である．

トスフロキサシン tosufloxacin（TFLX）：母核の1位にジフルオロフェニル基と7位にピロリジン基が導入され，肺炎球菌を含むグラム陽性菌に優れた抗菌活性を示す．

モキシフロキサシン moxifloxacin（MFLX）：グラム陽性・陰性菌，嫌気性菌および肺炎クラミジア，肺炎マイコプラズマに強い抗菌活性を示す．特にペニシリン耐性肺炎球菌を含む肺炎球菌に LVFX より優れた抗菌活性を示した．第四世代に分類することもある．

ガレノキサシン garenoxacin（GRNX）：肺炎球菌には多剤耐性肺炎球菌にも適応あり．第四世代に分類することもある．

シタフロキサシン sitafloxacin（STFX）：最も広い抗菌スペクトルをもつ．第四世代に分類することもある．

【注射薬】シプロフロキサシンは敗血症，肺炎，腹膜炎，胆嚢炎など．パズフロキサシンは呼吸器感染症，尿路感染症，腹膜炎，胆嚢炎などに用いる．

シプロフロキサシン ciprofloxacin（CPFX）：注射薬であるため，より重症例に投与されることが多い．

パズフロキサシン pazufloxacin（PZFX）：シプロフロキサシンよりも承認菌種が多い．

【外用薬】表在性・深在性皮膚感染症，ざ瘡などに用いる．

ナジフロキサシン nadifloxacin：アクネ菌および表皮ブドウ球菌を含む，グラム陽性・陰性菌および嫌気性菌に強い抗菌力を有する．また，キノロン耐性 MRSA に対しても良好な抗菌力を示す．既存のニューキノロン系薬との間に交叉耐性はほとんどない．

レボフロキサシン

トスフロキサシン

モキシフロキサシン

ガレノキサシン

シタフロキサシン

シプロフロキサシン

パズフロキサシン

ナジフロキサシン

2.1.6　グリコペプチド系抗菌薬

［分類］　アミノ酸7分子がペプチド構造を形成しており，そこに糖が付加された構造をもつ．バンコマイシンがメチシリン耐性黄色ブドウ球菌（MRSA），ペニシリン耐性肺炎球菌およびクロストリジウム・ディフィシル，テイコプラニンがMRSAの感染症に汎用されている．

バンコマイシン：
　vancomycin
テイコプラニン：
　teicoplanin

バンコマイシン

テイコプラニン

[作用機序] 細菌に特有のペプチドグリカン前駆体の D-Ala-D-Ala と複合体を形成し，それ以上の重合反応を阻害することにより，細胞壁合成を阻害する．

[体内動態・PK-PD] いずれも経口吸収はほとんどないが，MRSA 腸炎，クロストリジウム・ディフィシルによる偽膜性大腸炎に対してバンコマイシンが用いられている．いずれも腎排泄型薬物であるため，クリアランスは腎機能に依存する．また，テイコプラニンは半減期が長いので，速やかに定常状態にするため，初回は高用量の負荷が行われる．有効治療域が狭いため，TDM の実施が推奨されている．バンコマイシンでは，点滴終了後 1～2 時間値が 25～40 μg/mL，トラフ値が 10 μg/mL を超えないことが推奨されているが，近年，耐性菌を引き起こさないことの重要性が指摘されており，トラフ値を高めに設定することが多い．テイコプラニンでは，トラフ値を 5～10 μg/mL に維持することが推奨されている．

[副作用] 主たる副作用としては，第 8 脳神経障害に基づく聴覚障害，腎障害，アナフィラキシー症状などが知られている．いずれも短時間での点滴静注を行うと，ヒスタミン遊離に基づくレッド・ネック（レッド・マン）症候群と呼ばれる顔，頸，躯幹の紅斑性充血や瘙痒が引き起こされることがある．また，アミノグリコシド系薬剤との併用により，腎障害の発症リスクが高まる．

2.1.7 その他の抗 MRSA 薬

MRSA 感染症に対して，アミノグリコシド系薬のアルベカシン，グリコペプチド系薬のバンコマイシン，テイコプラニンに加えて，リネゾリドおよびムピロシンが用いられている．

- リネゾリド linezolid（LZD）：オキサゾリジノン系骨格を有する合成抗菌薬であり，ペプチド合成の 70S 開始複合体の形成を阻害することにより，抗菌活性を示す．他のタンパク質合成阻害薬とは作用機序が異なることから，交叉耐性を示しにくいと考えられている．MRSA ならびにバンコマイシン耐性腸球菌感染症に対して，経口剤，注射剤として用いられている．
- ムピロシン mupirocin（MUP）：グラム陰性桿菌である *Pseudomonas fluorescens* により産生される抗菌物質を軟膏製剤化した局所用抗生物質製剤である．作用機序はイソロイシル tRNA 合成酵素を阻害することにより，タンパク質合成を阻害し，抗菌活性を示す．鼻腔内の MRSA 除菌を目的に用いられている．

リネゾリド：
  linezolid（LZD）

バンコマイシン耐性腸球菌：
  vancomycin-resistant *Enterococcus*（VRE）
ムピロシン：
  mupirocin（MUP）

リネゾリド

ムピロシン

2.1.8 サルファ剤

[分類] パラアミノベンゼンスルホンアミドの誘導体で，スルホンアミドのアミド基に種々の置換基が導入されている．

スルファジメトキシン：
sulfadimethoxine

スルファメトキサゾール：
sulfamethoxazole

スルファジメトキシン   スルファメトキサゾール

トリメトプリム：
trimethoprim

トリメトプリム

[作用機序] パラアミノ安息香酸（PABA）と構造類似体であり，細菌がPABAを利用する葉酸合成過程を競合的に阻害する．また，炎症性サイトカイン生成抑制作用をもつことから，一部は潰瘍性大腸炎やクローン病に用いられるものもある．

[抗菌スペクトル]

サルファ剤の主な抗菌スペクトル	グラム陽性菌	グラム陰性菌						
	球	桿						
薬剤名	レンサ球菌属	腸球菌属	肺炎球菌	大腸菌	赤痢菌	インフルエンザ菌	腸球菌属	エンテロバクター属	シトロバクター属	サルモネラ菌
スルファジメトキシン	○		○	○					
スルファメトキサゾール・トリメトプリム		○		○	○	○	○	○	○

[体内動態・組織移行性・PK-PD]　腎臓，肺への移行性は良好である．

[副作用・相互作用]　重大な副作用として，再生不良性貧血，溶血性貧血が知られている．また，新生児や低出生体重児においては，非抱合型ビリルビンのアルブミンからの遊離を促し，核黄疸の危険性が高まることから，禁忌となっている．

2.1.9　抗結核薬

　現在，日本で認可されている抗結核薬は11種類であり，5種類が治療の中心として用いられている．表2.1に現在用いられている抗結核薬とその特徴を示した．

イソニアジド　　ピラジナミド　　エタンブトール　　パラアミノサリチル酸

リファンピシン　　　　　　　　リファブチン

ツベラクチノマイシン N　R = OH
ツベラクチノマイシン O　R = H

エンビオマイシン

サイクロセリン

デラマニド

表 2.1　抗結核薬の作用機序と特徴

薬剤名	作用機序	特徴・副作用
イソニアジド	結核菌の細胞壁の重要な構成成分であるミコール酸の合成阻害	増殖期の結核菌に対して強力な作用を示す．N-アセチル転移酵素（NAT）2 により代謝され，NAT2 の遺伝子変異により，体内動態が変動する．
リファンピシン リファブチン	DNA 依存性 RNA ポリメラーゼを阻害し，RNA 合成阻害	増殖を停止している結核菌にも作用する．リファンピシンは現在の抗結核薬の最重要薬物．CYP3A4，P-糖タンパク質の誘導作用がある．尿，汗などの体液が橙赤色に着色するが問題ない．リファブチンはリファンピシン耐性菌にも作用する．
ピラジナミド	作用機序は不明	活性体ピラジン酸に変換されて作用を発揮する．単独での作用は弱く，イソニアジドと併用される．
ストレプトマイシン カナマイシン	30S サブユニットに結合し，タンパク質合成阻害（アミノグリコシドの項参照）	（アミノグリコシドの項参照）
エタンブトール	結核菌の細胞壁構成成分であるアラビノガラクタン生合成阻害	副作用として視力障害を引き起こすことがある．
パラアミノサリチル酸	葉酸代謝阻害による DNA 合成阻害	結核菌に対して静菌的に作用する．
エンビオマイシン	ペプチド鎖伸長反応阻害によるタンパク合成阻害	第 8 脳神経障害，腎障害などを引き起こすことがある．
サイクロセリン	ペプチドグリカン合成阻害による細胞壁合成阻害	てんかん患者には禁忌．
デラマニド	ミコール酸の合成阻害	多剤耐性肺結核に用いる．QT 延長に注意が必要である．

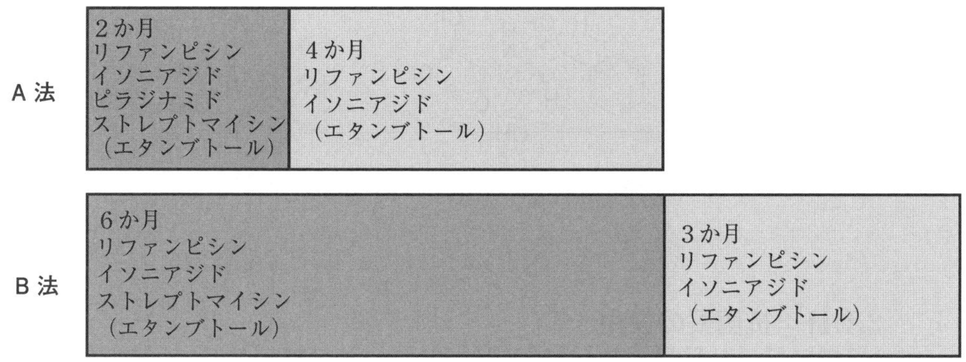

第2章　感染症に対する薬物治療

A法	2か月 リファンピシン イソニアジド ピラジナミド ストレプトマイシン （エタンブトール）	4か月 リファンピシン イソニアジド （エタンブトール）
B法	6か月 リファンピシン イソニアジド ストレプトマイシン （エタンブトール）	3か月 リファンピシン イソニアジド （エタンブトール）

原則 A法が用いられるが，妊婦や高齢者，ピラジナミドが副作用のため使えない患者などでは，B法の対象となる．

図 2.12　肺結核の初回治療

結核治療の基本は，① 結核菌の早期排除，② 完全除菌，③ 耐性菌発生の防止であり，強力な抗結核薬を用いたレジメンが採用されている（図2.12）．また，結核の治療は長期間にわたることから，途中で患者が服薬を中止しないよう，DOTSという試みが行われている．すなわち，完全除菌を達成しないうちに服用を中止すると，多剤耐性結核菌の発生原因となることから，レジメンを完遂することが重要である．

> DOTS（directly observed treatment, short course）：直接監視下短期化学療法
> 直接服薬を確認することを基本とした包括的治療システムで，適切な抗結核薬を用い，患者の内服を直接確認することなどを行政が主体となって行う．指定の薬局で患者に来局させて服薬を確認したり，病院の外来でDOTSを行ったりしている．

2.1.10　その他の抗菌薬

クロラムフェニコール：*Streptomyces venezuelae* により産生される抗生物質であり，グラム陽性菌，陰性菌，レプトスピラ属，リケッチア属など広域に作用するが，特に赤痢菌，サルモネラ菌などのグラム陰性桿菌やリケッチア属に強い作用を示す．細菌の50Sサブユニットに結合し，タンパク質合成を阻害する．

　経口剤，静注剤，点眼剤，腟用錠，耳科用液で用いられている．重大な副作用として，再生不良性貧血，グレイ症候群，視神経炎・末梢神経炎に注意が必要である．したがって，造血機能の低下している患者では，再生不良性貧血等の血液障害が発生する危険性があり，禁忌となっている．また，主たる消失はグルクロン酸抱合であるが，新生児ではグルクロン酸抱合活性が低いので，血中濃度が上昇し，グレイ症候群の危険性が高いので，禁忌となっている．

ホスホマイシン：*Streptomyces fradiae* により産生される抗生物質であり，グラム陽性菌や緑膿菌を含むグラム陰性菌に適応をもつ．細胞壁のペプチドグリカン合成を初期段階で阻害することにより，抗菌活性を示す．偽膜性大腸炎，消化器症状などに注意が必要である．

> クロラムフェニコール：chloramphenicol（CP）

> グレイ症候群：
> 急性循環不全により，低血圧，皮膚が灰白色になるなどの症状が現れる．

> ホスホマイシン：fosfomycin（FOM）

クロラムフェニコール　　　　ホスホマイシン

2.1.11　抗菌薬の使用

　現在，多くの抗菌薬が臨床使用されているが，抗菌活性や体内動態など様々な特徴を有している．さらに，MRSA などの多剤耐性菌などが問題となっており，感染症を治療するだけでなく，耐性菌を極力出現させないような抗菌薬の使用法が重要となる．本項では抗菌薬の適正使用を行う上での注意点について概説する．

2.1.11.1　抗菌薬選択基準

　抗菌薬を選択する上で，考えるべき因子としては以下のものがあげられる．
- 原因菌の同定（推定）：グラム染色等で原因菌を同定し，薬剤感受性試験等で効果が期待できる抗菌薬を選択する．また，同定前には，流行菌の動向などの情報を基に推定することが必要な場合もある（1.2.1 参照）．

  - 呼吸器感染症：咽頭炎，扁桃炎ではグラム陽性菌であることが多い．また，肺炎，気管支炎では，マイコプラズマや肺炎球菌などによる感染が多い．
  - 肝・胆道感染症：大腸菌，肺炎球菌，緑膿菌による感染が多い．
  - 尿路感染症：主な原因菌は大腸菌，緑膿菌である．
  - 腸管感染症：赤痢菌，サルモネラ菌，病原性大腸菌などが原因である．
  - 耳鼻科領域：中耳炎は，インフルエンザ菌や肺炎球菌，副鼻腔炎では，肺炎球菌，黄色ブドウ球菌，インフルエンザ菌などが原因となることが多い．

- 患者の病態：感染部位，重症度，急性・慢性などの情報を基に抗菌薬を選択する．感染部位に移行性のよい抗菌薬の選択が必要である．ニューキノロン系やテトラサイクリン系は組織移行性が良好である．また，尿路感染症においては，腎排泄型薬剤（セフェム系，ニューキノロン系など）を選択する．肺炎などでは，ニューキノロン系，マクロライド系の移行性がよい．

- 患者の特性：年齢，性別，妊娠，肝・腎機能，合併症，アレルギー歴の情報も必要である．テトラサイクリン系は，歯牙形成期の小児では歯牙の着色，エナメル形成不全を引き起こすことがある．ニューキノロン系の多くは，小児およ

び妊婦には禁忌となっている．高齢者では一般に生理機能が低下していることから，肝・腎機能が低下していることが多く，注意が必要である．肝・腎機能が低下している場合，それぞれ肝消失型，腎消失型薬剤は避ける方が望ましい．すなわち，肝機能が低下している患者ではテトラサイクリン系を避ける方が望ましい．腎機能が低下している患者では，β-ラクタム系，グリコペプチド系，ニューキノロン系などでは，クレアチニン値を参考に投与量を減量する必要性を考慮する．

● 薬剤耐性菌の発生状況：耐性菌が多く出現している抗菌薬はできるだけ避けるべきである．

● 副作用・臓器移行性：薬剤のもつ副作用や臓器移行性も考慮して選択する．

2.1.11.2 PK-PD を考慮した抗菌薬の投与

抗菌薬には，時間依存性薬物と濃度依存性薬物に大別され，時間依存性薬物はMIC を超えている時間に抗菌活性が相関し，濃度依存性薬物はどれだけ高い濃度に暴露されたかが重要な薬物である．また，MIC 以上の濃度の抗菌薬に短時間接触するだけで，細菌の増殖が一定時間抑制される効果（PAE）をもつ抗菌薬もある．表 2.2 には，各抗菌薬の特徴を示した．さらに，臨床における薬効と相関する薬物動態パラメータとして，AUC/MIC，C_{max}/MIC および time above MIC が知られている（図 2.13）．ニューキノロン系，マクロライド系，グリコペプチド系はAUC/MIC と，アミノグリコシド系は C_{max}/MIC と，セフェム系は time above MIC と相関することが知られている．したがって，これらの特性を考慮して用法を決定することも重要である．例えば，1 日の投与量が同じであれば，セフェム系は，1 日 1 回投与よりも数回に分けて投与する方が望ましく，アミノグリコシド系では，1 日 1 回投与する方が望ましい．

PAE：post-antibiotic effect

表 2.2

β-ラクタム系	時間依存性	PAE なし
カルバペネム系，グリコペプチド系，マクロライド系	時間依存性	PAE あり
アミノグリコシド系，ニューキノロン系	濃度依存性	PAE あり

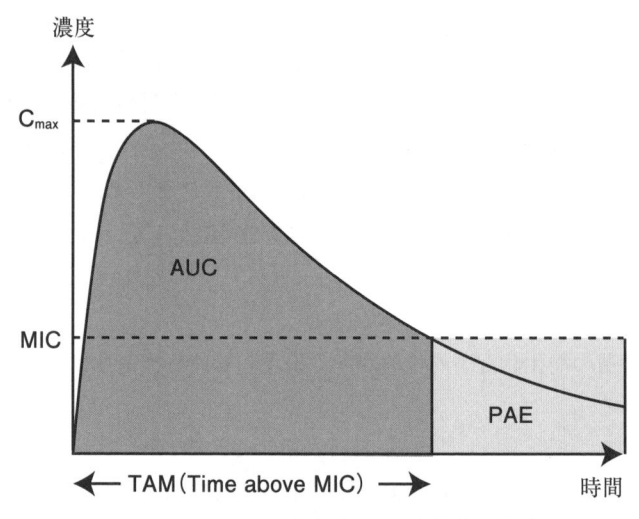

図2.13　PK-PDを考慮した抗菌薬の投与

2.2　抗真菌薬

　真菌症は，真菌による感染症である．真菌は本来感染力が弱く，皮膚への感染以外は，健常者への感染は多くない．一方，免疫力の低下を誘因とする日和見感染症としての真菌症は増加している．これらの患者では真菌感染を繰り返す傾向があり，治療は困難を極める．
　真菌症は，表在性真菌症，深部皮膚真菌症および深在性真菌症に分類される．病

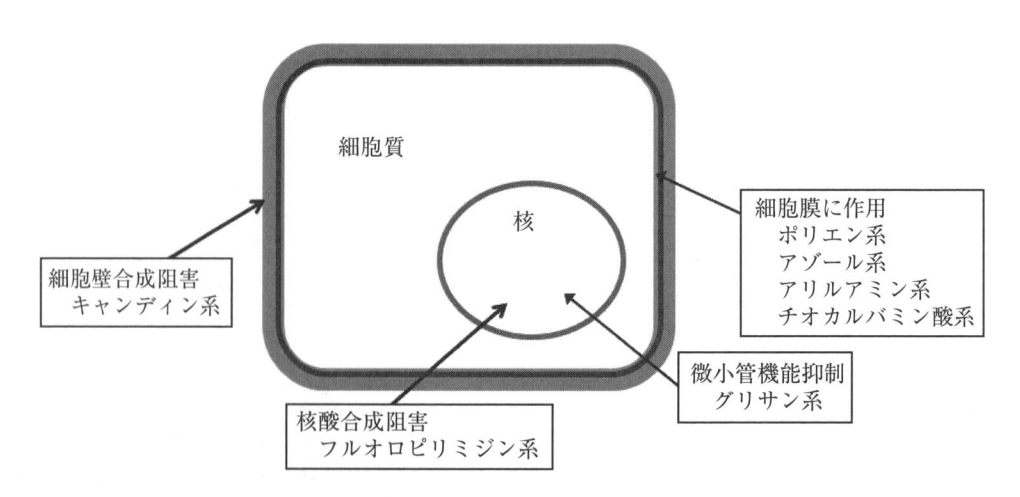

図2.14　抗真菌薬の作用機序

巣が表皮角質層，爪，毛髪あるいは口腔・腟などの粘膜上皮に限局する疾患を表在性真菌症，組織や臓器に病巣が形成される疾患を深部皮膚および深在性真菌症と呼ぶ．基本的には，表在性には外用剤あるいは全身療法が必要な場合には経口剤を，深部皮膚および深在性には注射あるいは経口剤を用いる．

　真菌は，ヒトと同じ真核生物に属するが，脂質成分としてエルゴステロールを含む細胞膜，β-グルカンを主成分とする細胞壁をもつという点で異なる．抗真菌薬は，この相違点を利用して選択的に阻害する作用機序をもつものが多い．

2.2.1　細胞膜を標的とする抗真菌薬

　真菌細胞膜の脂質であるエルゴステロールと特異的に結合して細胞膜を障害するポリエン系，エルゴステロールの合成に関与する酵素を特異的に阻害するアゾール系，アリルアミン系，チオカルバミン酸系などがある．

2.2.1.1　ポリエン系

　ポリエン系抗真菌薬は，大環状ラクトン環を有する化合物であり，アムホテリシンB，アムホテリシンBのリポソーム製剤およびナイスタチンがある．

アムホテリシン B

ナイスタチン

ポリエン系抗菌薬の作用機序は，真菌の細胞膜成分であるエルゴステロールと結合することにより膜障害を起こし，細胞質成分の漏出が生じさせることによる．動物細胞膜成分のコレステロールへの結合は皆無ではないことから，宿主に対しても種々の障害を現す．

アムホテリシンB：
amphotericin B

1) アムホテリシンB

アスペルギルス属，カンジダ属，ムコール属，クリプトコッカス属などによる深在性真菌症に適用される．注射剤は，毒性が非常に強いため深在性の重篤な疾患にのみ適用する．経口剤は，消化管からほとんど吸収されない性質を利用して，消化管におけるカンジダ属の異常増殖に対する除菌に有効である．

腎臓からきわめて緩徐に排泄され，消失速度が遅いため，投与中止後3～4週間尿中に検出される．血中濃度は腎機能および肝機能による影響を受けない．血漿タンパク質と高度に（＞90％）結合する．

毒性が強く（特に腎障害），定期的に腎機能，肝機能，血清電解質，血球数等の検査を行うなど，観察を十分に行う必要がある．

2) アムホテリシンBリポソーム製剤

アムホテリシンBをリポソームの脂質二分子膜中に封入することにより，アムホテリシンBの真菌に対する作用を維持しながら生体細胞に対する障害性を低下し，さらにアムホテリシンBの副作用で問題となる腎臓への分布量を低減した製剤である．血漿中ではリポソーム型として安定に存在し，真菌表層に結合後，リポソームからアムホテリシンBが遊離し，抗真菌活性を発揮する．

ショック，アナフィラキシー様症状を起こす場合があるので，投与に際しては，アレルギー歴，薬物過敏症等について十分な問診を行う必要がある．

ナイスタチン：
nystatin

3) ナイスタチン

カンジダ属に対して強い抗菌活性を示す．水に難溶であり，消化管からほとんど吸収されない．経口剤として，消化管カンジダ症に用いられる．

2.2.1.2 アゾール系

アゾール系抗真菌薬は，イミダゾール環（窒素原子を2個含むヘテロ5員環）をもつイミダゾール系と，トリアゾール環（窒素原子を3個含むヘテロ5員環）をもつトリアゾール系に分類される．イミダゾール系として，ミコナゾールおよびケトコナゾール，トリアゾール系として，フルコナゾール，ホスフルコナゾール，イトラコナゾールおよびボリコナゾールがある．

アゾール系抗真菌薬の作用機序は，真菌細胞膜のエルゴステロールの生合成に必要なラノステロール14α-脱メチル酵素（$P450_{14DM}$）を特異的に阻害することによ

第2章　感染症に対する薬物治療

ミコナゾール

ケトコナゾール

フルコナゾール

ホスフルコナゾール

イトラコナゾール

ボリコナゾール

り，ラノステロールのエルゴステロールへの変換が阻害され，真菌の発育が阻止される．ヒトのチトクロム P450（CYP）にも強い阻害効果を示すので，CYP で代謝される薬物との相互作用には注意が必要である．

1) ミコナゾール

クリプトコッカス属，カンジダ属，アスペルギルス属等に対して抗菌力を示す．注射剤は，真菌血症，肺真菌症，消化管真菌症，尿路真菌症，真菌髄膜炎を適応とする．経口用ゲル剤は，水にはほとんど溶けないミコナゾールを基剤中に均一に分散，かつ適当な粘度をもたせた製剤で，口腔・食道カンジダ症治療に用いられる．クリーム剤は，白癬およびカンジダ症の皮膚真菌症を適応とする．腟坐剤は，カンジダに起因する腟炎および外陰腟炎の治療に用いられる．

注射剤は溶解補助剤として HCO60（ポリオキシエチレン硬化ヒマシ油）が使用されており，HCO60 はアナフィラキシーショックを引き起こすことが知られており，アナフィラキシーショック等の過敏症が発現する可能性が高い．

CYP3A4 および CYP2C9 と親和性を有するため，これらで代謝される薬剤の代謝を阻害し，血中濃度を上昇させる可能性がある．

ミコナゾール：
miconazole

2）ケトコナゾール

皮膚糸状菌に対して強い抗菌力を示す．クリーム剤およびローション剤が，白癬，皮膚カンジダ症，癜風および脂漏性皮膚炎の適応をもつ．両製剤は，長時間の接触においても高い角質親和性を示し，投与部位（皮膚）からはほとんど吸収されない．

3）フルコナゾール

カンジダ属およびクリプトコッカス属に対し，強い抗真菌活性を示し，注射剤および経口剤は各種深在性真菌症に対して優れた臨床効果を示す．

静脈内投与または経口投与した場合，各種臓器・組織への良好な移行性を示す．経口投与での吸収性は極めてよく，90％程度の吸収率を示す．血漿タンパク結合率が12％と低く，血中半減期は約30時間と長く，1日1回投与で臨床効果が期待できる．生体内では代謝を受けにくく，活性を有する未変化体として存在し，主に尿中に排泄される．CYP2C9，2C19および3A4を阻害することから，併用禁忌の薬物があり注意を要する．

4）ホスフルコナゾール

フルコナゾールのリン酸化プロドラッグであり，生体内で主にアルカリホスファターゼにより，ほぼ完全にフルコナゾールに加水分解される．フルコナゾールと比べ溶解性が高まったことにより，水分量調節が必要な患者に対する液量負担が軽減された．

5）イトラコナゾール

皮膚糸状菌，カンジダ属，アスペルギルス属，クリプトコッカス属に対して幅広い抗真菌スペクトルを示す．爪，皮膚組織への移行性，貯留性が良好であり，爪真菌症，足白癬等に高い治療効果を示し，投与終了後も効果が持続する．肺アスペルギルス症，カンジダ血症などの内臓（深在性）真菌症に高い治療効果を示す．経口剤，注射剤およびシロップ剤がある．

経口投与時の吸収時に食事の影響があり，空腹時に投与した時，食直後投与時の最高血漿中濃度の約40％であり，食直後投与によってイトラコナゾールの生物学的利用率が向上する．肝臓で主にCYP3A4により代謝され，主な代謝物はヒドロキシイトラコナゾールである．また，CYP3A4およびP-糖タンパク質に対して強い阻害作用を示し，併用禁忌となる薬物が複数存在し注意を要する．

6）ボリコナゾール

アスペルギルス属，カンジダ属，クリプトコッカス属等に対して幅広い抗菌スペクトルを示す．アムホテリシンBおよびフルコナゾールが効きにくい菌種にも有効性を示す．

経口投与時も静脈内投与時とほぼ同等の血中濃度（バイオアベイラビリティ約

96％）が得られるため，患者の状態に応じた剤形の選択が可能である．肺，肝，腎をはじめ脳，眼などの重要臓器に優れた組織移行性を示す．代謝経路には，CYP2C9，CYP2C19およびCYP3A4が関与している．また，CYP2C9，CYP2C19およびCYP3A4に対して競合的阻害を示し，併用禁忌となる薬物が複数存在し注意を要する．

2.2.1.3 アリルアミン系

アリルアミン系抗真菌薬であるテルビナフィンは，真菌細胞膜のエルゴステロール合成系の初期段階であるスクアレンをスクアレンエポキシドに変換するスクアレンエポキシダーゼを阻害することにより，細胞内でのスクアレンの蓄積とエルゴステロールの低下を来し，真菌の細胞壁合成および細胞膜機能を崩壊させ，真菌細胞の発育を抑制する．

テルビナフィン：
terbinafine

テルビナフィン

皮膚糸状菌およびカンジダ属に対して抗菌作用を示す．経口剤は表在性および深在性皮膚真菌症に用いられ，クリーム剤は白癬および皮膚カンジダ症に用いられる．
主としてCYP2C9，CYP1A2，CYP3A4，CYP2C8，CYP2C19によって代謝され，また，CYP2D6を阻害する．

2.2.1.4 チオカルバミン酸系

チオカルバミン酸系抗真菌薬は，アリルアミン系と同じくスクアレンエポキシダーゼを阻害し，真菌細胞膜の機能障害をもたらす化合物であり，トルナフタートとリラナフタートがある．

トルナフタート   リラナフタート

トルナフタート：
tolnaftate

リラナフタート：
liranaftate

白癬菌に対して強い抗菌活性を示す外用剤として用いられる．リラナフタートは1日1回塗布で効果を発揮する．

2.2.2 細胞壁合成を阻害する抗真菌薬

ミカファンギン：
micafungin

　キャンディン系抗真菌薬であるミカファンギンは，真菌に特異的な細胞壁の主要構成成分である 1,3-β-D-glucan の生合成を阻害し，抗真菌活性を示す．

ミカファンギン

　カンジダ属およびアスペルギルス属による真菌血症，呼吸器真菌症，消化管真菌症に対して優れた臨床効果を示す．また，造血幹細胞移植患者におけるアスペルギルス症およびカンジダ症の予防に優れた効果を示す．

　他剤と配合したとき，濁りが生じたり，塩基性溶液中で不安定であるため，力価の低下が生じることがある．これらの理由により，配合禁忌の薬剤が複数存在する．また，溶解時に泡立ちやすく，一度泡立つと泡が消えにくい性質を有しており，溶解時には強く振り混ぜないように注意することが必要である．

2.2.3 核酸合成を阻害する抗真菌薬

フルシトシン：
flucytosine

　フルオロピリミジン系抗真菌薬であるフルシトシンは，真菌細胞膜に特異的に存在するシトシンパーミアーゼを介して真菌細胞内に選択的に取り込まれた後，シトシンデアミナーゼにより 5-フルオロウラシルとなり，核酸合成系などを阻害し，抗真菌作用を発揮する．

フルシトシン

クリプトコッカス属，カンジダ属，アスペルギルス属等による真菌血症，真菌性髄膜炎，真菌性呼吸器感染症，黒色真菌症，尿路真菌症，消化管真菌症に対して経口剤が用いられる．

経口投与後は良好に吸収され，ほとんどが代謝されず未変化体のまま尿中排泄される．テガフール・ギメラシル・オテラシル配合剤との併用は，ギメラシルがフルオロウラシルの異化代謝を阻害し，血中フルオロウラシル濃度が著しく上昇するため禁忌である．

2.2.4 微小管機能を抑制する抗真菌薬

グリサン系抗真菌薬であるグリセオフルビンは，微小管の脱重合阻害により菌糸の生長部位にだけ形態変化を生じさせ，病原性皮膚真菌の新しい角質層への侵入を阻止する静菌的作用を有する．

グリセオフルビン：
griseofulvin

グリセオフルビン

難水溶性のため，吸収率を向上させるために微粒子型等の経口製剤が開発されているが，原料供給の問題のため生産中止となっている．

2.3 抗ウイルス薬

ウイルスの増殖の大部分は宿主細胞に依存するため，宿主細胞には影響を与えずにウイルスの増殖だけを抑制することは容易ではない．それぞれのウイルスが保持している宿主細胞とは異なる機能や性質をもった特有のタンパク質や酵素を標的とすることで，副作用の出現を回避し，高い選択性をもった抗ウイルス薬が開発されてきた．したがって，抗ウイルス薬は，スペクトルが狭く，それぞれのウイルス性疾患に特化した治療薬が多くなっている．現有の抗ウイルス薬の治療対象となるのは，ヘルペスウイルス，サイトメガロウイルス，インフルエンザウイルス，肝炎ウイルスおよびヒト免疫不全ウイルスがある．

2.3.1 抗ヘルペスウイルス薬

単純ヘルペスウイルス
herpes simplex virus
HSV と略す.

水痘・帯状疱疹ヘルペスウイルス
Varicella Zoster virus
VZV と略す.

アルファヘルペスウイルス亜科に属する単純ヘルペスウイルス（HSV-1, 2）および水痘・帯状疱疹ヘルペスウイルス（VZV）を治療対象とする核酸合成阻害薬であり，アシクロビル，バラシクロビル，ファムシクロビル，ビダラビンがある．

アシクロビル　バラシクロビル　ファムシクロビル　ビダラビン

アシクロビル：
aciclovir

2.3.1.1 アシクロビル

ウイルス感染細胞内に入ると，ウイルス性のチミジンキナーゼにより一リン酸化された後，細胞性キナーゼによりリン酸化され，アシクロビル三リン酸となる．三リン酸体は正常基質であるデオキシグアノシン三リン酸と競合してウイルス DNA ポリメラーゼによりウイルス DNA の 3′ 末端に取り込まれると，ウイルス DNA 鎖の伸長を停止させ，ウイルス DNA の複製を阻害する．アシクロビルリン酸化の第一段階である一リン酸化は感染細胞内に存在するウイルス性チミジンキナーゼによるため，ウイルス非感染細胞に対する障害性は低いとされる．

経口剤は，単純疱疹，造血幹細胞移植における単純疱疹の発症抑制，帯状疱疹を適応とする．また，注射剤は免疫機能の低下した患者に発症した単純疱疹・水痘・帯状疱疹に，軟膏・クリーム剤は単純疱疹に，眼軟膏剤は単純ヘルペスウイルスに起因する角膜炎に用いられる．

成人に対しては 1 日 5 回，小児に対しては 1 日 4 回で特に服用時間に関する規定はないが，なるべく等間隔（就寝時を除く）で服用するのが望ましい．主として腎臓から排泄されるため，腎機能障害のある患者では点滴静注時，アシクロビルの生体内半減期の延長および全身クリアランスの低下が認められることから，投与間隔を延長するなどの注意が必要である．

バラシクロビル：
valaciclovir

2.3.1.2 バラシクロビル

アシクロビルの経口吸収性を改善したプロドラッグ（L-バリンエステル）である．経口投与後速やかに消化管より吸収された後，活性代謝物であるアシクロビルに加

水分解され，強力な抗ウイルス作用を示す．経口剤が，単純疱疹，帯状疱疹，性器ヘルペスの再発抑制，水痘に用いられる．

アシクロビル経口剤に比べ高いバイオアベイラビリティを有し，少ない投与回数で治療が可能である．単純疱疹では1日2回，帯状疱疹・水痘では1日3回の投与である．

2.3.1.3 ファムシクロビル

ファムシクロビル：famciclovir

吸収後，肝臓でペンシクロビルに代謝され，抗ウイルス活性を示すプロドラッグである．ペンシクロビルは，単純ヘルペスウイルスおよび水痘・帯状疱疹ウイルスに対して増殖抑制作用を有する．腸管からの吸収率が低いことから，その改善を目的としてファムシクロビルが合成され，経口の抗ヘルペスウイルス薬として開発された．

単純疱疹には1回250 mgを1日3回経口投与する．帯状疱疹には1回500 mgを1日3回経口投与する．

2.3.1.4 ビダラビン

ビダラビン：vidarabine

アデニンアラビノシドであり，宿主細胞のチミジンキナーゼにより三リン酸体となり，ウイルスのDNA依存DNAポリメラーゼを強力に阻害することにより抗ウイルス作用を発揮する．

注射剤は，単純ヘルペス脳炎および免疫抑制患者における帯状疱疹に，軟膏剤は，帯状疱疹，単純疱疹に用いられる．

抗がん剤であるペントスタチンとの併用で，ビダラビンの代謝に関与するアデノシンデアミナーゼの阻害作用を有するため，ビダラビンの血中濃度が高まり，腎不全，肝不全，神経毒性等が起こるとされ併用禁忌である．

2.3.2　抗サイトメガロウイルス薬

ベータヘルペスウイルス亜科に属し，ウイルス特異的酵素であるチミジンキナーゼを有しないサイトメガロウイルスを治療対象とし，ガンシクロビル，バルガンシクロビルおよびホスカルネットがある．

ガンシクロビル　　　　　バルガンシクロビル　　　　　ホスカルネット

ガンシクロビル：
ganciclovir

2.3.2.1 ガンシクロビル

　サイトメガロウイルス感染細胞内においてウイルス由来のプロテインキナーゼにリン酸化されてガンシクロビル一リン酸になり，さらにウイルス感染細胞に存在するプロテインキナーゼにリン酸化されて活性型のガンシクロビル三リン酸になる．ガンシクロビル三リン酸はウイルス DNA ポリメラーゼの基質であるデオキシグアノシン三リン酸の取り込みを競合的に阻害し，ガンシクロビル三リン酸が DNA に取り込まれ，ウイルス DNA の延長を停止または制限することによって DNA 鎖の複製を阻害する．

　注射剤は，後天性免疫不全症候群，臓器移植（造血幹細胞移植も含む），悪性腫瘍の場合のサイトメガロウイルス感染症と確定診断された患者，もしくは臨床的にサイトメガロウイルス感染症が強く疑われる患者において，治療上の効果が危険性を上回ると判断される場合にのみ投与される．

　白血球減少，好中球減少，血小板減少等の重篤な副作用が報告されており，単回静脈内投与すると一時的に血中濃度が高くなり，さらに副作用発現率が高まることが予想されるため，点滴静注に限定されている．また，ほとんどが未変化体として腎臓の尿細管から尿中に排泄されるため，尿排泄濃度や尿の pH によってはガンシクロビルの結晶が尿細管に付着すると推測されており，十分な水分量を投与し，これらの現象を回避する必要がある．

バルガンシクロビル：
valganciclovir

2.3.2.2 バルガンシクロビル

　ガンシクロビルの L-バリンエステル体（プロドラッグ）であり，経口投与されたのち，腸管および肝臓のエステラーゼにより速やかにガンシクロビルに変換され，ガンシクロビルの注射剤と同等の AUC を示す．後天性免疫不全症候群患者におけるサイトメガロウイルス網膜炎の治療に適応される．初期治療および維持療法をガンシクロビルの注射剤から経口（錠剤）に変更可能である．

ホスカルネット：
foscarnet

2.3.2.3 ホスカルネット

　ウイルスの DNA ポリメラーゼのピロリン酸結合部位に直接作用することにより，DNA ポリメラーゼ活性を抑制し，サイトメガロウイルスの増殖を抑制する（静ウイルス作用）．この抑制作用は，宿主細胞の DNA 合成に影響を与えない濃度で観察される．

　注射剤として，後天性免疫不全症候群患者におけるサイトメガロウイルス網膜炎に対する効果を有する一方，腎障害などの重篤な副作用を有している．したがって，サイトメガロウイルス網膜炎と確定診断された患者または臨床的にサイトメガロウ

イルス網膜炎が強く疑われる患者において治療上の有益性と危険性について十分に考慮した上で投与するか否かの判断をする必要がある．

2.3.3 抗インフルエンザウイルス薬

インフルエンザウイルスの増殖を抑制することにより，インフルエンザ感染症を治療する．作用機序は，エンドソームでのウイルス脱殻阻害とウイルスの感染細胞からの遊離阻害の2つに分けられる．前者はアマンタジン，後者はオセルタミビル，ザナミビル，ペラミビルおよびラニナミビルがある．

アマンタジン　　オセルタミビル　　ザナミビル

ペラミビル　　ラニナミビル

2.3.3.1 アマンタジン

アマンタジン：
amantadine

パーキンソン病の適応も併せもつアマンタジンは，A型インフルエンザウイルスのみに作用を示し，A型インフルエンザウイルス増殖サイクルの過程でウイルス粒子が細胞表面に吸着してエンドサイトーシスで酸性のエンドソームに取り込まれると，M2イオンチャネルが活性化されるが，アマンタジンはM2チャネルを阻害する．その結果，ウイルスの脱殻の段階を阻害し，ウイルスのリボ核タンパク質の細胞核内への輸送を阻止することにある．B型インフルエンザウイルスには無効である．

発症後に用いる場合，可能な限り速やかに投与を開始し（発症後48時間以降に開始しても十分な効果が得られないとされている），耐性ウイルスの発現を防ぐた

め，必要最小限の期間（最長でも1週間）の投与にとどめることが必要である．

主として未変化体で，腎臓から90％以上が排泄されるため，腎障害患者では半減期が延長し，体内蓄積がみられ，本剤の血中濃度が中毒域に達し，特に幻覚，錯乱等の精神神経系の副作用があらわれやすくなる．

現在では，アマンタジン耐性インフルエンザウイルスが急増し，アマンタジンの臨床的有用性は急激に低下している．

2.3.3.2　オセルタミビル

オセルタミビル：oseltamivir

A型およびB型インフルエンザウイルス感染症に対する経口抗インフルエンザウイルス薬である．経口投与後，消化管から吸収され，肝エステラーゼにより活性体へと変換され，呼吸気道内に速やかに移行する．宿主細胞内で複製されたインフルエンザウイルスが細胞外へ遊離する際に必須の酵素であるノイラミニダーゼに結合し，その機能を抑制する．ノイラミニダーゼを阻害されたウイルスは感染細胞から遊離できず，かつウイルス同士が互いに凝集してしまい，それ以上の増殖が抑制される．C型インフルエンザウイルスにはノイラミニダーゼが存在しないため，C型インフルエンザウイルス感染症に対して効果が認められない．

一般にインフルエンザウイルスは症状発現の24時間前から急速に増加し，症状発現後48時間以内に複製・増殖のピークに達すると考えられる．したがって，病状発現後，48時間以内に服用することが必要である．また，インフルエンザウイルス感染症患者に接触後できるだけ速やかに本剤を服用することにより，ウイルスの増殖を抑制することができることから，予防投与も認められている．治療では1回75 mg，1日2回，5日間経口投与を必要とする．予防では，1回75 mg，1日1回，7〜10日間経口投与する．

腎排泄型薬剤であり，オセルタミビル活性体の薬物動態は，患者の腎機能に直接影響を受けることが確認されている．高度腎機能障害患者では用法・用量の調整が必要である．

10歳以上の未成年の患者においては，因果関係は不明であるものの，服用後に異常行動を発現し，転落等の事故に至った例が報告されている．このため，この年代の患者には，合併症，既往歴等からハイリスク患者と判断される場合を除いては，原則として使用を差し控えなければならない．

2.3.3.3　ザナミビル

ザナミビル：zanamivir

インフルエンザウイルスのノイラミニダーゼを特異的に阻害することで，A型およびB型インフルエンザウイルスの増殖を阻止する．ディスクヘラーを用いた吸入投与（1日2回，5日間）により，インフルエンザウイルスの感染・増殖部位である気道に直ちに薬剤を到達させ，全身への影響が少ない．

2.3.3.4 ペラミビル

ノイラミニダーゼ阻害作用を有することから，A型およびB型インフルエンザウイルスに対して強い抗ウイルス活性を示す．他のノイラミニダーゼ阻害剤と同様，症状発現後可能な限り速やかに開始することが望ましく，症状発現から48時間経過後に投与を開始した患者における有効性を裏付けるデータは得られていない．注射薬であることから，重篤患者や高齢者などの自力で服用が難しい患者への投与も可能である．

ペラミビル： peramivir

2.3.3.5 ラニナミビル

A型およびB型インフルエンザウイルスのノイラミニダーゼを選択的に阻害する．ラニナミビルオクタン酸エステル水和物はプロドラッグであり，吸入投与後，気管および肺において加水分解により活性代謝物ラニナミビルに変換された後，抗ウイルス作用を示す．

ラニナミビル： laninamivir

2.3.4 抗肝炎ウイルス薬

ウイルス性肝炎は，肝炎ウイルスによりもたらされる疾患であり，急性肝炎から劇症肝炎を引き起こしたり，慢性肝炎になって治療困難になる場合がある．肝炎ウイルスとして，通常問題になるのはA，B，C型であり，抗ウイルス薬が開発されているのはBおよびC型である．肝炎ウイルスは一般にRNAウイルスであるが，B型のみDNAウイルスである．B型肝炎治療薬としては，ラミブジン，アデホビルピボキシル，エンテカビルおよびテノホビルがあり，C型肝炎治療薬としてはリバビリン，テラプレビル，シメプレビル，アスナプレビル，ダグラタスビル，バニプレビルおよびソホスブビルがある．また，インターフェロンがB型およびC型肝炎治療に用いられる．

B型肝炎ウイルス hepatitis B virus HBVと略す．

2.3.4.1 ラミブジン

ラミブジンは細胞内でリン酸化され，活性体のラミブジン-5′-三リン酸に変換される．B型肝炎ウイルス（HBV）のDNA複製時，ラミブジン-5′-三リン酸はDNAポリメラーゼによるDNA鎖へのデオキシシチジン 5′-三リン酸の取り込みを競合的に阻害する．また，ラミブジン-5′-三リン酸はDNAポリメラーゼの基質としてウイルスDNA鎖に取り込まれるが，ラミブジン-5′-三リン酸は次のヌクレオチドとの結合に必要な3′位のOH基がないためDNA鎖伸長を停止させる．以上のことから，ラミブジンの抗HBV作用機序はウイルスのDNAポリメラーゼに対

ラミブジン： lamivudine

する競合的拮抗作用とDNA伸長停止作用の2つがある．

HBe抗原の有無に関わらず，ウイルスマーカー（HBV-DNA，HBe抗原）改善効果および肝機能（ALT）改善効果を示す．肝組織像の改善効果も認められる．1日1回1錠という簡便な投与法により，高い抗HBV効果を示す．

主に腎から尿中に排泄されるため，腎機能に障害のある患者では，ラミブジンの排泄が遅延し，血中濃度が上昇するおそれがある．

2.3.4.2 アデホビルピボキシル

アデホビルピボキシル：
adefovir pivoxil

アデホビルの経口吸収率を改善するためにピボキシル基を導入したプロドラッグである．アデホビルは細胞内でアデホビル二リン酸にリン酸化され，HBV-DNAポリメラーゼを選択的に阻害することによりHBV-DNAの複製を阻害する．また，基質としてDNAに取り込まれ，DNA鎖を遮断することによりHBV-DNAの複製を阻害する．

核酸アナログ製剤新規投与患者のB型肝炎ウイルスに対して，ラミブジンと同等の抗ウイルス活性を示す．ラミブジンに対する感受性の低下したB型肝炎ウイルスに対しても，抗ウイルス活性を示す．アデホビルの抗ウイルス効果により，B型慢性肝炎とB型肝硬変患者の区別なく，ウイルス量を減少させ，肝機能などを改善する．

高用量の投与により，腎機能障害が発現する可能性がある．腎機能障害患者では，血中濃度が増大するため，クレアチニンクリアランスに応じて，投与間隔の調節が必要である．

2.3.4.3 エンテカビル

エンテカビル：
entecavir

グアノシンヌクレオシド類縁体であるエンテカビルは，細胞内でリン酸化され，活性を有するエンテカビル三リン酸に変化する．三リン酸体は，天然のデオキシグアノシン三リン酸との競合により，HBV-DNAポリメラーゼのプライミング，mRNAからのマイナス鎖DNA合成時の逆転写，およびHBV-DNAのプラス鎖合成の3種すべての機能活性を阻害する．

B型慢性肝疾患患者に対して優れたHBV-DNA量減少作用，肝組織学的改善作用を示す．ラミブジン耐性HBVに対しても抗ウイルス作用を有する．

2.3.4.4 テノホビルジソプロキシル

テノホビルジソプロキシル：
tenofovir disoproxil

体内でジエステルの加水分解によりテノホビルに代謝され，さらに細胞内でテノホビル二リン酸に代謝される．テノホビル二リン酸は天然基質であるデオキシアデノシン5′-三リン酸と競合的に働いてHBV-DNAポリメラーゼを阻害し，DNAに

取り込まれた後は，チェーンターミネーターとしてHBV-DNA複製を阻害する．テノホビル二リン酸は，哺乳類DNAポリメラーゼα，βおよびミトコンドリアのDNAポリメラーゼγに対して弱い阻害作用を示す．

　主に腎排泄されるため，腎機能障害患者では排泄遅延により高い血中濃度が持続するおそれがある．

ラミブジン　　　アデホビルピボキシル

エンテカビル　　　テノホビルジソプロキシル

2.3.4.5　リバビリン

リバビリン：
　rivavirin

C型肝炎ウイルス
　hepatitis C virus
　HCVと略す．

　リバビリンの抗ウイルス作用の作用機序は，明らかでないが，HCV-RNA依存性RNAポリメラーゼによるグアノシン三リン酸のRNAへの取り込みを抑制する作用と，ヘルパーT細胞のバランスを変動させる免疫調節作用により抗HCV作用を示すと考えられている．

　リバビリンの単独治療は効果が認められていないため，単独で使用せず，ペグインターフェロンアルファ-2a（遺伝子組換え）〔PEG-IFNα-2a〕との併用使用においてC型慢性肝炎またはC型代償性肝硬変に対して有効性，安全性が確認されている．

　主に腎臓から排泄される．腎機能が低下している患者では，リバビリンの血中濃度が大幅に上昇し，リバビリンの副作用が発現する可能性がある．また，慢性腎不全のある患者や，クレアチニンクリアランスが50 mL/分以下の腎機能障害のある患者には禁忌である．

2.3.4.6　テラプレビル

テラプレビル：
telaprevir

　C 型肝炎ウイルスの複製に必須の酵素である NS3-4A セリンプロテアーゼに対する選択的阻害剤であり，可逆的で，かつ共有結合性の，強固で遅い結合様式を示す．

　ペグインターフェロンアルファ-2b（遺伝子組換え）およびリバビリンとの併用投与により，中毒性表皮壊死融解症，皮膚粘膜眼症候群，薬剤性過敏症症候群等の全身症状を伴う重篤な皮膚障害が発現するおそれがある．

2.3.4.7　シメプレビル

シメプレビル：
simeprevir

　大環状構造を有し，C 型肝炎ウイルスの複製に必須な NS3/4A セリンプロテアーゼへ非共有結合することにより，特異的にその活性を阻害して抗ウイルス作用を示す．

　ペグインターフェロンアルファ-2a（遺伝子組換え）または 2b（遺伝子組換え）およびリバビリンの 3 剤併用療法により血中ビリルビン値が著しく上昇し，肝機能障害，腎機能障害等を発現し，死亡に至った症例が報告されている．

2.3.4.8　アスナプレビル

アスナプレビル：
asunaprevir

　C 型肝炎ウイルスの複製に必須の酵素である NS3/4A プロテアーゼの活性部位において基質の結合を競合的に阻害し，抗ウイルス作用を示す．本剤は，他の直接作用型抗ウイルス剤である NS5A 複製複合体阻害剤ダクラタスビル塩酸塩との併用により，抗ウイルス活性の相加効果または相乗効果が認められる．

　中等度以上の肝機能障害または非代償性肝疾患のある患者において，本剤の AUC および C_{max} が上昇するため，投与しないこと．

2.3.4.9　ダクラタスビル

ダクラタスビル：
daclatasvir

　C 型肝炎ウイルスの複製に必須のタンパク質である NS5A の機能を阻害する．本剤は，他の直接作用型抗ウイルス剤である NS3/4A プロテアーゼ阻害剤アスナプレビルとの併用により，抗ウイルス活性の相加効果または相乗効果が認められる．

2.3.4.10　バニプレビル

バニプレビル：
vaniprevir

　大環状ペプチド構造をもち，C 型肝炎ウイルス NS3/4A プロテアーゼに可逆的に結合し，機能を阻害する．ヒトセリンプロテアーゼや他のプロテアーゼと比較し

て NS3/4A セリンプロテアーゼに高い選択性をもつ．

重度の肝機能障害のある患者では，バニプレビルの血中濃度が著しく上昇するおそれがあるため，重度の肝機能障害のある患者は禁忌である．

2.3.4.11 ソホスブビル

ソホスブビル：sofosbuvir

肝細胞内代謝により活性代謝物であるウリジン三リン酸型に変換されるヌクレオチドプロドラッグである．ソホスブビルの活性代謝物は，NS5B ポリメラーゼによってヌクレオチドの代わりに RNA に取り込まれ，HCV-RNA 鎖の伸長反応を停止させることで，NS5B ポリメラーゼを阻害する．

重度腎機能障害または透析を必要とする腎不全を伴う患者における本剤投与時の安全性は担保できていない．

リバビリン

テラプレビル

シメプレビル

アスナプレビル

ダクラタスビル　　　　　　　　　バニプレビル

ソホスブビル

2.3.4.12　インターフェロン（IFN）

IFNα, IFNα-2b, IFNβ が B 型および C 型肝炎治療に，PEG-IFNα-2a, PEG-IFNα-2b, C-IFNα が C 型肝炎治療に用いられる．

細胞内で抗ウイルス作用を有する酵素である 2′-5′オリゴアデニル酸合成酵素，プロテインキナーゼを誘導し，HBV-DNA の複製過程に生成された RNA を排除し，ウイルスのタンパク合成を阻止するとともに宿主の免疫反応を増強することにより抗ウイルス作用を示す．

2.3.5　抗ヒト免疫不全ウイルス薬

ヒト免疫不全ウイルス（HIV）感染症に対して，血中ウイルス量を検出限界以下に抑え続けることを目標に，強力な多剤併用療法（ART）を行う．それにより，HIV 感染症の進行を抑え免疫能を保持し，HIV 感染に関連した臨床症状を改善し，QOL の改善および死亡を減らすことを目指す．

抗 HIV 薬として，ヌクレオシド系逆転写酵素阻害剤（NRTI），非ヌクレオシド系逆転写酵素阻害剤（NNRTI），プロテアーゼ阻害剤（PI），インテグラーゼ阻害剤（INSTI）および侵入阻害剤が用いられる．ART では，抗 HIV 薬の中で HIV を抑制する効果が強力な薬剤をキードラッグ，キードラッグを補足しウイルス抑制効果を高める役割をもつ薬剤をバックボーンと呼ぶ．現在は，バックボーンを

ヒト免疫不全ウイルス
　human immunodeficiency virus
　HIV と略す．
多剤併用療法
　anti-retroviral therapy
　ART と略す．
ヌクレオシド系逆転写酵素阻害剤
　nucleoside reverse transcriptase inhibitor
　NRTI と略す．
非ヌクレオシド系逆転写酵素阻害剤
　non-nucleoside reverse transcriptase inhibitor
　NNRTI と略す．
プロテアーゼ阻害剤
　protease inhibitor
　PI と略す．
インテグラーゼ阻害剤
　integrase inhibitor
　INSTI と略す．

NRTI 2剤とし，キードラッグを1剤（薬剤によってはリトナビル併用）とする組合せが一般的である．

2.3.5.1 ヌクレオシド系逆転写酵素阻害剤（NRTI）

ヌクレオシド系逆転写酵素阻害剤として，ジドブジン（ZDV, AZT），ラミブジン（3TC），サニルブジン（d4T），ジダノシン（ddI），アバカビル（ABC），テノホビル（TDF）およびエムトリシタビン（FTC）が国内にて承認されている．

ジドブジン：
zidovudine
ラミブジン：
lamivudine
サニルブジン：
sanilvudine
ジダノシン：
didanosine
アバカビル：
abacavir
テノホビル：
tenofovir
エムトリシタビン：
emtricitabine

ジドブジン　　　　　ラミブジン　　　　　サニルブジン

ジダノシン　　　　　アバカビル

テノホビル　　　　　エムトリシタビン

HIV感染細胞内でリン酸化され，活性型の三リン酸化体となる．三リン酸化体はHIV逆転写酵素を競合的に阻害し，またデオキシチミジン三リン酸の代わりにウイルスDNA中に取り込まれて，DNA鎖伸長を停止することによりウイルスの増殖を阻害する．

ARTにおいて，バックボーンとして2剤が併用されるので，ジドブジン/ラミブジン，アバカビル/ラミブジン，テノホビル/エムトリシタビンの合剤が承認されている．

主に肝臓で代謝され，その代謝物あるいは未変化体が腎臓より排泄されるため，肝機能または腎機能低下している患者では，高い血中濃度が持続する可能性がある．特に，腎機能障害を有する患者には注意が必要である．

宿主のミトコンドリア DNA 合成を担う DNA ポリメラーゼγは，ヌクレオシド系逆転写酵素阻害剤を基質として取り込む傾向をもつので，ミトコンドリアの増殖が障害されることがある．ヌクレオシド系逆転写酵素阻害剤の副作用である貧血や末梢神経障害，乳酸アシドーシスは，ミトコンドリア障害によるものと考えられている．

2.3.5.2　非ヌクレオシド系逆転写酵素阻害剤（NNRTI）

ネビラピン：nevirapine
エファビレンツ：efavirenz
デラビルジン：delavirdine
エトラビリン：etravirine
リルピビリン：rilpivirin

非ヌクレオシド系逆転写酵素阻害剤として，ネビラピン（NVP），エファビレンツ（EFV），デラビルジン（DLV），エトラビリン（ETR），リルピビリン（RPV）が国内にて承認されている．

ネビラピン　　　エファビレンツ　　　デラビルジン

エトラビリン　　　リルピビリン

逆転写酵素と直接結合し，DNA ポリメラーゼの触媒部位を失活させることで RNA 依存性および DNA 依存性の DNA ポリメラーゼ作用を阻害する．ネビラピン，エファビレンツ，デラビルジンの逆転写酵素に結合する部位は同じであることから，これらの1つに対して耐性を獲得した HIV は他の薬剤に対しても交差耐性を示すことが多い．一方，エトラビリンは，逆転写酵素に複数箇所で結合することでその活性を阻害することから，既存の NNRTI と交差耐性が少ない．

NNRTI はいずれも CYP により代謝を受ける．このうち，ネビラピン，エファビレンツ，エトラビリンは CYP3A4 を誘導する．また，エファビレンツとデラビルジンは CYP3A4 を阻害し，エトラビリンは CYP2C9，2C19 を阻害する．

2.3.5.3 プロテアーゼ阻害剤（PI）

　プロテアーゼ阻害剤として，サキナビル（SQV），リトナビル（RTV），インジナビル（IDV），ネルフィナビル（NFV），ロピナビル（LPV），アタザナビル（ATV），ホスアンプレナビル（FPV），ダルナビル（DRV）が国内にて承認されている．

　HIV プロテアーゼは，HIV に感染した細胞においてウイルスの前駆体ポリタンパク質を切断し，ウイルス酵素および構造タンパク質を生じさせる．この過程を経てウイルスは成熟し感染性を示すようになる．プロテアーゼ阻害剤は HIV プロテアーゼに結合して，前駆体ポリタンパク質の切断を阻害することで感染性をもつウイルスの産生を阻害する．

　プロテアーゼ阻害剤は主に CYP を阻害する働きをもち，特に CYP3A4 が対象となる．プロテアーゼ阻害剤の中で最も強く CYP を阻害する働きをもつ薬剤はリトナビルである．このリトナビルの作用を積極的に利用し，併用するプロテアーゼ阻害剤の血中濃度を高め，しかも長く持続させるために，少量のリトナビルを併用する方法が用いられている．リトナビルと併用するプロテアーゼ阻害剤の投与量や服用回数を減らすことが可能である．プロテアーゼ阻害剤を使用した場合，同じ分子種で代謝される併用薬の血中濃度が上昇する可能性があるため注意を要する．また，プロテアーゼ阻害剤は血漿タンパク結合率も高く，P-糖タンパク質の基質にもなることから注意が必要である．

サキナビル：
　saquinavir
リトナビル：
　ritonavir
インジナビル：
　indinavir
ネルフィナビル：
　nelfinavir
ロピナビル：
　lopinavir
アタザナビル：
　atazanavir
ホスアンプレナビル：
　fosamprenavir
ダルナビル：
　darunavir

サキナビル

リトナビル

インジナビル					ネルフィナビル

ロピナビル					アタザナビル

ホスアンプレナビル				ダルナビル

2.3.5.4 インテグラーゼ阻害剤（INSTI）

ラルテグラビル：
　raltegravir
ドルテグラビル：
　dolutegravir

　インテグラーゼ阻害剤として，ラルテグラビルおよびドルテグラビルが国内にて承認されている．

ラルテグラビル					ドルテグラビル

　HIVインテグラーゼは，HIV遺伝子にコードされたウイルス複製に必要な酵素であり，HIV感染初期において，HIVゲノムの宿主細胞ゲノムへの共有結合的挿

入または組込みを触媒する．ラルテグラビルはこの酵素活性を阻害する．組み込まれなかった HIV ゲノムは，感染性ウイルス粒子を新たに産生することができないため，ウイルスの感染拡大が阻止される．

ラルテグラビルは CYP により代謝を受ける可能性は低く，主にグルクロン酸抱合酵素 UGT1A1 により代謝を受けることから，非ヌクレオシド系逆転写酵素阻害剤やプロテアーゼ阻害剤と異なり薬物相互作用の問題は少ない．ドルテグラビルは CYP3A4 および UGT1A1 による代謝を受ける．

2.3.5.5　侵入阻害剤

侵入阻害剤として，マラビロクが国内にて承認されている．

マラビロク： maraviroc

マラビロク

マラビロクは，HIV が細胞に侵入する際に利用する補受容体であるケモカイン受容体（CCR5）阻害剤である．マラビロクは，細胞膜上の CCR5 に選択的に結合し，HIV-1 エンベロープ糖タンパク質 gp120 と CCR5 との相互作用を遮断することにより，CCR5 指向性 HIV-1 の細胞内への侵入を阻害する．

CCR5： C-C chemokine receptor 5

マラビロクは，CYP3A4 および P-糖タンパク質の基質であり，これらの酵素もしくはトランスポーターを阻害する薬剤および誘導する薬剤によりマラビロクの薬物動態が変化する可能性がある．

2.4　抗寄生虫薬

寄生虫は真核単細胞の原虫と真核多細胞の蠕虫に分類される．原虫の種類とその治療薬ならびに蠕虫とその治療薬について，表 2.2, 2.3, 構造式を次ページにまとめた．

メトロニダゾール：
 metronidazole
チニダゾール：
 tinidazole
メフロキン：
 mefloquine

表 2.3

原虫	病態	抗原虫薬	使用上の注意	作用機序
腟トリコモナス	腟炎	メトロニダゾール，チニダゾール	妊娠3か月以内は禁忌 アルコール摂取は避ける	DNA代謝阻害（DNA切断）
赤痢アメーバ	大腸潰瘍	メトロニダゾール	胎児に影響の可能性	DNA代謝阻害
マラリア	高熱	メフロキンなど	胎児に影響の可能性	不明

ピランテル：
 pyrantel
プラジカンテル：
 praziquantel
イベルメクチン：
 ivermectin

表 2.4

蠕虫	病態	抗蠕虫薬	使用上の注意	作用機序
回虫	消化器症状	ピランテル	頭痛，腹痛に注意	神経筋伝達遮断
住血吸虫	肝硬変	プラジカンテル	CYP3A4により代謝	膜の不安定化
条虫	消化器症状	プラジカンテル	CYP3A4により代謝	膜の不安定化
糞線虫	消化器症状	イベルメクチン	過敏症	神経筋細胞過分極

メトロニダゾール

チニダゾール

メフロキン

ピランテル

プラジカンテル

	R
イベルメクチンB_{1a}	H$_3$C—CH(CH$_3$)— (sec-butyl)
イベルメクチンB_{1b}	H$_3$C—CH—CH$_3$ (isopropyl)

2.5 感染症に用いる生物学的製剤

　植物を除く生物に由来するものを原料または材料として製造される医薬品などを生物学的製剤といい，そのうち，保健衛生上特別の注意を要するものとして指定されたものを特に「生物由来製品」と呼ぶ．「生物由来製品」のうち，保健衛生上の危害の発生または拡大を防止するための措置を講ずることが必要なものを「特定生物由来製品」と呼ぶ．本項では，生物学的製剤のうち，感染症に関わるものについて記述する．

2.5.1 生物由来製品

2.5.1.1 ワクチン・トキソイド

　ワクチンとは，病原体を殺したもの，一部の成分を取り出したもの，生きたまま弱毒化したものをワクチンとして与え，長期間免疫を賦与しようとするもの．

- ●弱毒生ワクチン：毒性を弱めた微生物，ウイルスを利用して用いる．体液性免疫および細胞性免疫を賦与することができ，獲得免疫力が強く，その免疫力は長期間持続する．しかし，ワクチンによる感染の可能性がある．麻疹，風疹，おたふくかぜ，水痘，BCG などのワクチンがこれに当たる．
- ●不活化ワクチン：死んだ微生物，ウイルスを利用して用いる．賦与される免疫は体液性免疫のみで，持続期間も短い．しかし，ワクチンによる感染の可能性は低い．百日咳，コレラ，インフルエンザ，日本脳炎，A 型肝炎，B 型肝炎，ポリオなどのワクチンがこれに当たる．

トキソイドとは，細菌やウイルスなどが産生する毒素をホルマリン処理などで毒性をなくし，トキソイドとして与え，毒素に対する免疫を賦与しようとするものをいう．ジフテリアトキソイド，破傷風トキソイドなどがある．

2.5.1.2 抗毒素

抗毒素：動物（ウマ）に毒素あるいはトキソイドを免疫して得られた血清から精製された製剤をいう．アレルギー症状（アナフィラキシーショックなど）に注意を要する．ガス壊疽ウマ抗毒素，破傷風ウマ抗毒素，ボツリヌスウマ抗毒素などがある．

2.5.1.3 組換え医薬品

感染症に関連する組換え医薬品は，組換え沈降 B 型肝炎ワクチンのみである．B 型肝炎ウイルスの表面抗原 HBs 抗原タンパク質を組換え技術により産生したものである．

2.5.2 特定生物由来製品

特定生物由来製品のうち，感染症に関連するものは，以下のものが用いられている．

ヒト血漿分画製剤
- ●ヒト免疫グロブリン：重症感染症などに用いる．健常人が平均的にもっている抗体がバランスよく含まれている．
- ●抗破傷風ヒト免疫グロブリン：破傷風抗毒素を含む免疫グロブリンであり，破傷風の発症予防，発症後の症状軽減に用いる．
- ●抗 HBs ヒト免疫グロブリン：抗 HBs 抗体を含む免疫グロブリンであり，HBs 抗原陽性血液の汚染事故後の B 型肝炎発症予防に用いる．

2.6　章末問題

A. 問　題

次の文の正誤について答えよ．
1. 結核の薬物治療は，症状がなくなればすぐに服用を中止する．
2. 抗菌薬を選択する上で，原因菌の同定は重要である．
3. マクロライド系抗菌薬は肺への移行性が良好である．
4. ニューキノロン系抗菌薬は妊婦にも安心して用いることができる．
5. 1日の投与量が同じであれば，アミノグリコシド系抗菌薬は1日1回投与よりも1日に数回に分けて投与する方が望ましい．
6. アムホテリシンBはエルゴステロールの生合成を阻害する．
7. ミカファンギンは1,3-β-D-glucanの生合成を阻害する．
8. アシクロビルはウイルスDNAポリメラーゼに結合し，DNAの複製を阻害する．
9. ガンシクロビルは白血球減少，好中球減少，血小板減少等の重篤な副作用を有する．
10. ラニナミビルはノイラミニダーゼを阻害する点滴静注製剤である．
11. エンテカビルはC型肝炎治療に用いられる．
12. リトナビルは逆転写酵素阻害作用により抗HIV薬として用いられる．
13. ヘリコバクター・ピロリ菌の二次除菌に用いるメトロニダゾールは，腟トリコモナス炎にも用いられている．
14. 不活化ワクチンは，細胞性免疫を賦与することができる．
15. トキソイドとは，細菌が産生する毒素を無毒化する製剤である．
16. A型肝炎ウイルスに対するワクチンは，組換え技術により産生されている．

B. 解　答
1. 誤（耐性菌発生を防止するため，レジメンを完遂することが重要である）
2. 正
3. 正
4. 誤（妊婦には禁忌である）
5. 誤（アミノグリコシド系は1日1回投与の方が望ましい）
6. 誤（エルゴステロールに結合し膜機能障害）
7. 正
8. 誤（結合はしない）
9. 正
10. 誤（吸入製剤）
11. 誤（B型肝炎）

12. 誤（プロテアーゼ阻害剤）
13. 正
14. 誤（体液性免疫だけである）
15. 誤（毒素に対する免疫を賦与させるもので，毒素を無毒化するのは抗毒素である）
16. 誤（B型肝炎ウイルスに対するワクチンは，組換え技術により産生されている）

第3章

主な感染症の病態

　感染症の化学療法をよりよく理解するためには，病原微生物の特性と感染により引き起こされる病態とその特徴，さらにはその発症頻度などについて整理されていることが重要である．第3章では，臨床的に発症頻度が高くかつ重要な感染症の原因微生物と病態について解説する．

3.1 細菌感染症の病態

3.1.1 呼吸器感染症の原因菌と病態

呼吸器は，鼻から鼻腔，鼻咽腔，咽頭，喉頭までを上気道，喉頭を境として気管

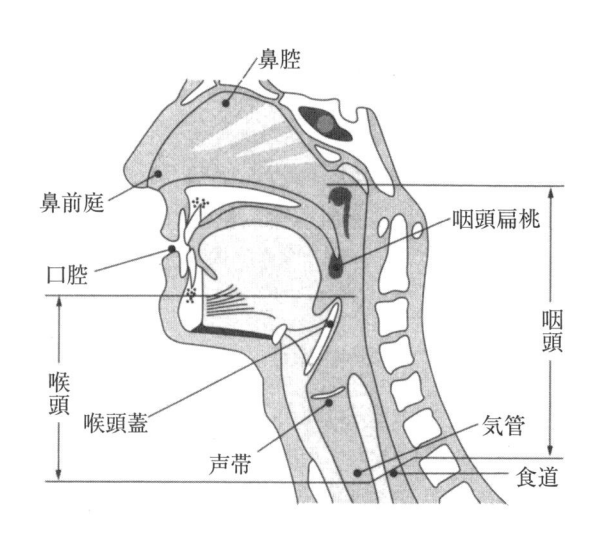

図3.1（a）　上気道
（増澤俊幸，ほか編（2009）薬学領域の病原微生物学・感染症学・化学療法学　第2版, p.257, 廣川書店）

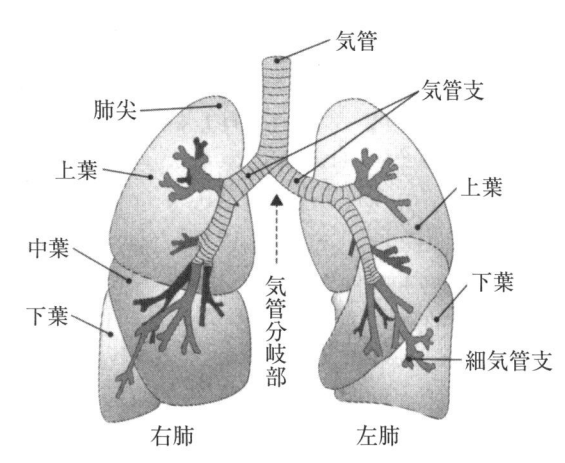

図3.1（b）　下気道
（増澤俊幸，ほか編（2009）薬学領域の病原微生物学・感染症学・化学療法学　第2版, p.257, 廣川書店）

図 3.1（c） 気管支
(増澤俊幸，ほか編（2009）薬学領域の病原微生物学・感染症学・化学療法学　第 2 版, p.257, 廣川書店)

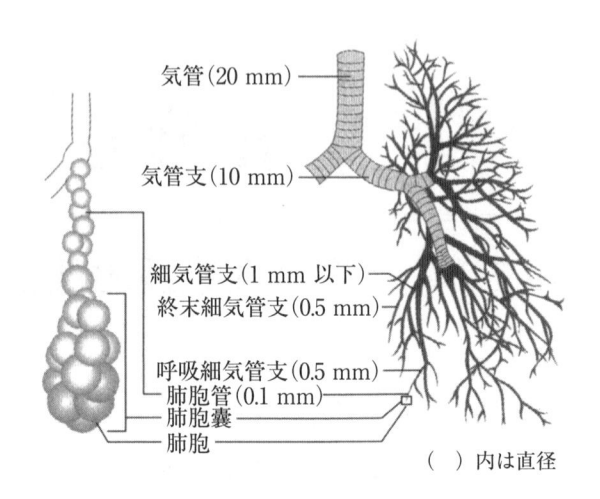

から気管支，細気管支から肺胞までを下気道に分けることができる（図 3.1）．下気道は喉頭蓋によって上気道との間に物理的な境があり，健常時には無菌状態である．

3.1.1.1　上気道感染症

上気道は常に呼吸に伴う外気に晒されるため，病原体の感染が起こりやすい器官である．上気道感染症は**急性上気道炎**（普通感冒，インフルエンザなど）をはじめとして鼻炎，扁桃炎，咽頭炎，喉頭炎に加え，その解剖学的な位置関係から副鼻腔炎および中耳炎が含まれる．上気道炎はウイルス感染症が多く，主にライノウイルス，コロナウィルス，RS ウイルス，アデノウイルス，インフルエンザウイルスが原因微生物であり，上気道炎全体の 80 〜 90％を占めるといわれる（3.3 参照）．他に細菌感染症として，肺炎球菌やインフルエンザ菌，マイコプラズマやクラミジアなども上気道感染症の原因となる．これらの上気道感染症の多くは，感染による粘膜の炎症および損傷により，細菌による二次感染を続発することが多い（表 3.1）．

3.1.1.2　下気道感染症

下気道の中でも呼吸細気管支は，解剖学的に内腔が細く，かつ軟骨を欠くため構造上の脆弱性を有し，それゆえに同部位には**細気管支炎**などの多彩な病変を発現しやすい．急性の気管支炎は，そのほとんどがウイルス性と考えられ，上気道炎に続発ないし上気道からの連続的波及によるものが多い（3.3 参照）．その他，細菌ではインフルエンザ菌，肺炎球菌などが関与する（表 3.2）．

下気道に含まれる**肺実質感染症**として肺炎，肺化膿症，抗酸菌および真菌感染症

マイコプラズマ
mycoplasma：
細菌より小さくウイルスより大きい．細菌の 1 種とも考えられる．細胞壁をもたず，小さいという特徴を有する．肺炎の 10 〜 20％はマイコプラズマが原因といわれている．

表 3.1 上気道感染症とその病態

感染症		病態	病原体
普通感冒		いわゆる"かぜ症候群"であり，上気道におけるカタル性炎症（粘膜の滲出性炎症）の総称である．	ライノウイルス，コロナウイルスなど
咽頭炎扁桃炎	A群β溶血性レンサ球菌	高熱，嚥下痛，咽頭浸出物，軟口蓋出血斑などが認められる．A，B，C群に分類され，さらに溶血性によりα，β，γに分類されるが，A群β型は咽頭炎，リウマチ熱，急性糸球体腎炎，猩紅熱の原因となる．	S. pyogenes
	咽頭結膜熱	"プール熱"とも呼ばれ，小児が夏にプールで感染することが多い．発熱，咽頭炎などを主徴とする．	アデノウイルス3および7型
	伝染性単核球症	初感染時に発熱，全身のリンパ節腫脹，咽頭・扁桃炎を認める．20〜30歳代の感染者の半数を占め，唾液による感染が多い．	Epstein-Barrウイルス（ヒトヘルペスウイルス4型）
クループ		喉頭の急性炎症性疾患であり，乳幼児に多いのが特徴である．発熱，咳嗽，呼吸困難，喉頭病変に特徴的な，「金属音様」とか犬吠（けんばい）といわれる普通とは異なる咳がみられる．	パラインフルエンザウイルス，RSウイルス，インフルエンザウイルス
インフルエンザ		しばしば飛沫感染により流行性発症することがある．潜伏期間は1〜2日と短く，発熱（38℃以上），悪寒，頭痛，筋肉痛，全身倦怠感を認める．一般に，普通感冒よりも全身症状が強い．	インフルエンザウイルスA, BおよびC型
副鼻腔炎中耳炎		上気道炎に引き続き起こるものが多く，前頭部痛，多量の膿汁・鼻汁などを認めた場合，副鼻腔炎の合併を疑う．中耳炎は幼児や小児に多く，感冒時の二次感染により耳管経由で発症する．	肺炎球菌，インフルエンザ菌など

がある．その中でも，急性市中肺炎の起炎病原微生物として最も高頻度かつ重要なものは，**肺炎球菌**および**インフルエンザ桿菌**である．これらの病原微生物の抗菌薬耐性化率の上昇がみられており，特に**多剤耐性肺炎球菌**の増加は深刻な問題である．また非定型肺炎として，マイコプラズマによる肺炎も近年では重症例の報告が増加している．クラミジアによる肺炎は，他の病原微生物と混合感染により増悪因子として働く可能性も疑われている．最近では，肺炎球菌およびレジオネラの尿中抗原検出用の迅速検査が保険適応となり，補助診断に有用とされている．

3.1.2 腸管感染症の原因菌と病態

腸管感染症は，散発性下痢症，食中毒，旅行者下痢症，抗菌薬関連性腸炎，院内感染症，性感染症（腸管感染症）などに分類される（表3.3）．一般的に気温の高い夏季に細菌性食中毒が多発し，冬季はウイルス性食中毒が多い．また，細菌性およびウイルス性感染症は急性症状が多いのに対して，原虫疾患は慢性の経過を辿る場合が多い．腸管感染症に対する易感染性要因としては，高齢，慢性肝・腎疾患，糖尿病，胃疾患，制酸薬服用などがあげられる．一方，下痢を来す非感染性疾患としては，虚血性大腸炎，炎症性腸疾患（潰瘍性大腸炎，クローン病），血管性紫斑病

表 3.2 下気道感染症とその病態

感染症		病態	病原体
急性気管支炎		細気管支領域の炎症性気道閉塞による初期症状は，いわゆる"感冒"類似症状，鼻汁，咽頭痛，発熱，咳嗽，喀痰が数日続く．	成人：アデノウイルスやインフルエンザウイルス 小児：RSウイルス，パラインフルエンザウイルス，ライノウイルス 乳幼児：RSウイルス
肺実質感染症	肺炎	市中肺炎と院内感染で原因菌が異なる．それぞれ，発熱，咳嗽，喀痰，呼吸困難，チアノーゼなどの症状を認める．	市中肺炎：肺炎球菌，インフルエンザ菌，マイコプラズマ
	肺化膿症	肺実質に壊死を伴う膿瘍を形成した状態．嫌気性菌を含む口腔内細菌の吸引により発症する頻度が高い．	バクテロイデス，フゾバクテリウム，クレブシエラ，大腸菌，ブドウ球菌
	肺抗酸菌症	結核菌と非結核性抗酸菌による肺実質感染症であり，結核菌は空気感染し，肺末梢に感染巣を形成する．発熱や全身倦怠感などの非特異症状に加え，咳嗽や喀痰を認める．	肺結核症：結核菌 非結核性抗酸菌症：MAC*
胸膜および胸腔感染症		肺の外部を覆う胸膜（壁側胸膜＝肋膜・肺胸膜）に炎症が起こる疾患．胸水貯留の有無により湿性胸膜炎と乾性胸膜炎に大別される．臨床的には前者が多く，胸腔に膿が貯留した状態を膿胸という．	ブドウ球菌，肺炎球菌，肺炎桿菌

* *Mycobacterium avium intracellulare* complex

があり，これらの疾患と感染症との鑑別も重要である．

3.1.2.1 細菌性食中毒

毒素型食中毒と感染型食中毒に大別される．毒素型食中毒は，細菌が食品中で産生した毒素をヒトが摂取することで発症する．感染型食中毒は，食品中で原因菌が増殖し，経口摂取により腸管内に菌が定着・増殖することにより発症する．一般に，毒素型食中毒は食品中にすでに蓄積された毒素が作用するので，感染型食中毒に比べて潜伏期間は短く，発熱も少ないのが特徴である．

1) 毒素型食中毒
a) 黄色ブドウ球菌

代表的な原因菌として，エンテロトキシンを産生する黄色ブドウ球菌がある．エンテロトキシンは**耐熱性毒素**であり，加熱しても食中毒を起こすことがある．激しい嘔気・嘔吐，疝痛性腹痛，下痢を伴う急激な急性胃腸炎症状を発する．毒素量などの違いにより症状には個人差がみられるが，まれに発熱やショック症状を伴うこともある．重症例では入院を要する．一般には予後は良好で，死亡することはほとんどなく，通常1日か2日間で治る．

b）ボツリヌス菌

　ボツリヌス菌は土壌中や河川，動物の腸管など自然界に広く生息する．偏性嫌気性菌に属し，酸素のないところで増殖し，極めて熱に強い**芽胞を形成**する．毒性の強い**ボツリヌス毒素**の無害化には，80℃で20分以上の加熱を要する．その症状は，吐き気，嘔吐，筋力低下，脱力感，便秘，神経症状を伴い，致死率は20％と高い．過去には缶詰，真空パック食品などで食中毒の報告がある．**乳児ボツリヌス症**は，食品中に含まれる毒素による一般的なボツリヌス食中毒と異なり，ボツリヌス菌芽胞を生後1年未満の乳児が経口的に摂取した結果，腸管内で菌が発芽・増殖して産生した毒素により発症する．

表3.3　腸管感染症の分類と原因となる病原体

発症様式		原因病原体
細菌	毒素型	黄色ブドウ球菌 ボツリヌス菌
	感染型	カンピロバクター サルモネラ属菌 ウエルシュ菌 病原性大腸菌 腸炎ビブリオ その他
ウイルス	感染型	アデノウイルス ノロウイルス ロタウイルス
原虫・寄生虫感染症		赤痢アメーバ クリプトスポリジウム 糞線虫症 日本住血吸虫症 アニサキス症
抗菌薬関連腸炎		ディフィシル菌 MRSA クレブシエラ・ニューモニエ

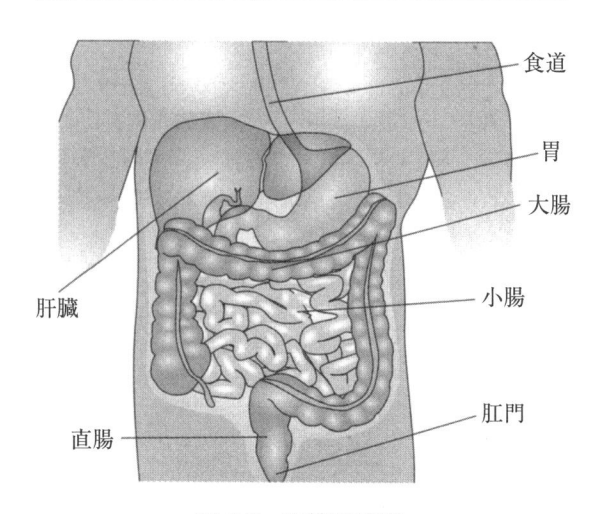

図3.2　腸管系臓器

（増澤俊幸，ほか編（2009）薬学領域の病原微生物学・感染症学・化学療法学　第2版，p.266，廣川書店）

2) 感染型食中毒

a) カンピロバクター菌

カンピロバクター菌は，食中毒事例数においてサルモネラ菌，腸炎ビブリオ菌，黄色ブドウ球菌に次ぐ発生頻度を示す．少量感染（100個/ヒト）が成立すること，潜伏期間が比較的長いこと（2〜5日）に加え，通常の大気条件下では本菌が急速に死滅する生理学的特徴を有するため，食中毒発生時における感染源の特定が極めて困難である．特に鶏肉調理食品の喫食，およびその調理過程の不備が原因であることが強く示唆される事例が多い．また，湧水や簡易水道水を感染源とした水系感染事例なども報告されており，その原因の大部分は不十分な消毒による．代表的な症状は，下痢，腹痛，発熱，悪心，嘔吐，頭痛，悪寒，倦怠感などであり，他の感染型細菌性食中毒と酷似するが，潜伏期間が一般に2〜5日間とやや長いことが特徴である．

b) サルモネラ菌

サルモネラ菌はグラム陰性の通性嫌気性桿菌で，自然界のあらゆるところに生息する．ペット，鳥類，爬虫類，両生類，なかでも，家畜の腸管内に常在菌として保菌されている．カンピロバクター菌と同様に大規模感染につながりやすい．症状は，悪心および嘔吐で始まり，数時間後に腹痛および下痢を起こす．小児では意識障害，痙攣および菌血症，高齢者では急性脱水症および菌血症を起こすなど重症化しやすく，回復も遅れる傾向がある．

c) ウエルシュ菌

わが国におけるウエルシュ菌食中毒発生数はそれほど多いものではないが，1件あたりの平均患者数は他の細菌性食中毒に比べて圧倒的に多く，大規模感染につながりやすい．原因食品には，カレー，スープ等があげられ，大量の食事を取り扱う給食施設や飲食店等を通じて大規模発生を起こすことがある．エンテロトキシン産生性ウエルシュ菌（下痢原性ウエルシュ菌）が大量に増殖した食品を喫食することで，本菌が腸管内で増殖して芽胞を形成する際に産生・放出する**エンテロトキシン**により発症する．潜伏時間は通常6〜18時間，平均10時間で，喫食後24時間以降に発病することはほとんどない．主要症状は腹痛と下痢であり，嘔吐や発熱などの症状はきわめて少なく，症状は一般的に軽く，1〜2日で回復する．

d) 病原性大腸菌

大腸菌は健常なヒトの大腸内で生息し，また環境中にも広く分布している微生物であるが，**腸管出血性大腸菌 O-157** などのように，ある種の大腸菌はヒトに下痢，腹痛などといった病原性を有している．このような，腸炎を起こす大腸菌を病原性大腸菌あるいは下痢原性大腸菌と呼ぶ．病原性大腸菌は，一般的には5種類に分けられる（表3.4）．

表 3.4 病原性大腸菌の分類

病原性大腸菌	特徴と病態
腸管病原性大腸菌 enteropathogenic *Escherichia coli*（EPEC）	2歳以下の子供に感染者が多く，発展途上国では現在でも乳幼児胃腸炎の原因菌として重要である．わが国においても，乳幼児の下痢症から散発的に分離されているだけでなく，時には集団食中毒も起きている．
	腹痛・下痢症状を主徴とする急性胃腸炎症状．
腸管侵入性大腸菌 enteroinvasive *Escherichia coli*（EIEC）	一般に，先進国では比較的まれ．食品または水が媒介するが，ヒトからヒトへの感染もある．わが国におけるEIECの分離の多くは海外渡航者の旅行者下痢からである．
	腸粘膜に侵入・増殖し，赤痢様症状を発症する．
腸管出血性大腸菌 enterohemorrhagic *Escherichia coli*（EHEC）	O-157をはじめとするベロ毒素産生性のEHECで汚染された食物などの経口摂取による腸管感染が主体．
	ベロ毒素を産生するためベロ毒素産生性大腸菌とも呼ばれ，出血性の下痢を伴う大腸炎が特徴．
毒素原性大腸菌 enterotoxigenic *Escherichia coli*（ETEC）	発展途上国における乳幼児下痢症の最も重要な原因菌であり，先進国においてはこれらの国々への旅行者にみられる旅行者下痢症の主要な原因菌である．
	腸管に定着・増殖する際に，エンテロトキシンなどの毒素を産生し，コレラ様の激しい水様性下痢が特徴．
腸管凝集性大腸菌 enteroaggregative *Escherichia coli*（EAEC）	発展途上国の乳幼児下痢症から多く検出される．国内では，東南アジアから帰国した下痢患者からだけでなく，乳幼児下痢症，食中毒などの集団事例がある．
	菌が粘膜上皮細胞に接着した後増殖し，耐熱性エンテロトキシン（EAST1）を産生して下痢を惹起すると考えられている．

e）腸炎ビブリオ

ビブリオ属に属する**好塩性のグラム陰性桿菌**の一種であり，主に海（河口部，沿岸部など）に生息する．原因の多くは，本菌で汚染された魚介類およびその加工品である．本菌は**真水や酸に弱い**が，3％前後の食塩を含む食品中でよく増殖する．室温でも速やかに増殖するため，夏期に常温で放置した魚介類などでは，2～3時間のうちに発病菌数にまで増殖することがある．潜伏期間は12時間前後．主症状としては腹痛，水様性や粘液性の下痢，まれに血便がみられることもある．これらの主症状は一両日中に軽快し，回復する．高齢者では低血圧，心電図異常などがみられることもあり，死に至った例もある．

3.1.2.2 抗菌薬関連腸炎

　抗菌薬の使用に関連して発生する抗菌薬関連腸炎は，正常な腸内細菌叢の攪乱による特定の病原体の異常増殖により起こり，その原因の1つに *Clostridium difficile*（CD）により発症する **CD 関連腸炎**がある．CD は偏性嫌気性のグラム陽性桿菌で，芽胞を形成し，菌体外に種々の毒素を産生する．芽胞は，熱，乾燥，消毒薬に抵抗性であり，環境中に数か月から数年にわたり存在する．通常，汚染された便や環境表面を触ることにより，医療従事者の手を介して伝播（接触感染）される．そこに抗菌薬を使用することにより，腸内細菌叢のバランスがくずれ，CD が過剰繁殖し毒素を放出，腸炎を引き起こすことによって水様性下痢あるいは粘血便を特徴とする下痢を発症する．

3.1.3　肝・胆道系感染症の原因菌と病態

　肝・胆道系感染症は大きく2つに分類され，胆管および胆囊の総称である胆道に感染が生じた状態を**胆道系感染症**という．また，胆管や隣接組織の炎症，脈管などから肝臓に細菌などが感染し，肝臓内に膿瘍を形成した病態を**細菌性肝膿瘍**という．肝・胆道系感染症はしばしば重篤な経過をとり，敗血症や多臓器不全などを併発し予後不良となる場合もある．

　胆道はその上部は肝臓に，また下端末端は十二指腸乳頭部に開口している（図3.3）．十二指腸乳頭部には括約筋があり，胆道内圧は通常，腸管内圧より高いため，胆汁の流れが円滑で無菌的であれば感染症は起こりえない．そのため，胆道感染症は胆汁のうっ滞をきたすような胆道の機能的あるいは器質的な障害が大きな要因となって発症すると考えられる．

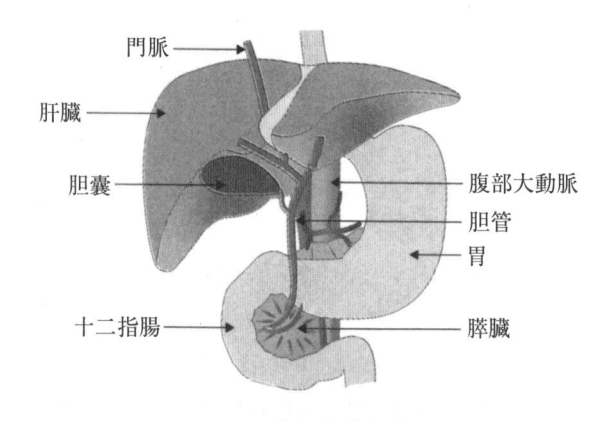

図 3.3　肝・胆道系臓器
(増澤俊幸，ほか編（2009）薬学領域の病原微生物学・感染症学・化学療法学　第2版, p.261, 廣川書店)

3.1.3.1 胆嚢炎，胆管炎

胆道における細菌感染が主な原因である．その発症には，胆石や胆汁の流出障害などが大きく関与し，胆汁の流れが悪く，胆嚢内あるいは胆管内に胆汁のうっ滞を生じた場合に発症しやすい．特に胆嚢・胆管の結石による胆道系の閉塞は，十二指腸からの細菌の上向性感染を来しやすい．起炎菌としては**大腸菌**が最も多く，クレブシエラ，エンテロバクター，肺炎球菌，腸球菌などがあげられる．また，十二指腸からの上向性感染を反映して嫌気性菌であるバクテロイデス，クロストリジウムなどが関与する場合もある．

胆管炎の場合，症状には腹痛，黄疸，および発熱か悪寒（**シャルコーの三徴候**）がある．また，しばしば右季肋部圧痛や肝腫大などを認める．高頻度に敗血症へと進展し，悪寒・戦慄やショックなどの敗血症症状もみられる．また，錯乱および低血圧を呈すると，死に至ることも多い．胆嚢炎は胆嚢の化膿性炎症であり，しばしば胆管炎と合併する．そのなかでも，急性胆嚢炎は胆石症に起因するものが大部分であり，胆穿孔を起こすこともある．予後不良であり，このような胆穿孔は腸チフス発症第2週あるいは回復期にもみられることがあり，チフス性胆炎と呼ばれる．

3.1.3.2 肝膿瘍

細菌性肝膿瘍と**アメーバ性肝膿瘍**に分類される．細菌性肝膿瘍は，胆管や隣接組織の炎症，脈管などから肝臓に細菌などが感染し，肝臓内に膿瘍を形成した病態を指し，経胆道性，経門脈性，経肝動脈性，胆炎や膵臓炎などからの直達性，外傷性などがある．症状は，発熱および腹痛，肝腫大の3症状が認められる．アメーバ性肝膿瘍は，赤痢アメーバが原因となる肝膿瘍であり，腸内感染を起こした赤痢アメーバが大腸壁の潰瘍部分から門脈を経由し，肝臓に膿瘍を形成する．

3.1.4 尿路系感染症の原因菌と病態

　尿路とは，腎臓，尿管，膀胱，尿道までの経路を指し，基本的に無菌である（図3.4）．しかし，結石などによる尿路の閉塞，適切な排尿を妨げる**膀胱の機能障害**（神経疾患の場合など），**導尿カテーテルや器具の挿入**，**前立腺炎**などにより，外尿道口からの病原体の侵入による上向性感染の頻度を増加させる．また，敗血症や感染性心内膜炎などにより血行性感染を起こすことがある．

3.1.4.1　膀胱炎

　一般に，尿道から逆行性に細菌が膀胱へ侵入することにより発症する．女性では，相対的に尿道が短いことに起因する**単純性膀胱炎**が多く，主な起因菌である大腸菌に加え，黄色ブドウ球菌や腸球菌なども関与する．**複雑性膀胱炎**では，単純性膀胱炎で認められる起因菌に加え，緑膿菌や肺炎桿菌，プロテウスなどが起因菌となる頻度が高くなる．頻尿，尿意切迫，灼熱感または疼痛，尿混濁が典型的な症状であり，尿沈渣からは多数の白血球と細菌を認める．腎盂腎炎の合併がある場合には発熱も認められる．

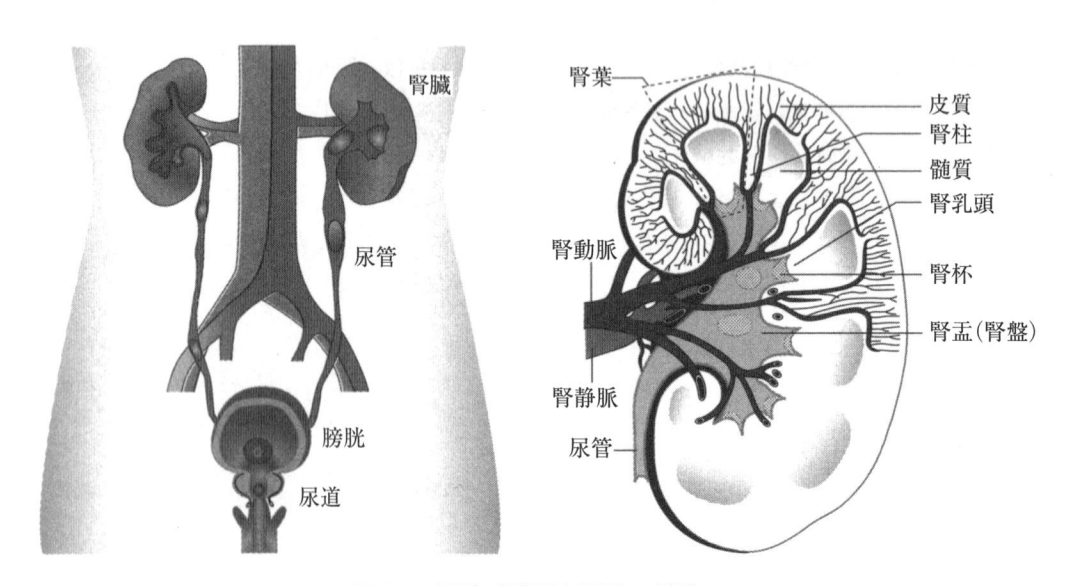

図 3.4　尿路系臓器と腎臓の構造
（増澤俊幸，ほか編（2009）薬学領域の病原微生物学・感染症学・化学療法学　第2版, p.262, 廣川書店）

3.1.4.2 腎盂腎炎

腎盂腎炎は，急性の細菌感染を原因とする**腎実質，腎盂および腎杯の炎症**である．その発症には，尿路の閉塞や適切な排尿を妨げる膀胱の機能障害などによる上行性感染，敗血症などの血行性感染が考えられるが，臨床的には上行性感染の頻度が高い．**グラム陰性桿菌**（主に大腸菌）が大部分を占め，悪寒・戦慄，発熱，腰痛，排尿痛があり，膿尿を伴うことや，病巣側の背部を叩いた時の痛み（**腎叩打痛**）が特徴である．

3.1.4.3 腎結核

主に肺から血行性に腎に病変を形成することから始まったものであり，病巣は両側性で，一般には自然治癒することが多い．しかし，一部の病巣がかなりの期間（数年）を経て増悪進展したものが腎結核である．腎皮質における特徴的な空洞形成に加え，病変は腎髄質，腎乳頭へも波及し，排尿痛，血尿，タンパク尿，膿尿などの症状を伴う．診断は尿中結核菌の証明により確定されるが，静脈性尿路造影，逆行性腎盂造影，腎シンチグラム，CT などの検査法もある．

3.1.5 その他の細菌感染症と病態

3.1.5.1 感染性心内膜炎

細菌をはじめとした病原微生物が原因で起こる心臓内膜の炎症を感染性心内膜炎と呼ぶ．多くの場合，細菌が原因であることから，細菌性心内膜炎と呼ばれることもある．病原体が弁膜などの心内膜に付着し，弁膜で増殖し疣贅（ゆうぜい）と呼ばれる特徴的な疣（いぼ）ができたり，さらに弁膜自体を破壊したり，また感染巣や塞栓源となり菌血症や血栓を生じて他臓器に小膿瘍や塞栓ができたり，免疫反応による炎症を生じたりと多彩な所見を示す．起炎菌は口腔内レンサ球菌によるものが半数を占め，次いで黄色ブドウ球菌，A 群 β 溶血性レンサ球菌などである．

3.1.5.2 髄膜炎

血行性または隣接臓器の感染巣から直接微生物が侵入し，軟膜やクモ膜に感染が起こり，多核白血球，リンパ球，単球が浸出液とともにクモ膜下腔へと広がった状態であり，**細菌性（化膿性）髄膜炎**と**無菌性（ウイルス性）髄膜炎**に大別される．細菌性髄膜炎の起炎菌は，宿主の年齢によりその頻度が大きく異なる（表3.5）．無菌性髄膜炎の起炎菌は，コクサッキーA，Bウイルス，流行性耳下腺炎ウイルス，単純ヘルペスウイルス，風疹ウイルスなどである．

3.1.5.3 敗血症

感染によって惹起された全身性炎症反応症候群 systemic inflammatory response syndrome（SIRS）．すなわち感染の存在に加え，SIRS項目の2項目以上を満たす病態と定義される（図3.5）．従来は，血液中の菌体の存在が強調されてきたが，この定義では必ずしも血液培養陽性を必要としない．敗血症のなかで，臓器障害，臓器灌流低下または低血圧を呈する状態を重症敗血症という．

表 3.5 細菌性髄膜炎の原因菌と患者背景

患者背景	原因菌
新生児	B群レンサ球菌，大腸菌
小児	インフルエンザ菌，肺炎球菌
成人（〜59歳）	肺炎球菌
成人（60歳〜）	肺炎球菌，リステリア，グラム陰性菌
頭蓋骨骨折	インフルエンザ菌，肺炎球菌，A群レンサ球菌
脳外科手術	ブドウ球菌，グラム陰性菌（緑膿菌含む）

SIRS項目
① 体温：>38℃ または <36℃
② 心拍数：>90/分
③ 呼吸数：>20/分または $PaCO_2$：< 32 torr，白血球数：> 12,000，< 4,000/m³ または未熟型顆粒球：>10%

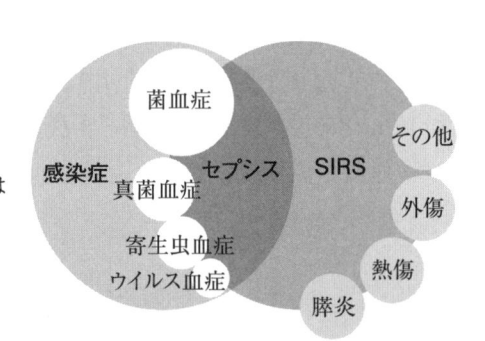

図 3.5 敗血症とSIRS項目

3.2　真菌感染症の病態

　真菌感染症は，真菌がヒトの体内に侵入・定着・増殖することにより原発性感染や日和見感染を引き起こす．その疾患は，いわゆる**真菌感染症**以外に，真菌の菌体あるいは胞子による**アレルギー性疾患**，真菌由来のカビ毒による**真菌中毒症**の3つに大別される．また，主病巣が形成される感染部位に基づいて，皮膚糸状菌（白癬菌）などによる**表在性皮膚真菌症**，カンジダ菌やアスペルギルス菌による感染に代表される**深在性真菌感染症**，熱帯・亜熱帯地域に多発し，わが国ではまれな深部皮膚真菌症の3群に大別される．わが国の患者数は，白癬症をはじめとした表在性真菌症は2,000万人を超えると推定されているが，深在性真菌感染症の発症頻度は低いとされている．しかし，深在性真菌感染症は一般に症状が重篤で適切に治療が行われないと致死的であることが少なくないため，臨床的にはきわめて重要な感染症である．

3.2.1　表在性感染症の原因真菌と病態

3.2.1.1　白癬菌

　水虫，田虫と呼ばれる最もありふれた皮膚疾患を引き起こす糸状菌であり，わが国における罹患率は人口の10％以上と推測されている．接触感染により感染が成立し，表皮角層のケラチンを栄養源として利用し，多彩な症状を呈する．しかし，皮膚の角化組織に限局した病巣を形成するため，比較的軽症に推移することの多い疾患である．

3.2.1.2　カンジダ・アルビカンス

　白癬に次いで発生率の高い真菌感染症であり，皮膚・粘膜感染症を引き起こす．特に，AIDS患者，ステロイド長期服用患者など，免疫能が低下した患者では，高頻度に粘膜感染型の口腔咽頭カンジダ症がみられる．

3.2.1.3　マラセチア・フルフール

　ヒトや動物の皮膚に常在する担子菌系の酵母であり，増殖に脂質を要求するため，皮脂の多い部分に定着しやすい．皮膚マラセチア症は，体幹，特に頸部，前胸部，背部，腋下などに豆粒大の褐色斑または脱色斑が多発するため，俗に「くろなま

表 3.6 主な表在性真菌感染症と起因菌

疾患名	主な病型・臨床型	起因菌種
皮膚糸状菌症（白癬）	足白癬 体部白癬 頭部白癬（ケルスス禿瘡）	*T. rubrum* *T. mentagrophytes* *M. canis* *E. floccsum* その他皮膚糸状菌
皮膚・粘膜カンジダ症	カンジダ性間擦疹 カンジダ性指間びらん 慢性粘膜皮膚カンジダ症 カンジダ性爪囲炎 口腔カンジダ症（口腔咽頭カンジダ症） 腟カンジダ症（外陰部カンジダ症）	*C. albicans* *C. glabrata* *Candida* 属菌種
皮膚マラセチア症	癜風 マラセチア毛包炎 脂漏性皮膚（ふけ症）	*M. furfur*

ず」ともいわれる．季節性があり，夏に発症し冬に軽快するものの，再発を繰り返す例が多いことも特徴である．

3.2.2 深在性感染症の原因真菌と病態

深在性真菌症の名称は皮膚，粘膜などにみられる表在性真菌症に対して用いられる真菌感染症であり，診断，治療ともに困難で，特に日和見感染症として発症した場合は難治性となり，死亡率が高い疾患である．また，深在性真菌感染症は日和見感染による院内感染症として発症することも多く，その制御は医療安全上の側面からも重要な事項である（表3.7）．

3.2.2.1 カンジダ・アルビカンス

皮膚，腸管，泌尿器，生殖器などの常在菌で，免疫能の低下した患者に発症する**内因性の日和見感染症**である．免疫能が低下する要因としては，糖尿病，AIDS，悪性腫瘍，外傷，熱傷などが要因となるもの以外に，留置カテーテル，臓器移植，ステロイド薬，抗悪性腫瘍薬，免疫抑制薬など薬物治療や医療処置によるものもあげられる．消化管，肺，尿路，髄膜，肝臓，脾臓，心内膜，眼などに感染巣を形成する．この菌は我々の常在菌として正常フローラを形成しているため，分離培養で陽性が出たとしても深在性真菌症の原因であることの鑑別が難しい．尿中に検出される菌の量，細胞壁マンナン抗原，細胞質タンパク質抗原の検出法などが利用される．

表 3.7　主な深在性真菌感染症と起因菌

疾患名	主な病型・臨床型	起因菌種
カンジダ症	消化管カンジダ症・肺カンジダ症 カンジダ髄膜炎・尿路カンジダ症 肝・脾カンジダ症・カンジダ心内膜炎 播種性カンジダ症・カンジダ眼内炎	*C. albicans* *C. tropicalis* *C. parapsilosis* *C. glabrata*
アスペルギルス症	侵襲性肺アスペルギルス症 肺アスペルギローマ 慢性壊死性肺アスペルギルス症 アレルギー性気管支肺アスペルギルス症	*A. fumigatus* *A. flavis* *A. niger*
クリプトコッカス症	肺クリプトコッカス症 クリプトコッカス髄膜炎	*C. neoformans*
ムーコル症（接合菌症）	鼻・脳型接合菌症 肺接合菌症	*Mucor* spp.
トリコスポロン症	播種性トリコスポロン症 夏型過敏性肺炎	*T. asahi*
ニューモシスチス症	ニューモシスチス肺炎	*P. jirovecii*

3.2.2.2　アスペルギルス・フミガーツス

　アスペルギルス属の多くは非病原性であり，発酵食品の製造に利用されるものもある．代表的な感染症の原因菌としては *A. fumigatus*, *A. flavis*, *A. niger* である（表3.7）．土壌など自然環境に広く生息し，分生子はサイズが小さいため下気道深くまで吸引され，肺に定着して感染症を引き起こす．病型は，菌球型，肺炎型，アレルギー型の3つに大別される．いずれの症例も，アムホテリシンB，フルコナゾール，ミコナゾールなどの，点滴，吸入，気管支注入が行われ，外科的処置が取られることもある．

1）菌球型（肺アスペルギローマ）

　肺結核，サルコイドーシス，気管支拡張症などに形成された**空洞や囊胞内で菌球を形成**する．多くの場合，病巣は肺内に留まり，血痰，喀血，慢性咳嗽などの呼吸器症状に加え倦怠感などの全身症状を呈するが，無症状の場合もある．一方，重症例では肺組織全体に侵襲像がみられる場合もある．

2）肺炎型（侵襲性肺アスペルギルス症）

　急性アスペルギルス肺炎とも呼ばれ，病巣が肺に限局する場合と，心内膜，脳，消化管，骨などの全身に播種される場合がある．このような全身性真菌症は，免疫低下者など易感染宿主で起こりやすく，急性に進行し重篤化するため早期の治療が必要である．

3) アレルギー型（アレルギー性気管支肺アスペルギルス症）

アスペルギルスに対して**即時型**のほかⅢ型アレルギー反応が関与して起こる疾患で，喘息症状を伴いつつ喘息とは異なり，X線検査では肺野に浸潤影が認められる．

3.2.2.3　クリプトコッカス・ネオフォルマンス

本菌は通常，動物と共生しており，その中でも鳥類（特にハト）の糞を含む土壌に多く生息し，経気道的な吸入により感染する．通常，初感染では肺に感染巣を形成し，肺クリプトコッカス症を引き起こす．その**多くは無症状**であり，自然治癒する場合も多いが，一部の症例では中枢神経に到達し，クリプトコッカス髄膜炎を生ずることがある．特にAIDS発症に伴う免疫低下患者では重篤な髄膜炎を発症する．また，播種性の肺クリプトコッカス症の一部は続発性の皮膚クリプトコッカス症を生ずることがある．

3.2.2.4　リゾプス・オリゼ

接合菌の中でヒトに感染する菌であり，**接合菌症（ムーコル症）**を発症する．一般的には糖尿病や白血病などの易感染宿主で発症することが多く，経気道的感染以外に，鼻粘膜，腸管からの感染も起こる．血管侵襲性が強く，副鼻腔，肺，腸管などで血栓形成や出血性梗塞を起こして急性壊死性病変をつくり，短時間で致死的転帰にいたる．

3.2.2.5　トリコスポロン・アサヒ

深在性，表在性の両方で起因菌となるが，前者の深在性真菌症は播種性トリコスポロン症とも呼ばれ，好中球減少症や血液悪性腫瘍を基礎疾患にもつ易感染性宿主で好発する致死的疾患である．後者の表在性真菌症では，我が国特有の夏型過敏性肺炎の起因菌と考えられており，その症状は起因菌由来の特異抗原によるⅢ型およびⅣ型アレルギー反応によるものと推定されている．

3.2.2.6　ニューモシスチス・イロベチー

ニューモシスチス肺炎の起因菌は，これまでニューモシスチス・カリニという原虫と考えられてきたが，遺伝子解析の結果から真菌に分類された．ニューモシスチス・カリニという名称は最初に発見されたラット由来のものに限り，ヒト寄生性のニューモシスチス・イロベチーと区別することになった．通常は無害であるが，宿主の免疫不全に乗じて発症する典型的な日和見感染症であり，飛沫核感染あるいは

空気感染により上気道を介して肺に定着する．ニューモシスチス肺炎は，発熱，乾性咳嗽，呼吸困難などが典型的な症状である．

3.3　ウイルス感染症の病態

3.3.1　呼吸器感染症の原因ウイルスと病態

3.3.1.1　インフルエンザ

［ウイルス］　インフルエンザウイルスは一本鎖 RNA ウイルスで，A，B，C の 3 型があり，流行的な広がりを見せるのは A 型と B 型である．A 型と B 型ウイルス粒子表面には，生体内での感染・増殖に必要な赤血球凝集素とノイラミニダーゼという糖タンパク質がある．A 型では，赤血球凝集素には 16 種類，ノイラミニダーゼには 9 種類の抗原性の異なる亜型が存在し，これらの様々な組合せをもつウイルスが，ヒト以外にもブタやトリなどその他の宿主に広く分布している．

［病態］　感染を受けてから 24 〜 48 時間ほどの潜伏期間の後に，38℃以上の発熱，頭痛，全身倦怠感，筋肉痛・関節痛などが突然現れ，上気道炎症状がこれに続き，約 1 週間の経過で軽快する．特に，高齢者や，年齢を問わず慢性疾患をもつ患者，糖尿病などの代謝疾患，免疫機能が低下している患者では，呼吸器に二次的な細菌感染症を起こしやすくなり，入院や死亡の危険が増加する．小児では中耳炎の合併，熱性痙攣や気管支喘息を誘発することもある．

［治療］　アマンタジンは A 型インフルエンザの表面にある M2 タンパクに作用してウイルスの細胞内での脱殻を阻止し，抗ウイルス作用を発揮する．M2 タンパクをもたない B 型インフルエンザに対しては無効である．
　ノイラミニダーゼ阻害剤は，ウイルス表面に存在するノイラミニダーゼの作用を阻害し，増殖したインフルエンザウイルスが細胞外へ出て行くことを抑制することにより，効果を発揮する．ノイラミニダーゼは A，B 型に共通に存在することから，A 型，B 型インフルエンザ両方に効果がある．
　抗インフルエンザウイルス薬は，発症後 48 時間以内に服用することにより，合併症のないインフルエンザでの罹病期間を短縮することが確認されている．

3.3.1.2 重症急性呼吸器症候群（SARS）

［ウイルス］　ヒトコロナウイルスは一本鎖RNAウイルスで，軽症のかぜ様症状の約30％の原因となっている．重症急性呼吸器症候群は，新型のSARSコロナウイルスによる全身性の感染症である．感染経路は，飛沫および接触感染が主体である．

［病態］　感染してから2〜10日，平均5日の潜伏期ののち，発熱，悪寒・戦慄，筋肉痛など，突然のインフルエンザ様の症状で発症する．発病第2週には咳嗽，呼吸困難，下痢がみられる．最大70％の患者が，血液や粘液を含まない大量の水様性下痢を発症する．その後，発症者の約80％は軽快するが，なかには急速に急性呼吸窮迫症候群へ進行し死亡する例もある．致死率は全体で10％前後であるが，年齢により0〜50％と差があり，高齢者や基礎疾患がある人では高くなる．

［治療］　初期には，症状の緩和と胸部レントゲン所見の改善を目的として，抗生物質による治療が行われる場合が多いが，有効な治療法はまだ確立されていない．基本的には，酸素投与や人工呼吸器などによる支持療法が中心になる．

3.3.2　消化器系感染症の原因ウイルスと病態

3.3.2.1　ノロウイルス感染症

［ウイルス］　ノロウイルスは，直径25〜35 nmの非常に小さな一本鎖ウイルスである．ノロウイルスは非常に少ないウイルス量でも感染が成立する．また，乾燥した状態でも，4℃では60日間，20℃でも3〜4週間生存が可能である．また，一度感染すると，症状が改善しても1〜4週間にわたって糞便中にウイルスを排出することが，ノロウイルスが広がりやすい原因となる．成人では，二枚貝などを生か加熱不足で食べた場合にみられる．学校・施設や旅行先などで集団食中毒として発生することがあり，二次感染として発生することもある．

［病態］　ウイルスに暴露後，24〜48時間で，嘔吐・腹痛・下痢・発熱などの症状が出る．特に，嘔吐は多く発症し，発熱はあまり高くないことが多い．通常は3日以内に回復することが多い．あらゆる年齢層に感染し発病する可能性があるが，高齢者などでは重症化することもある．また，ノロウイルスに対する免疫の持続は短期間であるため，一度発症しても再度感染する可能性がある．

重症急性呼吸器症候群：
severe acute respiratory syndrome
SARSと略す．

［治療］　治療としてはノロウイルスの増殖を抑える薬剤はなく，整腸剤や痛み止めなどの対症療法のみである．

3.3.2.2　ロタウイルス感染症

［ウイルス］　ロタウイルスは，電子顕微鏡でみると，車輪のような形に見える二本鎖 RNA ウイルスである．ラテン語で，ロタとは，「車輪」を意味している．ロタウイルスは，体外の環境下でも，非常に安定であり，消毒が行われないと，数週間から数か月間，体外で生存が可能である．ロタウイルスで汚染された食物を食べることにより食中毒を起こす可能性があり，10～100 個程度でもウイルスが口から入れば感染する．

［病態］　潜伏期は約 2 日（1～3 日）で，3～8 日間続く白色ないし黄白色の水様の下痢と嘔吐が特徴である．好発年齢は 2 歳以下で，母親からの移行抗体が消失する生後 6 か月以降は，重症化しやすい．感染後の免疫が不完全かあるいは免疫が成立しても持続しない（1 年以内）ので，たびたび再感染を起こす．一般に，年長児や成人では感染しても発症しない（不顕性感染）場合が多い．

［治療］　現在，ロタウイルスに効果のある抗ウイルス剤はない．しかし，ロタウイルスに対するワクチンが日本でも 2011 年に承認され，予防が可能となった．

3.3.3　肝炎の原因ウイルスと病態

3.3.3.1　A 型肝炎

［ウイルス］　A 型肝炎ウイルス（HAV）は，直径 27 nm の球型ウイルスで，一本鎖の線状 RNA をもつ．熱に対する強い抵抗性（50℃，60 分の加熱でも安定）をもつ．酸にも安定であるが，100℃ 5 分間の加熱により不活化される．また，一般のウイルスと同様に塩素あるいはホルマリン処理，紫外線照射により感染性を失う．

　経口感染した HAV は，肝細胞中で増殖する．増殖した HAV は，胆汁や血液中に出てくる．胆汁中の HAV は十二指腸に出てくるが，再び小腸から吸収されるものもあれば，便と一緒に体外に排出されるものもある．

　通常は，HAV に汚染された食物（特に牡蠣を中心とした生の魚介類），水を経口的に摂取することにより感染する．

［病態］　潜伏期は 2～6 週間であり，発熱，倦怠感などに続いて血清トランスア

A 型肝炎ウイルス：
hepatitis A virus
HAV と略す．

ミラーゼ（ALT，AST）が上昇する．食欲不振，嘔吐などの消化器症状を伴うが，典型的な症例では黄疸，肝腫大，濃色尿，灰白色便などを認める．まれに劇症化して死亡する例を除き，1～2か月の経過の後に回復し，予後は良好である．A型肝炎は，急性肝炎として発症・治癒し，慢性化することはなく，肝硬変や肝細胞がんへ進展することはない．

［治療］　A型肝炎特有の治療法はなく，急性期には入院し，安静臥床を原則とする．入院中は血液検査などで重症化，劇症化，肝外症状の有無を観察して，症状に応じた治療法がとられる．

3.3.3.2　B型肝炎

B型肝炎ウイルス：
hepatitis B virus
HBVと略す．

［ウイルス］　B型肝炎ウイルス（HBV）はDNA型のウイルスである．直径約42 nmの球状ウイルスで，エンベロープとコアの二重構造を有している．表面を被うエンベロープタンパクがHBs抗原，その内側のコアタンパクがHBc抗原と呼ばれる．コアの中には，不完全二本鎖のHBV-DNAやHBV関連DNAポリメラーゼが存在している．HBe抗原はコアタンパクの一部で可溶性抗原であるが，HBc抗原とは免疫学的に交叉反応は起こさない．

HBV感染は主に，輸血，不適切な観血的医療行為などによる経皮的感染と，性交渉，分娩時の経粘膜感染によるものであると考えられる．

［病態］　B型急性肝炎は，免疫力が整った青少年期以上の人がHBVに初めて感染し，肝臓で炎症を起こす．感染して約1～3か月の潜伏期間をおいて症状が現れる．初期の症状は風邪に似た症状を呈する．その後，黄疸が現れ，茶褐色の尿や白っぽい便が出ることもある．基本的には完治するが，劇症肝炎と呼ばれる重い状態に進行する場合が1％以下あり，そのうち6～7割の人は致命的になる．

B型慢性肝炎は，HBVの持続感染によって起こる．持続感染者（キャリア）のほとんどは生後早期に感染したケースである．主な感染ルートとしては，母子感染（垂直感染）がある．感染したHBVは肝臓内で増殖するが，基本的にはウイルス自身が肝細胞を傷害することはない．したがって，免疫能が未発達な乳幼児は，肝炎を起こさずに無症候性キャリアとなる．思春期以降になるとウイルスを体内から排除しようとする免疫反応が起こり，肝炎を発症する．多くの場合は肝炎の症状も軽く，肝障害はあまり進行しないが，HBVキャリアの約10～20％が慢性肝炎に移行し，さらに肝硬変，肝臓がんへと進行する．

［治療］　B型肝炎の治療は，抗ウイルス療法，肝庇護療法，免疫療法がある．

B型急性肝炎の場合は，一般に肝庇護療法により，治癒が可能である．

B型慢性肝炎の場合は，HBVを排除することはほぼ不可能で，HBVの増殖を低

下させ，肝炎を沈静化させることが治療の目的となる．HBV に対する有効な抗ウイルス薬は，IFN と核酸アナログ製剤の 2 剤に大きく分けられる．大まかには，IFN は一般に年齢が 35 歳程度までの若年者で，肝炎の程度の軽い（肝硬変になっていない）人，核酸アナログ製剤は 35 歳以上の非若年者，35 歳以下であっても肝炎の進行した人に対して投与を行う．IFN 療法は自然経過で HBe 抗原陽性が HBe 抗体陽性にならずに，慢性肝炎の状態にある比較的若年者が治療の対象になる．

3.3.3.3 C 型肝炎

［ウイルス］ C 型肝炎ウイルス（HCV）は直径 55 〜 65 nm の小型一本鎖 RNA ウイルスであり，コアとエンベロープの二重構造を有している．塩基配列の違いにより，日本では主に 1a，1b，2a，2b などのタイプが存在し，日本人に多いのは 1b で約 70%，2a 型，2b 型がそれぞれ 20%，10% 程度である．1a 型はほとんどみられない．遺伝子型の違いは，肝炎の予後，肝がんの発症率などには影響を及ぼさない．なお，HCV は HBV と違い，成人で感染しても慢性肝炎へと進行する．

C 型肝炎ウイルス：hepatitis C virus HCV と略す．

　感染は通常は血液を介して伝播し，主に非経口薬使用者が注射針を共有する際にみられるが，刺青やボディーピアスでもみられる．性感染および母親から乳児への垂直感染は比較的まれである．ドナー血液のスクリーニング検査が始められて以来，輸血による伝播は極めてまれになった．

［病態］ C 型急性肝炎では，黄疸や褐色尿がみられるような重症例は比較的まれであり，血液中の肝逸脱酵素（ALT，AST）の軽度上昇のみで確認され，本人の自覚症状もない場合が多い．通常ウイルスに暴露後 14 〜 180 日（平均 45 日）で症状が出る．食欲不振や全身倦怠感なども，他の急性肝炎に比べ軽いのが特徴である．約 30% の患者では HCV が自然に排除され，肝炎は治癒する．C 型急性肝炎は致命率の高い劇症肝炎となることは非常にまれである．しかし，約 70% の患者にウイルスの持続感染がみられる．この状態から自然治癒は極めてまれで，大部分の人が慢性肝炎になる．

　C 型慢性肝炎患者は，HCV 抗体陽性を示すが，自覚症状がほとんどないのが特徴であり，放置すると 10 〜 30 年かけて確実に肝硬変や肝臓がんに移行する．現在，肝臓がんの約 8 割で HCV 抗体陽性を示す．

［治療］ C 型急性肝炎の治療は，その慢性化の阻止が目的となる．C 型急性肝炎はインターフェロン（IFN）治療によって 80 〜 90% の確率でウイルスが駆除でき，未治療の場合は逆に約 80% が慢性化する．IFN とリバビリンとの併用療法などが，ワクチンのない C 型肝炎の慢性化阻止の切り札となっている．

　C 型慢性肝炎の治療は，肝臓がんを予防することが目的となる．治療は，肝細胞の線維化を遅らせ進展を抑える肝庇護療法と，ウイルスの排除を目指す根治療法の

2つに分けられる．肝庇護療法は，ALT値を低下させ，肝炎を鎮静化させる目的で行われ，主にウルソデオキシコール酸とグリチルリチン製剤が用いられる．根治療法はウイルスの完全駆除を目指すが，ウイルスの型でその効果に違いがあることが判明しており，日本の患者の約7割は効果の出にくい1型である．IFN適格例ではIFNをベースとした治療を，IFN不適格例ではIFNを用いない直接作用型抗ウイルス薬による治療を原則行う．IFNをベースとした治療の第1選択はシメプレビルあるいはバニプレビル＋Peg-IFN＋リバビリン3剤併用療法であり，IFNを用いない治療はアスナプレビル＋ダクラタスビル2剤併用療法が唯一の選択肢である．

3.3.4　後天性免疫不全症候群と病態

ヒト免疫不全ウイルス：
　human immunodeficiency virus
　HIVと略す．

［ウイルス］　ヒト免疫不全ウイルス（HIV）は，直径110 nmのRNA型エンベロープウイルスで，2コピーのRNAゲノム，逆転写酵素などを含むコアと，それを取り囲む球状エンベロープによって構成される．ウイルス粒子の外側を構成するエンベロープには，外側に突き出している糖タンパク質gp120と脂質二重膜を貫通する糖タンパク質gp41からなるスパイクがある．エンベロープタンパク質は，ヘルパーT細胞やマクロファージ表面膜に存在するCD4分子に対する特異的な結合活性をもち，標的細胞に感染・侵入する過程で重要な役割を果たす．HIVの感染には，CD4の他にCD4と協同してウイルスの侵入を促進するコレセプターが必要である．HIV-1のコレセプターは，ケモカイン受容体のCXCR4とCCR5である．HIVは，CD4およびCXCR4あるいはCCR5を受容体として，それらを発現しているヘルパーT細胞やマクロファージに結合する．結合後，HIV-RNAおよび酵素は宿主細胞に放出される．逆転写酵素がHIV-RNAを複製し，プロウイルスDNAを産生する．プロウイルスDNAは宿主細胞の核に侵入し，宿主DNAに組み込まれるが，その過程でHIVインテグラーゼが関与する．個々の細胞が分裂するたびに，プロウイルスDNAは宿主DNAとともに複製される．プロウイルスDNAはウイルスRNAに転写され，エンベロープ糖タンパク質40および120を含めHIVタンパクに翻訳される．HIVタンパクは，HIVウイルス粒子に組み立てられて細胞表面から出芽される．プロテアーゼは，出芽後にウイルスタンパクを分解し，ウイルス粒子を感染型に変換する．HIV感染による主要な影響は，免疫システムに対する損傷，特に細胞性免疫に関係しているCD4陽性T細胞の損失が含まれる．CD4陽性T細胞の減少は，HIV複製の直接的な細胞毒性，細胞性免疫の細胞毒性，およびリンパ球産生を損なう胸腺損傷から生じる．その結果として，HIVは宿主の細胞性免疫機構を破綻に至らせる．

　HIVの感染経路は，主に経血液，性的接触，母子感染の3種であり，感染予防の基本はこれら3経路を遮断することにある．

［病態］　HIV 感染成立の 2～3 週間後に高いレベルのウイルス血症に至り，インフルエンザあるいは伝染性単核症様の症状が出現する．症状は全く無自覚の程度から，無菌性髄膜炎に至るほどの強いものまで，その程度は様々である．初期症状は数日から 10 週間程度続き，多くの場合自然に軽快する．感染後 6～8 週で血中に抗体が産生されると，ピークに達していたウイルス量は 6～8 か月後にある一定のレベルまで減少し，定常状態となり，数年～10 年間ほどの無症候期に入る．無症候期を過ぎると，発熱，倦怠感，リンパ節腫脹などが出現し，帯状疱疹などを発症しやすくなる．抗 HIV 療法が行われないと，HIV の増殖を抑制できなくなり，CD4 陽性 T 細胞の破壊が進む．CD4 陽性リンパ球数が 200/mm^3 以下になるとニューモシスチス肺炎などの日和見感染症を発症しやすくなる．このような免疫不全症状を，後天性免疫不全症候群（AIDS）と呼ぶ．さらに CD4 陽性リンパ球数が 50/mm^3 を切るとサイトメガロウイルス感染症，非定型抗酸菌症，悪性リンパ腫などを発症する頻度が高くなり，食欲低下，下痢，低栄養状態，衰弱などが著明となる．AIDS を発症して未治療の場合の予後は 2～3 年である．

後天性免疫不全症候群：
　acquired
　immunodeficiency
　syndrome
　AIDS と略す．

［治療］　HIV 感染症の治療薬は多数開発され，逆転写酵素阻害薬，プロテアーゼ阻害薬，インテグラーゼ阻害薬および CCR5 阻害薬がある．これらの薬剤 3 剤以上を組み合わせた多剤併用療法（ART）が標準的治療法である．CD4 陽性リンパ球数が 350/mm^3 以下で治療開始が推奨されている．ART の普及以降，HIV 感染者の生命予後は著しく改善した．それでも，ART で HIV 感染症を根治することはできないため，患者は生涯薬をのみ続けなければならない．ART の目的は，ウイルスの複製をほぼ完全に抑制することである．検出不能なレベルまでの完全な抑制が可能となるのは，患者が 95% 以上決められた時間通りに薬を服用した場合である．患者の服薬継続が非常に重要であるため，副作用のデメリットも含めて説明した上で，患者の積極的な治療参加を促す必要がある．

3.3.5　その他のウイルス感染症と病態

3.3.5.1　アデノウイルス感染症

［ウイルス］　アデノウイルスは DNA ウイルスであり，エンベロープを有しない．51 種類の血清型が知られており，咽頭炎，扁桃炎，肺炎などの呼吸器疾患，結膜炎，流行性角結膜炎などの眼疾患，胃腸炎などの消化器疾患，出血性膀胱炎などの泌尿器疾患から，肝炎，膵炎，脳炎に至るまで，多彩な症状を引き起こす．

［病態］
・咽頭結膜熱（プール熱）

夏季にプールの水を介して感染することが多い．小児に好発し，4～6日の潜伏期の後に発症する．発熱・のどの痛み，結膜炎が主症状．その他に，頭痛，食欲不振，全身倦怠感，咽頭痛，結膜炎，眼痛，流涙，羞明，眼脂を伴う．

・流行性角結膜炎

小児に患者が多いが，幅広い年齢層にもみられる．5～14日の潜伏期の後に発症する．結膜だけでなく角膜の著明な炎症，頭痛，リンパ節炎，鼻水，咽頭炎，下痢，眼痛，異物感，羞明，涙目，眼脂を訴え，他覚的には濾胞性結膜炎がみられる．治癒までに2～4週間かかり，角膜の混濁による視力障害が起きやすい．

［治療］　治療は対症療法を行う．高熱で痛みのある時などは，解熱鎮痛剤の内服や坐薬を使う．眼の痛みや赤みが強い時，眼脂が多い時には，細菌などの2次感染を予防する抗菌薬や，炎症を抑える目的で抗炎症剤の目薬を使う．

3.3.5.2　急性灰白髄炎（ポリオ）

［ウイルス］　ポリオウイルスは，一本鎖RNAウイルスであり，抗原性により3種類に分けられ，1型が最も麻痺をきたしやすく，流行の最も一般的な原因となる．ポリオウイルスは経口的にヒトの体内に入り，咽頭や小腸粘膜で増殖し，リンパ節を介して血流中に入る．その後に脊髄を中心とする中枢神経系へ達し，脊髄前角細胞や脳幹の運動神経ニューロンに感染し，これらを破壊することによって典型的なポリオの症状を生じる．発症後1週間を経過すると，咽頭分泌液にはウイルスはほとんど排泄されなくなるが，糞便には数週間にわたって排泄され，感染源としての問題を生じる．

［病態］　感染者の90～95％は不顕性に終わり，約5％では感冒様症状に終始し（不全型），1～2％では上記の症状に引き続き無菌性髄膜炎を起こす（非麻痺型）．定型的な麻痺型ポリオを発病するのは感染者の0.1～2％である．その場合には6～20日の潜伏期をおき，前駆症状が1～10日続いた後，四肢の非対称性の弛緩性麻痺が出現する．嚥下困難，鼻への逆流，および鼻声が球部侵襲の初期徴候である．脳炎徴候がときに優勢となる．まれに呼吸不全を起こす．

［治療］　特異的な治療法はなく，対症療法が中心となる．小児期のワクチン接種では95％以上が免疫を獲得する．弱毒経口生ポリオワクチンは，240万回投与あたり1症例に麻痺型ポリオを引き起こすことから2012年より不活化ワクチンが導入されている．

3.3.5.3 日本脳炎

[ウイルス]　日本脳炎ウイルスは，一本鎖 RNA ウイルスであり，日本では水田で発生するコガタアカイエカが媒介する．ヒトからヒトへの感染はなく，ブタの体内でいったん増えて血液中に出てきたウイルスを，蚊が吸血し，その上でヒトを刺した時に感染する．ヒトで血中に検出されるウイルスは一過性であり，量的にも極めて少なく，感染しても日本脳炎を発病するのは 100 ～ 1,000 人に 1 人程度であり，大多数は無症状に終わる．

[病態]　日本脳炎の潜伏期は 6 ～ 16 日間とされる．典型的な症例では，数日間の高い発熱，頭痛，悪心，嘔吐，眩暈などで発病する．これらに引き続き急激に，髄膜刺激症状（項部硬直）や脳炎症状（意識障害，痙攣）がみられる．痙攣は小児では多いが，成人では 10% 以下である．発病した場合の致命率は高く，約 25% が死亡する．特に，幼少児や老人では死亡の危険は大きい．精神神経学的後遺症は生存者の 30 ～ 50% に残り，小児では特に重度の障害を残すことが多い．パーキンソン病様症状や痙攣，麻痺，精神発達遅滞，精神障害などである．

[治療]　特異的な治療法はなく，対症療法が中心となる．日本脳炎は症状が現れた時点ですでにウイルスが脳内に達し，脳細胞を破壊しているため，予防が最も大切な疾患である．予防の中心は蚊の対策と予防接種である．日本脳炎の不活化ワクチンが予防に有効なことはすでに証明されている．

3.3.5.4 麻　疹

[ウイルス]　麻疹ウイルスは，直径 100 ～ 250 nm のエンベロープを有する一本鎖 RNA ウイルスである．感染後は全身のリンパ組織を中心に増殖する．感染力が極めて強く，空気感染，飛沫感染，接触感染，いずれの方法によっても感染し，生後 6 か月以降の小児に好発する．落屑が始まると麻疹は感染力を失う．伝染力は発疹発現の数日前から数日後まで持続する．終生免疫は感染により得られる．

[病態]　感染後に潜伏期 10 ～ 12 日を経て発症する．38℃ 前後の発熱が 2 ～ 4 日間続き，上気道炎症状と結膜炎症状が現れ，次第に増強する．病気の経過中，最も感染力が強い時期とされる．発疹出現の 1 ～ 2 日前頃に頬粘膜の白歯対面に，白色小斑点（コプリック斑）が出現する．コプリック斑により麻疹と診断されるが，発疹出現後 2 日目の終わりまでに急速に消失する．カタル期での発熱が 1℃ 程度下降した後，半日の間に再び発熱（多くは 39.5℃ 以上）し（2 峰性発熱），特有の発疹が耳後部，頸部，前額部より出現し，2 日後には四肢末端にまで及ぶ．発疹が全身に

広がるまで，発熱が3～4日間続く．発疹出現後3～4日間続いた発熱も回復期に入ると解熱し，全身状態，活力が改善してくる．発疹は退色し，色素沈着がしばらく残る．合併症のないかぎり7～10日後には回復する．

［治療］　特異的治療法はなく，対症療法が中心となるが，中耳炎，肺炎など細菌性の合併症を起こした場合には抗菌薬の投与が必要となる．ワクチンによる予防が最も重要であり，弱毒化ウイルス生ワクチンが小児に定期投与される．ワクチンによる免疫獲得率は95%以上と報告されており，有効性は明らかである．

3.3.5.5　風　疹

［ウイルス］　風疹ウイルスは直径60～70 nmの一本鎖RNAウイルスで，エンベロープを有する．上気道粘膜より排泄されるウイルスが飛沫を介して伝播されるが，その伝染力は麻疹，水痘よりは弱い．自然感染後には終生免疫が得られる．

［病態］　感染後，14～21日の潜伏期ののち，発熱とともに顔面，体幹を中心に淡い発疹が現れる．通常3日程度で消失し，麻疹のように発疹のあとが長く残らず，一般に「三日はしか」とも呼ばれる．麻疹のように高熱が続くことは少なく，微熱程度で終わることも多い．また後頭部を中心とした頸部リンパ節の腫れも特徴である．まれに血小板減少性紫斑病，急性脳炎といった合併症を併発することがある．妊娠初期の女性が風疹にかかると，出生児が先天性風疹症候群（CRS）になり，白内障，先天性の心臓病，難聴の2つ以上をもって生まれてくることが多い．

CRS：
　congenital rubella syndrome

［治療］　特異的な治療法はなく，対症的に治療する．予防として弱毒生ワクチンが実用化され，広く使われているが，日本ではMR（麻疹・風疹混合）ワクチンが広く使用されている．

3.3.5.6　流行性耳下腺炎

［ウイルス］　ムンプスウイルスは，表面にエンベロープをかぶった一本鎖RNAウイルスである．大きさは100～600 nmで，主に6つの構造タンパク質をもつ．エンベロープには2つの糖タンパク質を有し，この2つのタンパク質に対する抗体が感染から宿主を防御する．飛沫または直接接触により感染し，感染力はかなり強い．

［病態］　2～3週間の潜伏期（平均18日前後）を経て，唾液腺の腫脹・圧痛，嚥下痛，発熱を主症状として発症し，通常1～2週間で軽快する．唾液腺腫脹は両側，あるいは片側の耳下腺にみられ，顎下腺，舌下腺にも起こることがあり，通常48

時間以内にピークを認める．症状が現れない不顕性感染も 30 〜 35％ みられる．合併症としての無菌性髄膜炎は症状の明らかな例の約 10％ に出現する．思春期以降では，男性で約 20 〜 30％ に精巣炎，女性では約 7％ に卵巣炎を合併するとされている．その他，まれではあるが難聴，膵炎を合併することがある．

［治療］ 基本的に対症療法であり，髄膜炎合併例に対しては安静に努め，脱水などがみられる症例では輸液の適応となる．集団生活に入る前にワクチンで予防しておくことが，現在とりうる最も有効な感染予防法である．

3.3.5.7 ヘルペスウイルス感染症

1) 単純ヘルペスウイルス感染症

［ウイルス］ 単純ヘルペスウイルス（HSV）は，外径 120 〜 130 nm の球状ウイルスでエンベロープ，テグメント，カプシド，コアの基本構造をもち，二本鎖線状 DNA を有する．HSV-1 および HSV-2 は，口腔感染または性器感染を引き起こしうる．ほとんどの場合，HSV-1 は歯肉口内炎，口唇ヘルペス，およびヘルペス角膜炎を引き起こす．HSV-2 は通常，性器病変を引き起こす．HSV の伝播は，活発にウイルスを排出している個人との密接な接触で生じる．感染症として，皮膚粘膜感染症が最も多い．眼感染症（ヘルペス角膜炎），中枢神経系感染症，および新生児ヘルペスはまれだが，より重篤な症状となる．

単純ヘルペスウイルス：
　herpes simplex virus
　HSV と略す．

［病態］ 皮膚粘膜感染症の病変は皮膚または粘膜上のどこにでも現れうるが，口の周囲および内部，または唇，結膜および角膜，ならびに性器が最も多い．一般的に，小水疱の集合体が紅斑性の基底上に現れる．鼻，耳，眼，指または性器の病変は特に痛みが激しいことがある．小水疱は数日間持続し，それから乾燥し，薄く黄色い痂皮を形成する．口唇ヘルペスは口唇の赤唇縁の境界部に潰瘍が生じ，風邪のあとなど免疫力が落ちた時にできやすく，俗に「熱の華」と呼ばれる．性器ヘルペスは，先進国において最も一般的である潰瘍性の性感染症である．通常は HSV-2 により引き起こされる．初期病変は接触後 4 〜 7 日で現れる．小水疱はびらん状になり潰瘍を形成し融合することがあり，強い痛みを伴う．

　角膜ヘルペスの初期症状は，異物感，流涙，羞明，結膜充血である．小水疱性眼瞼炎（眼瞼上の水疱）の経過は，症状が悪化して視力が低下し，水疱が破れて潰瘍を生じ，次いで約 1 週間以内に瘢痕化を伴うことなくきれいになるが，治癒が遷延し，しばしば数週間かかることもある．再発を繰り返すと，角膜知覚低下，潰瘍，永久的な瘢痕化を起こすことがある．

［治療］ 抗ウイルス薬のアシクロビルまたはバラシクロビルの内服治療が中心となる．再発病変では，症状は軽い場合もあるが，早期に治す意味からも抗ウイルス

薬の外用などが行われる．角膜ヘルペスには，アシクロビルの眼軟膏を用いる．

2）水痘・帯状疱疹

[ウイルス] 水痘帯状疱疹ウイルス（VZV）はDNAウイルスであり，他のヘルペスウイルスと同様に初感染の後，知覚神経節に潜伏感染する．ウイルスは通常気道粘膜から侵入し，鼻咽頭の侵入部位と所属リンパ節にて増殖した後，感染後4～6日で一次ウイルス血症を起こす．これによりウイルスは他の器官，肝，脾などに散布され，そこで増殖した後二次ウイルス血症を起こし，皮膚に水疱を形成する．初めて感染した時には水痘になり，発熱と全身性の発疹が出る．一度かかった人の体のなかには，ウイルスが持続潜伏感染し，何かのきっかけでウイルスが活動すると帯状疱疹になり，顔，胸，腹，上・下肢などの片側に帯状の水疱が現れる．唾液あるいは水疱の内容液から飛沫もしくは接触感染する．帯状疱疹も，家族や同室など濃厚な接触があれば感染する．

> 水痘帯状疱疹ウイルス：
> varicella zoster virus
> VZV と略す．

[病態] 水痘は，突然38～39℃の発熱があり，半日～1日くらい遅れて発疹が現れる．発疹はかゆみを伴う丘疹で，紅斑で始まり，2～3日のうちに水疱，膿疱，痂皮の順に急速に進行する．発疹は体幹に多く，各段階の発疹が混在する．成人の水痘は重症になりやすく，肺炎を合併する場合がある．

帯状疱疹は，片側性に神経痛様疼痛とともに水痘の2分の1～4分の1程度の大きさの小水疱を伴う丘疹が，背，胸，腹，四肢，あるいは顔などの片側に帯状に集まって生じる．白血病などの治療中や免疫不全があると水疱が大きく重症になり，水痘と同様，全身性に出現することもある．

[治療] 水痘に対し，免疫力の低下した患者には抗ウイルス薬（アシクロビル・バラシクロビル）が有効で，発疹数の軽減，発熱期間の短縮が認められる．フェノール亜鉛華軟膏の塗布が水疱の乾燥を早める．

帯状疱疹に対しては，バラシクロビルあるいはアシクロビル内服，ビダラビン軟膏の塗布，疼痛の強い場合は神経ブロックも行う．

3）サイトメガロウイルス感染症

[ウイルス] サイトメガロウイルス（CMV）は，直径約180 nmで二本鎖DNAをもつ．CMVの増殖サイクルは単純ヘルペスウイルスに比して非常に遅い．また，CMVは単純ヘルペスウイルスや水痘帯状疱疹ウイルスと異なり，ウイルス特異的酵素であるチミジンキナーゼをもたないことも，治療を考える上で重要な性質である．通常，幼小児期に不顕性感染の形で感染し，生涯その宿主に潜伏感染し，免疫抑制状態下で再活性化し，種々の病態を引き起こす．CMV感染は直接的，間接的なヒトとヒトの接触によって起こる．

> サイトメガロウイルス：
> cytomegalovirus
> CMV と略す．

[病態] 小児や成人が初めて CMV に感染した場合では，発熱，肝臓やリンパ節の腫れというような軽い症状がほとんどである．妊娠中に CMV に初めて感染した場合は，先天感染と呼ばれ，胎児に重い後遺症を残す場合がある．多くは無症状であるが，重症の場合には肝臓の腫れ，黄疸，出血などの症状に加え，小頭症や水頭症といった神経の異常も加わり，胎児や新生児が死亡することもある．

何らかの原因で免疫力が低下し易感染状態になると，潜伏感染していた CMV が再活性化して，ほとんどの人に症状が現れる．発熱，白血球減少，血小板減少，肝炎，関節炎，大腸炎，網膜炎，間質性肺炎などの症状が現れる．

[治療] 治療には CMV 高力価 γ グロブリン，ガンシクロビル，バルガンシクロビルが通常用いられ，治療に耐性を示す場合にはホスカルネットが用いられる．CMV はチミジンキナーゼをもたないウイルスのため，アシクロビルは有効ではない．抗ウイルス剤使用開始基準に関しては，それぞれの病態でかなり異なる．

3.4 寄生虫感染症の病態

寄生虫は宿主生物の体内および体表に寄生し，宿主から栄養を得ている動物の総称である．単細胞生物の原虫と多細胞生物の蠕虫が主な寄生虫である．

3.4.1 原虫

原虫は，真核単細胞の動物であり，消化管や血液，泌尿器や生殖器に寄生する．

3.4.1.1 赤痢アメーバ

シストと呼ばれる嚢子（虫でいえば卵に相当する）を経口摂取することにより，感染し，アメーバ赤痢を引き起こす．日本では五類感染症に指定されている．大腸の粘膜層に侵入して潰瘍を引き起こし，断続的な下痢，イチゴゼリー状の粘血便などの症状を呈する腸管感染症である．また，大腸組織から他臓器に転移して，肝膿瘍を生じることもある．

第 1 選択薬はメトロニダゾールであるが，テトラサイクリンを用いることもある．

3.4.1.2 トリコモナス原虫

主に腟に寄生し，腟トリコモナス症を引き起こす．性交時に感染することが多く，外陰部の痛痒感が主な症状である．尿道や膀胱に感染し，尿道炎，膀胱炎を引き起

こすこともある．メトロニダゾールの内服薬や腟錠などで治療する．

3.4.1.3 マラリア原虫

マラリアは，熱帯・亜熱帯地域に分布し，ハマダラカによって媒介される感染症である．日本ではすでに駆逐されているが，四類感染症に指定されている．発症すると40℃近くの激しい高熱が50〜70時間ごとに繰り返し起こる．

メフロキン，キニーネ，クロロキンなどの抗マラリア薬により治療する．

3.4.2 蠕虫

体が細長く，蠕動運動により移動する．ヒトに感染するものとしては，回虫，住血吸虫，条虫などがある．

3.4.2.1 回虫

回虫の卵が汚染された食物などを経口摂取することにより感染する．回虫の小腸で幼虫となり，小腸壁を破って血流を経て肺に到達する．その後，気管支から再び経口摂取されて腸に達して成虫となる．小腸の中で産卵し，糞便中から体外へ排泄される．回虫が分泌する毒素により腹痛，頭痛，めまいといった症状を呈する．腸閉塞を引き起こすこともある．

抗蠕虫薬ピランテルなどを用いて治療する．

3.4.2.2 住血吸虫

糞便中により排泄された卵が水中で孵化し，巻貝中で成長する．宿主の貝から放出された幼生が皮膚から侵入し，血流に入って感染する．門脈付近に寄生し，成虫となる．発熱，腹痛，下痢といった症状が現れる．重篤な場合は肝硬変となり，死に至る場合もある．

プラジカンテルにより治療するが，国外では耐性虫の報告もある．

3.4.2.3 条虫

サナダムシとも呼ばれ，腸に寄生する．牛肉や豚肉の生食等で経口摂取され，成虫が小腸に寄生する．下痢，軟便などが主な症状であるが，自覚症状はあまりない．プラジカンテルにより治療する．

3.5 章末問題

A. 問　題

次の文の正誤について答えよ．

1. A群β溶血性レンサ球菌感染症は，咽頭炎や急性糸球体腎炎の原因となる．
2. 結核菌は飛沫感染し，肺末梢に感染巣を形成する．
3. 乳児ボツリヌス症は，腸管内でボツリヌス菌が発芽・増殖して産生した毒素により発症する．
4. 腸管原生大腸菌はベロ毒素産生大腸菌である．
5. ウイルス性肝炎は，肝内におけるウイルスの増殖と免疫学的排除機構により引き起こされる．
6. 膀胱炎の典型的な症状の1つに尿混濁があげられる．
7. 流行性耳下腺炎ウイルスは細菌性髄膜炎の起因菌となることがある．
8. 腎盂腎炎の上行性感染の頻度は低い．
9. カンジダ・アルビカンスによる深在性感染症は，免疫能の低下した患者に発症する内因性の日和見感染症である．
10. アレルギー性気管支肺アスペルギルス症は，II型アレルギー反応が関与する．
11. インフルエンザウイルスの増殖にインテグラーゼは重要な役割を果たす．
12. B型肝炎は，慢性化し肝硬変や肝細胞がんへ進展することはない．
13. C型慢性肝炎患者は，HCV抗体陽性を示すが，自覚症状がほとんどない．
14. HIVに感染した病態をAIDSと呼ぶ．
15. サイトメガロウイルスはチミジンキナーゼをもたない．

B. 解　答

1. 正
2. 誤（結核菌は飛沫核感染（空気感染）する）
3. 正
4. 誤（ベロ毒素産生大腸菌は腸管出血性大腸菌である）
5. 正
6. 正
7. 誤（ウイルスによる髄膜炎は無菌性（ウイルス性）髄膜炎に分類される）
8. 誤（臨床的には上行性感染の頻度が高い）
9. 正
10. 誤（I型あるいはIII型アレルギー反応が関与する）
11. 誤（インフルエンザウイルスの増殖にはノイラミニダーゼが重要な役割を果たす）
12. 誤（A型肝炎は，慢性化し肝硬変や肝細胞がんへ進展することはない）
13. 正

14. 誤（HIVに感染後，CD4リンパ球数が200/mm^{3}以下になり日和見感染症を発症しやすくなるような免疫不全症状をAIDSと呼ぶ）
15. 正

第4章

悪性腫瘍概論

4.1 悪性腫瘍とは

4.1.1 悪性腫瘍の性質

　生体内の細胞から発生した異常細胞が，生体の統御を振り切って過剰に増殖してできたものを腫瘍または新生物という．一般に，腫瘍は腫瘍細胞からなる実質と結合組織や血管などからなる間質から構成されている．間質は腫瘍の構造維持，栄養や酸素の供給を行うことにより，腫瘍細胞の増殖にとって不可欠の役割を果たしていると考えられている．

　腫瘍は，宿主に対する影響や予後により**良性腫瘍**と**悪性腫瘍**に分類される．良性腫瘍は，ある局所でゆるやかに周囲組織を圧排するように増殖（膨張性増殖）し，生命の危険はほとんどない．一方，悪性腫瘍は一般に発育が早く，周囲組織に浸み込むように増殖（浸潤性増殖）し，また遠隔臓器に転移してその機能を障害することにより宿主を死に至らしめる．腫瘍細胞を比較すると，良性腫瘍では細胞の大きさなど，多少量的な違いや，形状の違いはあるが，原則的には正常な組織を構成する，固有の形態と機能をもった"分化した"細胞に相似している．悪性腫瘍では，正常細胞との隔たりが大きく（これを異型性が強いという），本来の組織構成細胞の特徴がほとんど見られない，**分化度**の低い幼若な細胞群の形態を示すものが多い．とくに核が大きく大小不同が著しい．悪性腫瘍のうち，上皮性組織から発生するものをがん腫，非上皮性組織から発生するものを肉腫という．一般に悪性腫瘍は，がん腫と肉腫を併せて**がん**と総称する．

がん：tumor/cancer

4.1.2 悪性腫瘍の発生

　悪性腫瘍の実質を構成する腫瘍細胞（がん細胞）は，特定の遺伝子に異常をきたした，分裂能をもつ1つの正常細胞から発生すると考えられている．正常細胞の増殖・分化は，新しい細胞を必要とするときだけ起こるように制御されている．しかし特定の遺伝子に異常をきたした細胞は，正常な細胞の増殖・分化・細胞死（アポトーシス）の制御機構から逸脱して不死化するとともに自律的な増殖を続ける．

　細胞のがん化に関与する遺伝子は，**がん遺伝子**と**がん抑制遺伝子**に大別される．がん遺伝子は，元来，細胞増殖の制御など正常な細胞機能に不可欠な遺伝子だが（この正常遺伝子を，正式にはがん原遺伝子とよぶ），何らかの原因で父母由来の染色体に存在する2つの対立遺伝子（アレル）の片方に点突然変異，遺伝子増幅，遺伝子再編成などが起こると活性化されて，細胞のがん化を促進する．一方，がん抑制遺伝子は，細胞増殖の抑制，細胞周期の調節，DNA損傷の修復，アポトーシスの誘導，転写制御などの機能をもち，2つの対立遺伝子がともに不活化されたときに，細胞のがん化を抑制する機能が完全に失われる．がん抑制遺伝子の不活化機構としては，染色体欠損や遺伝子欠失，ミスセンス変異，フレームシフト変異などに加えて遺伝子発現制御領域におけるDNAメチル化などのエピジェネティックな変化（DNAの塩基配列に変化を起こすことなく，遺伝子発現が変化すること）などが知られている．

　主に病理学的研究によって多くのがんは正常組織からいきなり発生するのではなく，多段階を経て生じることが示されてきた．例えば，大腸がんでは，一部の正常粘膜から生じる腺腫とよばれる隆起性病変（良性腫瘍）が，異型腺腫を経て大腸がん，さらには周囲組織に浸潤し，遠隔臓器へ転移する進行大腸がんへと進展する．この多段階変化の各段階に，がん化関連遺伝子の異常が対応することが明らかにされた．まず，がん抑制遺伝子 *APC* の不活化により早期低異型腺腫が発生し，そこにがん遺伝子 *K-ras* の点突然変異による活性化が加わると高異型度腺腫へと進展し，さらにがん抑制遺伝子 *p53* の不活化などが加わって大腸がんが発生する．現在では，がんの発生にはがん化関連遺伝子における塩基置換や，欠失などの突然変異の蓄積に加えて，DNAメチル化異常などのエピジェネティックな異常の蓄積が寄与すると考えられている．

4.1.3 わが国における人口動態統計

　厚生労働省の「人口動態統計」によると，2009年度の日本人のがんによる死亡者は，344,105人で全死亡者の30%を占め，死因の第1位となっている．1980年までは，脳梗塞や脳出血などの脳血管疾患が死因の第1位であったが，1981年からは，がんが死因のトップになっている．臓器別がん死亡率（人口10万対）では，

がん遺伝子：oncogene

がん抑制遺伝子：tumor suppressor gene

がん原遺伝子：proto-oncogene

男女ともに胃がんが減少し，代わりに男性では肺がん，大腸がん，前立腺がんが，女性では大腸がん，乳がん，肺がんなどが増加しており，男性では肺がん，女性では大腸がんが第1位である．

4.2 悪性腫瘍の治療

4.2.1 治療法

　がんの治療では基本的に，原発巣に対する**局所療法**と，全身レベルの微小な転移巣に対する治療が必要である．**全身療法**では原発巣と転移巣を対象とする．従来，**手術療法**，**放射線療法**，**化学療法**が「がんの三大療法」として行われている．がんが局所にとどまる場合は，局所療法のみで根治が期待でき，基本的には手術療法または放射線療法が適応となる．一方，がん細胞がかたまりを作って増殖する固形がんで遠隔転移が明らかになった場合や，がん細胞が局所にとどまらない白血病などの造血器悪性腫瘍では全身療法の対象となり，化学療法が主な治療手段になる．三大療法は，組み合わせることでさらに効果的な治療となることがある．このようにいくつかの療法を組み合わせる治療法を**集学的治療**という．他には，サイトカインや免疫賦活剤などを体内に取り入れて免疫細胞を活性化する「能動免疫療法」や，免疫細胞を体外で培養・活性化し，再び体に戻す「受動免疫療法（養子免疫療法）」等の**免疫療法**や**温熱療法**などがある．ここでは三大療法について解説する．

1) 手術療法

　手術療法は，がん病巣を切除する治療法で，原則としてがんの主病巣と所属リンパ節を切除する．したがって，がんの治療法の中では最も確実性が高い治療法である．悪性腫瘍の手術は，その目的から**根治手術**と**姑息手術**に大別される．根治手術とは，がん細胞を全部とりきれたと判断できる手術で，完治する可能性が高く，手術療法の理想とするところである．一方，姑息手術は，がん細胞を完全には取りきれなかったため，再発の可能性が高い手術である．進行がんほど姑息手術になる可能性が高い．転移のない原発腫瘍の症例のように根治が期待できる場合は，手術療法が絶対的適応となる．再発防止のため，できるだけ広い範囲を切除する手術を「拡大手術」，切除する範囲をできるだけ最小限にとどめてからだの負担を軽くする手術を「縮小手術」という．拡大手術と縮小手術は相反する方向のものであるが，互いに矛盾することではなく，臓器の違い，がん病巣の大きさや進行段階によって使い分けられている．拡大手術が可能になったことによって，これまでは手術ができなかった症例に対しても根治を目指した手術ができるようになった．しかし，そ

れでも再発が防げないことがあり，進行がんに対しては拡大手術にこだわることなく，手術を中核として放射線療法や化学療法などを組み合わせた集学的治療を行うのが主流となっている．原発腫瘍が近接の正常組織に広範囲に進展している転移症例では，必要な切除範囲を縮小できるよう，化学療法や放射線療法などによる術前補助療法を行った後で手術を行うことがある．

手術療法は，さまざまな治療法の中で最もリスクが高く，術前，術中，術後に様々な合併症が起こりうる．術後にその臓器の機能が低下することは避けられず，そのため手術の適応は手術のリスクと得られるメリットを比較して決定される．

2）放射線療法

放射線療法は，主にX線やγ線，電子線などの電磁波をがん細胞に照射することによって，がん細胞を死滅させる治療法である．放射線の効果は，放射線照射によって生じるフリーラジカルの作用によってもたらされる．細胞の障害部位は主にDNAで，繰り返しの照射によるDNA損傷の蓄積や，DNA二本鎖切断のような重篤な損傷が起こると細胞分裂の過程でアポトーシスが誘導されるなどして死に至る．DNAの損傷や切断は分裂中の細胞で起こりやすい．したがって，際限なく細胞分裂を行うがん細胞は正常細胞よりも放射線の影響を受けやすい．また，正常細胞はがん細胞よりもDNA損傷修復力が高いのでがん細胞よりも障害の程度は軽い．放射線照射装置や技術の進歩により，がん組織に多くの放射線量を照射し，周囲の正常組織にはできるだけ少ない量の放射線を照射することが可能になってきた．

放射線療法は，同じ局所療法である外科手術と違って組織の形態と機能を温存させながら治療できるので体に対する負担が少ないという利点があり，脳幹部の腫瘍など手術ができない場合や，体力的に手術に耐えられない高齢者にも適用できる．一方，がんの種類によって感受性に違いがあることや，治療した部位に急性および晩発性の有害事象が現れるなどの欠点もある．

放射線治療には，放射線を体外から病巣に照射する「外部照射」，前立腺がんや頭頸部腫瘍などの場合のように腫瘍に直接小線源を刺入して照射する組織内照射や子宮や食道などの体腔に小線源を挿入して照射する腔内照射のような「密封小線源治療」，腫瘍や原発組織に親和性がある放射性同位元素を内用して体内から照射を行う「内用療法」がある．また，手術前にがんに放射線を照射してがんを縮小させる目的で行う「術前照射」や手術で取りきれなかったがん細胞を死滅させるために，手術中に病巣に向けて照射する「術中照射」を行うことがある．限局性の低悪性度悪性リンパ腫，睾丸腫瘍（セミノーマ），頭頸部がん，子宮頸がん，非小細胞肺がん，食道がん，前立腺がん，皮膚がんなどは放射線療法のよい適応で，放射線治療が根治のための標準治療になっている．根治が期待できない場合でも，がんの進行に伴う疼痛の緩和や狭窄などの症状の改善を目的として対症的に照射が行われることがある．放射線療法は，他の治療との組み合わせで効果を発揮できる手段であり，例えば乳房部分切除手術に外部照射をあわせて行う乳がんの乳房温存治療では，乳

房部分切除のみの場合の乳房内再発率20〜40％を5〜10％まで低下させることができる．

　放射線治療の有害事象には，治療終了直後の急性有害反応と治療終了後半年から数年経った後から生じる晩期有害反応がある．急性の副作用は放射線が照射された部位に起こり，頭部であれば頭痛，悪心，脱毛，消化管に広範囲に照射した場合は，悪心，嘔吐，下痢，骨髄に広範囲に照射した場合は，血球減少（骨随抑制）を起こすことがある．治療部位に軽い皮膚炎や粘膜炎などの症状が出ることがある．これらの症状は，照射部位のほか，放射線の量，患者の体質などにより異なる．症状はいずれも一時的なもので徐々に回復する．晩期副作用には，白内障，網膜症，下垂体機能低下症，肺線維症，腸管狭窄などがあり，いずれも線量依存性であり，不可逆的なものが多い．また，放射線治療は，他の悪性腫瘍，特に白血病および甲状腺がんや乳がんの発生リスクを増大させることがある．

3）化学療法

　抗悪性腫瘍薬を用いる薬物療法をがんの化学療法という．抗悪性腫瘍薬を静脈内注射や内服等の方法で投与するので全身療法に適した治療法であるが，現状では化学療法のみで治癒を期待できるがんは少ない．化学療法は，白血病や悪性リンパ腫などのようにそれ自体が治癒を目指す治療法である場合と，多くの固形がんのように腫瘍の縮小ならびに延命を目的とする場合がある．また，手術療法などによる治療後に微小な転移巣を根絶する目的で化学療法を行うことがあり，これを補助化学療法という．さらに，手術の適応に入らない大きさの腫瘍を縮小させて手術適応にしたり，抗悪性腫瘍薬の治療効果を確認することを目的として術前化学療法が行われることがある．腹腔内播種や胸腔内播種のように手術療法や放射線療法では処置できない局所病変の場合は，局所への抗悪性腫瘍薬の投与が行われる．

　抗悪性腫瘍薬は，「化学療法薬（殺細胞薬，従来のいわゆる抗がん剤）」と「分子標的治療薬」に分類される．化学療法薬はさらに，作用機序などによりアルキル化薬，代謝拮抗薬，抗腫瘍性抗生物質，微小管阻害薬，白金錯体，トポイソメラーゼ阻害薬などに分類される．化学療法薬は，がん細胞に対する特異性が低く，細胞分裂の過程に直接作用し，殺細胞によって治療効果を発揮する．そのため，正常細胞に対する傷害性が強く，重篤な副作用が多いことが問題であった．分子標的薬は，がん細胞に特異的に発現している分子や，がんの進展に関与する分子を標的として開発された薬剤で，低分子薬や抗体薬などがあり，シグナル伝達阻害薬，転写阻害薬，血管新生・転移阻害薬，内分泌療法薬（ホルモン関連薬）などに分類される．分子標的薬は，がん細胞に対する特異性が高いため，例外はあるものの重篤な副作用は化学療法薬に比べて比較的少ないとされている．

　化学療法には副作用以外に薬剤耐性出現の問題がある．一般に化学療法では抗悪性腫瘍薬の作用をより強力にし，用量関連毒性や薬物耐性の可能性を減らすためにするため，作用機序や毒性の異なる何種類かの抗悪性腫瘍薬を組み合わせて投与す

る「多剤併用療法」が行われる．

4.2.2 がんの診断

　がんの治療において，治癒を目指すためには早期発見が重要である．しかし，がんの初期にはほとんど自覚症状がなく，症状が現れたときには，がんがある程度進行している場合が多い．そこで，症状がまだ現れない段階で，がんがあるかどうかの可能性を調べるためにX線検査や腫瘍マーカー検査などのスクリーニング検査が行われる．腫瘍マーカーとは，がん細胞が作る物質，または体内にがんがあることに反応して正常細胞が作る物質で，それらを組織，体液中，排泄物中などで検出することががんの存在，種類，進行の程度を知る上で目印となるもので，がん胎児性抗原，糖鎖抗原19-9，α-フェトプロテイン，前立腺特異抗原などがある．すでに確立された腫瘍マーカーでも最新の研究の結果，別のがんに対してもマーカーとなりうることが明らかになる場合がある．

　スクリーニング検査で，がんがある可能性が出た場合，がんの位置や大きさ，周囲の組織への浸潤の程度，他の部位への転移の状況からがんの進行状況を判定し，治療方針選択や予後の推測などに役立てるため，病期診断を行う．病期診断では単純X線検査，超音波検査，コンピューター断層撮影，核磁気共鳴画像，血管造影，ポジトロン断層法などの画像検査診断，内視鏡検査，生検などが行われる．

　がんの進行度分類としては，国際対がん連合による，原発巣の大きさと進展度を示すT（tumor），所属リンパ節への転移状況を示すN（nodes），遠隔転移の有無を表すM（metastasis）の3つの因子の組み合わせによる**TNM分類**が国際的な規約として用いられている．TにはT0～T4の5段階まであり，数字が大きいほどがんが進展していることを表す．Nには，N0～N3までの4段階があり，数字が大きくなるほど所属リンパ節への転移が進行していることを表す．Mには，M0とM1の2つがあり，M0は遠隔転移がないことを，M1は遠隔転移があることを表す．TNM分類の結果に基づいて，**病期（ステージ）**を決定する．がんの病期は，Ⅰ～Ⅳ期の4段階に分類され，数字が大きいほど進行した状況になる．Ⅰ，Ⅱ期の場合は，治療により完治する確率が高いが，Ⅲ，Ⅳ期では予後不良である．この分類は原発がんの種類ごとに分類基準が異なり，0～Ⅳ期の5段階に分けられる場合もある．病期と患者の全身状態の指標である**パフォーマンスステータス**をもとに治療法が決定される．パフォーマンスステータスは米国東部がん治療協同研究グループの基準（0～4）（表4.1）が使用されている．

がん胎児性抗原：
　carcinoembryonic antigen（CEA）

糖鎖抗原19-9：
　carbohydrate antigen 19-9（CA19-9）

前立腺特異抗原：
　prostatic specific antigen（PSA）

コンピューター断層撮影（CT）

核磁気共鳴画像（MRI）

血管造影：angiography

ポジトロン断層法（PET）

国際対がん連合：
　Union Internationale Contre le Cancer（UICC）

パフォーマンスステータス：performance status（PS）

米国東部がん治療協同研究グループ：Eastern Cooperative Oncology Group（ECOG）

表4.1 パフォーマンスステータス

グレード	全体状態
0	全く問題なく活動できる． 発病前と同じ日常生活が制限なく行える．
1	肉体的に激しい活動は制限されるが，歩行可能で，軽作業や座っての作業は行うことができる． 例：軽い家事，事務作業
2	歩行可能で自分の身の回りのことはすべて可能だが作業はできない． 日中の50％以上はベッド外で過ごす．
3	限られた自分の身の回りのことしかできない． 日中の50％以上をベッドか椅子で過ごす．
4	全く動けない．自分の身の回りのことは全くできない． 完全にベッドか椅子で過ごす．

4.2.3 化学療法の位置づけ

1）各種がんに対する化学療法の有効性

化学療法では，通常は複数の薬剤を組み合わせた併用が行われる．選択される薬剤は単剤での有効性が確認されており，異なる作用機序で副作用も異なるものが望ましい．化学療法の有効性については，その奏効率に基づき4群に分けることが可能である．なお，これは全般的な話であり，治癒が期待できるか否か，効果が期待できるか否かは主に進行度により決定される．

表4.2 化学療法の有効性と対象疾患

群	効果	対象疾患
第1群	高率に治癒が期待できる	急性骨髄性白血病，急性リンパ性白血病，ホジキン病，非ホジキンリンパ腫（中高悪性度），胚細胞腫（睾丸腫瘍），絨毛がんなど
第2群	延命効果が期待できる	乳がん，卵巣がん，小細胞肺がん，大腸がん，多発性骨髄腫，慢性骨髄性白血病，非ホジキンリンパ腫（低悪性度），骨肉腫
第3群	症状緩和が期待できる	軟部組織腫瘍，頭頸部がん，食道がん，子宮がん，非小細胞肺がん，胃がん，膀胱がん，前立腺がん
第4群	ほとんど効果なし	脳腫瘍，悪性黒色腫，腎がん，膵がん，肝がん，甲状腺がん

2）がん化学療法の分類

がんと診断が確定し，化学療法を行う際にはその目的を明確にする必要がある．
a）**集中化学療法**：根治あるいは生存期間の延長を目的とする薬物療法で，この場合には適切な支持療法を行いつつレジメンを完遂する事が重要である．副作用を恐

集中化学療法：
　intensive
　　chemotherapy

れた安易な用量の減量や，治療期間の短縮は一般的には推奨されない．対象としては上記の第1群が相当する．

b）緩和化学療法：多くの固形がんでは化学療法の効果は不十分で根治は困難である．この場合第一に優先すべきは患者の症状の緩和とQOLの向上である．治療による毒性のために患者の予後を短縮することがないように投与スケジュールを調整する．

c）術後補助化学療法：原発巣を手術によって切除後に行う．目的は全身の微小な転移の根絶により，再発を予防することにある．乳がん，結腸がん，胃がん，肺小細胞がん，骨肉腫などで行われる．

d）術前補助化学療法：術前の化学療法により腫瘍を縮小させて，手術不可能な局所進行がんを手術可能にしたり，縮小手術を可能にしたりする目的で行う．局所進行乳がん，咽頭がん，食道がん，膀胱がん，肛門がん，骨肉腫，軟部組織肉腫などで行われる．

e）化学放射線療法：薬物療法と放射線療法を同時に併用することで，腫瘍細胞の放射線感受性を高め，一方では照射野外の微小転移巣を根絶することを目的とする．頭頸部がん，肺小細胞がん，食道がん，子宮頸がんなどで行われる．これに手術なども含めた戦略を集学的治療という．

f）局所薬物療法：全身投与ではなく腫瘍組織に直接薬物を投与する，あるいは全身投与では薬物の移行が悪い組織（髄腔内など）へ直接投与する．急性白血病や悪性リンパ腫に対する髄腔内注入，肝臓がんに対する肝動注療法，卵巣がんに対する腹腔内注入などがある．

緩和化学療法：
palliative chemotherapy

術後補助化学療法：
adjuvant chemotherapy

術前補助化学療法：
neoadjuvant chemotherapy

4.2.4 支持療法

支持療法とは，それ自体ではがんに対する効果はないが，がんあるいはその治療によって起こる合併症を予防，軽減する治療のことである．がん化学療法を円滑に実施し，最大の効果を得るためには適切な支持療法が必須である．造血障害に対する輸血，肺毒性に対するステロイド，抗体医薬のインフュージョンリアクションに対する抗ヒスタミン薬やステロイドなど，対処が可能なものもあるが，心，神経，腎毒性などは投与量の調節や補液の工夫などで重症化する前の対処が必要である．ここでは支持療法として薬物療法の意義が特に重要な感染症対策と悪心・嘔吐対策について解説する．なお，支持療法には分類されないが，緩和ケアについては第7章で述べる．

1）発熱性好中球減少症

がん化学療法後には発熱性好中球減少症がしばしば起こり，迅速に対応しないと予後不良となる．これは好中球数が $500/\mu L$ 以下，または $1000/\mu L$ 以下で急速に減少する状態で起こる37.5℃以上の発熱と定義される．

細菌感染症対策として，抗緑膿菌作用のある β-ラクタム系抗菌薬などが用いられるが，重症例ではアミノグリコシド系薬，ニューキノロン系薬などを用いることもある．さらに，真菌感染症が疑われる場合は，抗真菌薬を用いることもある．

一般に，好中球減少症が発現した場合に，顆粒球コロニー刺激因子製剤（レノグラスチム，フィルグラスチム，ナルトグラスチムなど）が用いられるが，特に抗菌薬不応性の場合や深在性真菌症の可能性がある場合に推奨される．さらに，発熱性好中球減少症が起こす確率の高いレジメンでは予防投与が行われることもある．

2）悪心・嘔吐

がん化学療法において悪心・嘔吐対策は極めて重要である．抗がん剤の刺激により，腸管からセロトニンやサブスタンス P が放出され，腸管や化学受容体引金帯にある 5-HT_3 受容体やニューロキニン 1（NK1）受容体を刺激することにより，嘔吐を引き起こすと考えられている．制吐薬については，適正使用のための各種ガイドラインがある．すなわち，化学療法の嘔吐の発生割合に応じた嘔吐リスク別に，デキサメタゾン，5-HT_3 受容体拮抗薬およびニューロキニン 1 受容体拮抗薬を用いて予防的に投与する．高度嘔吐リスクではデキサメタゾン，5-HT_3 受容体拮抗薬，ニューロキニン 1 受容体拮抗薬を投与，中等度リスクではデキサメタゾン，5-HT_3 拮抗薬，低度リスクではデキサメタゾンが推奨される．

表 4.3 抗がん剤の嘔吐リスク

高度 （>90%）	シスプラチン，シクロホスファミド（大量），カルムスチン，ダカルバジン，アクチノマイシン D
中等度 （30〜90%）	オキサリプラチン，シタラビン（大量），イホスファミド，シクロホスファミド（中等量），ドキソルビシン，ダウノルビシン，エピルビシン，イダルビシン，イリノテカン
低度 （10〜30%）	パクリタキセル，ドセタキセル，ミトキサントロン，トポテカン，エトポシド，メトトレキサート，マイトマイシン C，ゲムシタビン，シタラビン（中等量），フルオロウラシル，ボルテゾミブ，セツキシマブ，トラスツズマブ
最小 （<10%）	ベバシズマブ，ブレオマイシン，ブスルファン，フルダラビン，リツキシマブ，ビンクリスチン，ビンブラスチン，ビノレルビン

4.3 章末問題

A. 問 題

次の文の正誤について答えよ．
1. 食道がんは扁平上皮がんが多く，胃がんでは腺がんが多い．
2. 日本人女性における乳がんの罹患率は，年々減少している．

3. 血縁者に大腸がんや大腸ポリープを有するものがいた場合，ハイリスクの可能性があるので，定期的な検査が望ましい．
4. 遠隔転移を伴わない乳がんでは，手術療法が第一選択となる．
5. 小細胞肺がんと非小細胞肺がんでは，化学療法薬に対する感受性が異なる．
6. 食道がんは放射線感受性が低いので，放射線治療はほとんど行われない．
7. 早期胃がんとは，がんの浸潤が粘膜，粘膜下層にとどまるものをいう．

B. 解　答
1. 正
2. 誤（乳がんに罹患するリスクは年齢とともに増加している）
3. 正
4. 正
5. 正（一般に，小細胞肺がんは非小細胞肺がんに比べて化学療法薬に対する感受性が高い）
6. 誤（食道がんは化学療法や放射線療法に比較的感受性が高い）
7. 正

第 5 章

悪性腫瘍に対する薬物治療

5.1 抗悪性腫瘍薬の分類

5.1.1 抗がん薬の種類

　抗がん薬として，最初に開発されたのはナイトロジェンマスタードである．第一次世界大戦で使われた毒ガスであるマスタードガスの硫黄原子を窒素に置き換えた化合物である．第二次世界大戦中の1943年末，イタリアの基地港に停泊していたアメリカの輸送船がドイツ軍の爆撃を受けて，積んでいた大量のマスタードガスが漏出し，連合軍兵士たちが大量に被爆した．兵士たちは目や皮膚を侵され，重篤な患者は血圧の低下，末梢血管の血流の急激な減少などを経て 白血球値が大幅に減少したと報告されている．この経験からナイトロジェンマスタードの研究が始まり，1946年ごろに白血病や悪性リンパ腫の治療薬として使われ始めた．その後，1950年代には代謝拮抗薬が登場し，1960年代にはアルキル化薬，抗腫瘍性抗生物質や微小管阻害薬のビンカアルカロイド，1970年代には白金錯体やトポイソメラーゼ阻害薬，1990年代には微小管阻害薬のタキサン系，2000年代には分子標的薬と開発されてきた．

　がんに対する薬は現在100種類以上あり，その投与期間や作用機序もさまざまである．抗がん薬はその作用機序により，"細胞障害性抗がん薬"，"分子標的薬"および"免疫療法薬"に分類される．

　細胞障害性抗がん薬は，DNAの複製を抑制するタイプであり，さらに，アルキル化薬，代謝拮抗薬，抗腫瘍性抗生物質，微小管阻害薬，トポイソメラーゼ阻害薬，白金錯体などに分類される．このタイプの抗がん薬は，殺細胞作用様式から，濃度依存性と時間依存性にも分類される．アルキル化薬，抗腫瘍性抗生物質および白金錯体は，濃度（あるいはAUC）依存性の抗がん薬といわれ，がん細胞との接触時

濃度依存性：
　concentration-
　dependence
時間依存性：
　time-dependence

間は短くても，濃度が一定以上あれば効力が得られる．そのため，1回大量投与法または中等量間欠投与法が有効である．一方，代謝拮抗薬，微小管作用薬やトポイソメラーゼ阻害薬は，時間依存性の抗がん薬といわれ，薬剤を長時間体内に存在させることが重要になる．そのため，長期頻回分割投与法，持続点滴投与法または間欠投与法が有効である．

分子標的薬は，がん細胞の増殖に必要な要素に働きかけるタイプであり，ホルモン剤もこのタイプに含まれる場合もある．特定の増殖因子（タンパク質）を標的にするため，正常細胞へのダメージを小さくすることができ，血液腫瘍を中心に医療の現場で使用されるようになっており，格段に高い有効性と安全性が大きく評価されている．

免疫療法薬は，がん細胞への免疫による攻撃を強化するタイプであり，インターフェロンや免疫賦活剤のことである．患者の免疫系をはじめとして，身体全体の働きを調節することにより，治療効果を得ようとする薬物である．

5.1.2 抗がん薬の特徴

5.1.2.1 アルキル化薬

もともとは，毒ガスの研究から開発された薬．DNA塩基と共有結合できるアルキル基部位を複数もち，2本のDNA鎖を結びつけることによりDNAの複製を阻害する．DNAの塩基のうち，特にグアニンは求核性があり，一般的に求核置換反応でDNA塩基とアルキル基が共有結合する．これによりDNAの遺伝情報が障害を受け，またDNAそのものも損傷を受ける．細胞が分裂増殖する際に，アルキル化薬が結合した部位でDNAは切断され，がん細胞は死滅する．

5.1.2.2 代謝拮抗薬

代謝拮抗薬は，がん細胞が分裂・増殖する際に，核酸の材料となるプリン塩基，ピリミジン塩基，葉酸などと科学的構造が似ている物質でDNAの合成を妨げ，がん細胞の代謝を阻害して，増殖を抑制する．プロドラッグとして投与され，これが酵素の働きを受け活性化され，抗がん薬としての効果を発揮するようにつくられているのが一般的である．この薬はがん細胞が分裂時に効果を発揮するため，持続的に薬を投与する必要がある．

5.1.2.3 抗腫瘍性抗生物質

細菌に対する抗生物質と同様に，土壌等に含まれる微生物からつくられたものが

原型になっている．もともと細菌や真菌に効く構造をもった抗生物質の化学構造を変化させたりすることにより，がん細胞を死滅させる効果を発揮するようになったものもある．DNAへの架橋形成，DNA切断，塩基対間への挿入などによってDNA・RNA合成を阻害する．

5.1.2.4 微小管作用薬

細胞の有糸分裂などに働く微小管の主構成物質チューブリンに作用する．微小管への作用点の違いから，ビンカアルカロイドとタキサンの2種類に大別される．異常な形のチューブリンは微小管形成時に取り込まれ，異常な微小管が形成され，細胞分裂のM期を停止させアポトーシスを起こすことで抗腫瘍活性を示す．また，微小管は神経細胞の働きにも重要な役割を果たしているため，これらの薬剤によって，手足のしびれなど神経障害が出ることがある．

5.1.2.5 トポイソメラーゼ阻害薬

トポイソメラーゼとは，DNAの複製の際にDNAに一時的に切れ目を入れる酵素である．トポイソメラーゼ阻害薬は，トポイソメラーゼの働きを阻害し薬剤が切断部位に入り込み再結合を阻止するため，DNAが切断されたままの状態となり，がん細胞が死滅する．細胞周期のS期～G2期に作用し，時間依存的な作用を示す．

5.1.2.6 白金製剤

プラチナの電極を使って細菌の培養を行っているときに，電極に使われているプラチナが培養液に溶け，殺菌作用をもつ化合物に変化していることがわかり，抗がん剤としても使われるようになり，現在では欠かすことのできない重要な役割を果たしている．白金製剤はがん細胞のDNAと結合することで，DNAの複製を阻害し，がん細胞を死滅させる．他の抗がん薬では効かない場合や薬剤耐性をもったがん細胞に対して効果を発揮する．白金製剤は，細胞分裂期により高い効果を示すだけでなく，細胞が分裂していないときでも細胞中のDNAに作用し，効果を示すという特徴がある．

5.1.2.7 ホルモン薬

乳がんや前立腺がんなど生殖器系に関わるがんでは，女性ホルモンや男性ホルモンががんの進行に大きく関わっている．がんの治療に投与されるホルモン薬は基本的に，がん細胞の増殖を促進させる性ホルモンの働きを抑制することによって，がん病巣を縮小させる働きをもっている．ホルモン薬は反対の性ホルモンを投与する

性ホルモン薬，がん細胞のホルモンレセプターと結びつく抗ホルモン薬，性ホルモンの産生を止めるホルモン生成阻害薬，ホルモン分泌阻害薬などがある．

5.1.2.8 分子標的薬

細胞の増殖や浸潤，転移などに関わるがん細胞特有の分子をターゲットとするという考えに基づいて創製されたのが分子標的薬である．分子標的薬は，標的分子がわかっているだけに，その分子を調べれば，効くかどうかを投与前にある程度予測できる場合もある．分子標的薬はがん細胞のみを標的としているため，正常細胞への影響をできるだけ少なくするように設計され，脱毛など抗がん薬の典型的な副作用が認められなくなった代わりに，分子標的薬特有の副作用が出現する．分子標的薬には，小分子化合物とモノクローナル抗体の2種類がある．

5.1.3 抗がん薬の効果

5.1.3.1 細胞周期

生体内において細胞分裂は増殖，分化と関連して精密に制御されている．一般的に細胞は，細胞周期の活性化ステージに入るシグナルを受けるか，通常の制御機構の異常が起こらない限り分裂は起こさない．がん細胞の増殖は，正常細胞の分裂過程と同じように細胞周期と呼ばれる一連の細胞分裂過程を通して行われる．大部分の増殖細胞では，4つの期が連続的に進行し，間期を構成するのはG1，SおよびG2期である．DNAはS期に合成され，G2期には分裂（M）期へ準備を整え，M期には遺伝物質が均等に分配され，細胞が分裂する．非分裂細胞は正常な周期から出て，静止のG0状態になる．

細胞集団の中で分裂増殖している細胞群は，薬剤に感受性をもつと考えられる細胞群である．この細胞周期の中である周期に多ければ多いほどよく効く抗がん剤があり，これを周期特異性薬あるいは時間依存性薬と呼び，周期のある時期の細胞に対してのみ特異的に作用する．S期に作用する薬物として代謝拮抗薬，S期からG2期に作用する薬物として，トポイソメラーゼ阻害薬，M期に作用する薬物とし

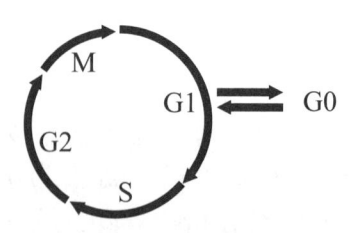

図5.1　細胞周期

て微小管阻害薬がある．単回投与では感受性のある周期における接触時間が限られるため，死滅できる細胞数は限定されてしまう．より多くのがん細胞を死滅させるためには，長時間にわたって薬剤を投与し続けるか，反復投与することによって感受性のある周期における接触時間を増やすことが必要である．

5.1.3.2 効果判定

がん化学療法の効果判定は，腫瘍縮小率，もしくは延命期間を指標として行う．薬の効果の判定の基準はがんの種類によって異なることもあるが，通常はRECISTガイドラインに基づいて行われる．この判定の元になるのは，奏効率と呼ばれる薬剤に対するがんの縮小率をもとに導き出されたもので，CR，PR，SD，PDの4つの基準がある．また，抗がん薬の効果を表すときに，標的病変と非標的病変の区別がある．

表5.1 標的病変における判定基準

CR（完全奏効）	腫瘍の消失が4週間以上続いた場合
PR（部分奏効）	腫瘍の最長径の和が30％以上縮小
SD（安定）	PRとPDどちらの基準も満たさない
PD（進行）	腫瘍の最長径の和が20％以上増加

CR：complete response
PR：partial response
SD：stable disease
PD：progressive disease

標的病変は，治療目標とされる腫瘍のことで，CRとPRの場合は有効と判定される．しかし，がんが進行しているケースでは，SDでも進行が止まっていたり，症状の緩和が認められれば，効果があると判定される．また，PDの場合，抗がん薬投与を中止し，変更する必要がある．一方，PRやSDでは，治療は継続されるが，患者の副作用や様態を見ながら慎重に行われる必要がある．また，完全奏効とはあくまで画像診断上，目に見える範囲での腫瘍の消失であり，目に見えないがん細胞が残っている可能性はあり，その後もその状態が保証されるというわけではない．

表5.2 非標的病変における判定基準

CR（完全奏効）	すべての非標的病変が消失，腫瘍マーカーの値の正常化
IR/SD（不完全奏効/安定）	非標的病変の残存，腫瘍マーカーが正常上限値を超える
PD（進行）	非標的病変の明らかな増加

IR：incomplete response

腫瘍自体ではなく，胸水や腹水のような，治療目標以外の病変を非標的病変と呼び，3つの基準がある．

この他にも治療効果を現すときに寛解という表現がよく使われる．例えば，完全寛解とは，完全に目に見える範囲で腫瘍が消失した状態を意味する．また，無増悪

生存期間という表現は，がんが進行しない期間のことで，安定した状態を意味し，がんが消滅できなくても，増大もしなければ普通に生活し延命が可能である．その他，薬剤の投与を受けた患者のうち，ある時点で生存している患者の比率を示す生存率という表現も使われる．例えば，5年生存率というのは，5年目に生きている患者の割合のことで，多くのがんで5年以降の再発は少ないため，完全に治癒した指標として，5年生存率が使用される．

5.2 抗悪性腫瘍薬各論

5.2.1 アルキル化薬

　アルキル化薬の原型であるナイトロジェンマスタード類は，がん化学療法史上最も初期から使用されている抗悪性腫瘍薬であり，また基本骨格を変えた多様なアルキル化薬が合成され臨床応用されてきた．その化学構造上の特徴によってアルキル化薬は，ナイトロジェンマスタード類，ニトロソウレア類，スルホン酸アルキル類，トリアゼン類などに分類されている．

　アルキル化薬は，1つまたは2つの反応性に富む部位（–CH$_2$Cl など）をもち，DNA などの生体分子の電子過剰な求核性部位と共有結合する．アルキル化薬は，生体内で電子親和性の強い活性代謝物となり，DNA の求核的な置換基をアルキル化することによって，DNA 鎖の切断や架橋を起こし致死的毒性をもたらす．DNA 中のグアニン 7 位の窒素原子および 6 位の酸素原子などがその代表的な部位である．

　DNA が複製を行っているときに最も大きな損傷を与え，さらに，複製された娘細胞に DNA の致命的な異常を伝えるので，がん細胞のように活発に分裂・増殖する細胞に対して，効果的に働く．

5.2.1.1 ナイトロジェンマスタード類

　戦時中に毒ガスとして使用されたマスタードガスの誘導体として世界初の抗がん薬であるナイトロジェンマスタードが開発された．現在ではナイトロジェンマスタードが改良され，シクロホスファミド等が使用されている．ナイトロジェンマスタード類は抗がん薬としての作用の他に，免疫抑制薬としても用いられることがある．

シクロホスファミド：
cyclophosphamide

1）シクロホスファミド
　[特徴] アルキル化薬の代表的薬剤．プロドラッグであり，生体内で活性化された後，がん細胞の DNA 合成を阻害し，抗腫瘍作用を示す．

［代謝］主に肝代謝酵素 CYP2B6 で代謝され，活性化される．
［併用禁忌］ペントスタチン
［副作用］骨髄抑制，出血性膀胱炎（泌尿器系障害の原因とされるシクロホスファミドの代謝物（アクロレイン）を膀胱内から速やかに排泄するため，投与終了後 24 時間は 150 mL/ 時間以上の尿量を保つように，1 日 3 L 以上の輸液を投与するとともにメスナを併用する必要がある）

2）イホスファミド

イホスファミド：ifosfamide

［特徴］プロドラッグであり，生体内で活性化された後，がん細胞の DNA 合成を阻害し，抗腫瘍作用を示す．
［代謝］主に肝代謝酵素 CYP3A4 で代謝され，活性化された代謝物質が抗腫瘍効果を発揮する．
［併用禁忌］ペントスタチン
［副作用］骨髄抑制，出血性膀胱炎

3）メルファラン

メルファラン：melphalan

［特徴］ナイトロジェンマスタードに生体構成物質であるフェニルアラニンを化学結合させることによりがん細胞に対する親和性をより高めた抗悪性腫瘍薬．
［代謝］非酵素的な加水分解により，モノヒドロキシ体，ジヒドロキシ体に不活化され，血漿中から消失する．
［副作用］骨髄抑制

4）ベンダムスチン

ベンダムスチン：bendamustine

［特徴］ナイトロジェンマスタードのアルキル化作用とベンゾイミダゾールのプリン代謝拮抗作用を期待して創製された化合物．アルキル化作用により DNA を損傷し，p53 依存性および非依存性のアポトーシス誘導，ならびに有糸分裂期のチェックポイント阻害による分裂期崩壊誘導といった複数の機序を介して，殺細胞作用を示す．
［代謝］主としてグルタチオン抱合，システイン抱合，そしてメルカプツール酸抱合の代謝経路を経て代謝される．
［副作用］骨髄抑制

シクロホスファミド　　　　　イホスファミド

メルファラン　　　　　　　　　　ベンダムスチン

5.2.1.2 ニトロソウレア類

　DNA分子をアルキル化し，分解産物イソシアネート（R-N=C=O）によりタンパク質をカルバモイル化する．高い脂質溶解性をもつため血液脳関門を通過するものが多く脳腫瘍の治療に用いられる．

ニムスチン：
nimustine

1）ニムスチン
［特徴］水溶性のニトロソウレア誘導体であり，主として細胞内のDNAアルキル化によるDNAの低分子化，DNA合成阻害により抗腫瘍効果を現す．生体内では適度な脂溶性を有する遊離塩基となり，血液脳関門を通過する．投与5分後より髄液（脳室）への移行が認められ，髄液中濃度は投与後30分でピークに達する．
［副作用］遅延性の骨髄機能抑制（6週間は1週毎の検査を要する）

ラニムスチン：
ranimustine

2）ラニムスチン
［特徴］グルコース骨格を有するニトロソウレア誘導体．がん細胞のDNA，RNAをアルキル化し，特にDNA合成を強く阻害，DNA単鎖を切断する．投与後15〜40分で髄液中濃度がピークに達する．
［副作用］遅延性の骨髄機能抑制（週1回の血液検査を少なくとも回復期にあたる投与6週後まで行うことが必要）

カルムスチン：
carmustine

3）カルムスチン
［特徴］カルムスチンを生体内分解性ポリマー基剤に含んだ，唯一の脳内留置用の徐放性製剤である．脳腫瘍切除術後の切除腔等の水分の多い環境に留置すると，基剤が加水分解されるとともに，有効成分であるカルムスチンが放出され，残存腫瘍に効果を発揮する製剤である．
［用法］腫瘍切除腔の大きさや形状に応じて本剤8枚または適宜減じた枚数を脳腫瘍切除時の切除面を被覆するように留置する．皮膚に接触すると，重度の熱傷と色素沈着あり．
［代謝］CYP2B1によって脱ニトロソ化代謝される．

4) ストレプトゾシン

[特徴] グルコーストランスポーター GLUT2 を介し細胞に取り込まれた後，DNA をアルキル化し，DNA の合成を阻害することにより，腫瘍増殖を抑制する．ヒトにおいて，GLUT2 は膵臓，肝臓，小腸，腎臓に多く発現しており，膵・消化管神経内分泌腫瘍に対する有効性が期待できる．

[副作用] 腎障害，骨髄抑制，耐糖能異常，肝障害

ストレプトゾシン：
streptozocin

ニムスチン　　　　　　　ラニムスチン

カルムスチン　　　　　　ストレプトゾシン

5.2.1.3 スルホン酸アルキル類

ブスルファン

[特徴] スルホン酸エステルとして 2 つのアルキル基が生体内でアルキル化作用を示す．核酸より細胞内のタンパク質の SH 基に強く反応するとされている．経口投与では，血中濃度に個体差があり，同量でも効果・副作用に違いが出たが，点滴静注投与では血中濃度の個体差が少なく，安定した治療効果を安全に得ることが可能である．

[副作用] 骨髄抑制，間質性肺炎，肺線維症

ブスルファン：
busulfan

ブスルファン

5.2.1.4 トリアゼン類

$H_2N-N=N-H$ と表される窒素化合物であり，アゾ基とアミノ基が結びついた構造をもつことから，ジアゾアミノ化合物とも呼ばれる．

ダカルバジン：
dacarbazine

1) ダカルバジン

［特徴］生体内で生じるジアゾメタンを介して，アルキル化作用により抗腫瘍効果を発現する．

［代謝］CYP1A1，1A2，2E1 が関与する．

［副作用］アナフィラキシーショック，骨髄機能抑制，肝障害

テモゾロミド：
temozolomide

2) テモゾロミド

［特徴］体内で非酵素的に活性本体のメチルジアゾニウムイオンに分解され，アルキル化薬として作用し，がん細胞の増殖を抑制する．未変化体として，血液脳関門を通過することが確認されており，脳内での抗腫瘍効果が発揮される．

［副作用］骨髄機能抑制，ニューモシスチス肺炎

プロカルバジン：
procarbazine

3) プロカルバジン

［特徴］メチルヒドラジン誘導体であり，核酸およびタンパク質合成阻害作用を示す．血液脳関門を通過することから，脳腫瘍の治療に用いられる．

［禁忌］アルコール（飲酒）を摂取中の患者（ジスルフィラム様作用）

［副作用］骨髄機能抑制

ダカルバジン　　　　　テモゾロミド　　　　　プロカルバジン

5.2.2　白金錯体

　シスプラチンはもともと錯体研究として合成されたものであり，抗腫瘍活性は偶然に発見されたものである．プラチナ電極の分解産物が大腸菌の増殖の抑制作用をもつことが発見されたことをきっかけに，現在では，切れ味が鋭く最も有効性の高い抗がん薬の1つであり，いまだにいくつかのがんに対する第一選択薬の地位を保っている．さらに，シスプラチンの副作用軽減や薬物耐性問題の解決を目的とした誘導体が合成された．いずれも固形がんを中心に広く使用されており，がんの化学療法において中心的な役割を果たしている．

　いずれの白金錯体もアルキル化薬などと同様にDNAと架橋を形成するが，そのままではDNAと結合せず，活性化が必要である．シスプラチンの場合，塩素イオン濃度の高い血漿中（103 mM）では安定で電気的に中性のままであるが，塩素イ

第5章　悪性腫瘍に対する薬物治療

オン濃度の低い細胞内（4 mM）では，塩素イオンが水分子と置き換わり，陽性に荷電したシスプラチンの水和分子種が生成される．このシスプラチン水和生成物中の水分子がさらに DNA 中のプリン塩基，あるいはピリミジン塩基と置き換わり，その結果，シスプラチンが DNA に結合すると推定されている．他の白金錯体も，細胞内で同様の分子種に変化し DNA などと結合する．白金-DNA 付加体の形成はおもにグアニンの N-7 位に起こり，同一 DNA 鎖上の隣接するグアニン間での架橋が最も形成されやすい．連続したアデニン・グアニン配列も比較的架橋が形成されやすいことが示されている．

1) シスプラチン

[特徴] 水溶性の2価の無機白金含有複合体で，白金電極間の放電時に生成される大腸菌発育抑制物質として発見された．抗腫瘍活性には，白金原子を中心に塩素とアンモニアがシスに配位することが重要で，トランス異性体であるトランスプラチンには抗腫瘍活性は認められない．殺細胞作用は濃度依存性および時間依存性を示す．血中濃度曲線は2相性を示し長時間かけて尿中に排出される．血中において，血漿タンパク質，特にアルブミンと結合する．

シスプラチン：
　cisplatin（CDDP）

a. 1つの DNA 塩基とタンパク質との結合　　b. 1本の DNA 鎖の2つの塩基に結合

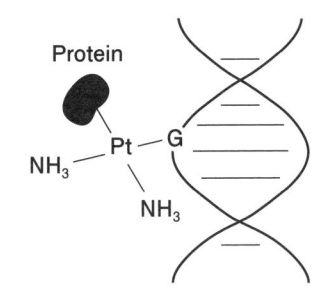

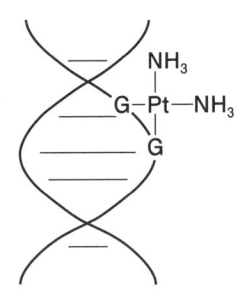

c. 2本の DNA 鎖のそれぞれの塩基に結合

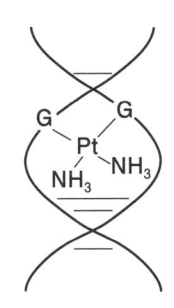

図 5.2　シスプラチンの DNA 結合様式
（シスプラチン（ランダ）インタビューフォームより）

[禁忌] 重篤な腎障害のある患者
[副作用] 急性腎不全等の腎障害，骨髄抑制，高音域の聴力低下，難聴

［注意事項］シスプラチンをパクリタキセルの前に投与した場合，パクリタキセルのクリアランスが低下し，パクリタキセルの血中濃度が上昇する．逆の順序で投与した場合より骨髄抑制が増強するおそれがある．点滴静注時塩素濃度が低い輸液を用いると活性が低下する．Alと反応して沈殿物を形成し活性が低下する．光により分解されるので直射日光を避け，遮光保存．

2) カルボプラチン

カルボプラチン：carboplatin

［特徴］構造上シスプラチンとは脱離配位子のみが異なり，活性化反応においては，シスプラチンと類似の変換aquationをすると考えられている．シスプラチン投与時必要な水分負荷が不要で，シスプラチンに比較して悪心・嘔吐，腎機能障害の発現率が低く，また，聴器障害および末梢神経障害の発現も少ない．

［副作用］骨髄抑制（血小板減少が白血球減少よりやや先行して発現し，高度となる傾向がある）

［注意事項］カルボプラチンの主たる排泄経路は尿中であり，排泄量は糸球体濾過値（GFR）に相関する．タンパク非結合型カルボプラチンの全身クリアランスは主にGFRによって決定される．タンパク非結合型カルボプラチンの血中濃度時間曲線下面積（AUC）と血小板減少には正の相関がある．以上の薬物動態学的特徴から骨髄抑制を予測し，安全で有効な投与量をカルバートの計算式〔投与量(mg/body)＝目標AUC値×(GFR＋25)〕から算出することが可能である．

3) ネダプラチン

ネダプラチン：nedaplatin

［特徴］わが国で開発された薬剤で，シスプラチンとカルボプラチンの中間の特徴をもつ．ネダプラチンは，アルコール結合を分子内に有し，生体内において加水分解され活性型アコ錯体を生成し，がん細胞のDNAと結合して抗腫瘍効果を発揮する白金化合物である．血漿中において，ほとんどがタンパク非結合型（遊離型）白金化合物として存在する．

［禁忌］重篤な腎障害のある患者
［副作用］骨髄抑制，腎機能抑制

4) オキサリプラチン

オキサリプラチン：oxaliplatin

［特徴］日本の喜谷らによって合成された白金錯体系抗悪性腫瘍薬である．既存の白金錯体系抗悪性腫瘍薬とは構造的に異なり，キャリアリガンドに1,2-ジアミノシクロヘキサンを有し，脱離基にオキサレート基を有する．作用機序は他の白金錯体系抗悪性腫瘍薬と同様，DNA塩基との架橋形成によるDNA合成阻害と考えられている．他の白金錯体系薬剤とは異なり大腸がん細胞株に対し強い抗腫瘍活性を示す．シスプラチンやカルボプラチンと異なり大腸がんに有効性が認められる．

［副作用］感覚異常または知覚不全（末梢神経症状：手，足や口唇周囲部等），咽頭・喉頭の絞扼感，重篤な過敏症状（気管支痙攣，呼吸困難，血圧低下等）

[注意事項] 末梢神経症状は，寒冷（飲食物，あるいは氷などの物体を含む）との接触により誘発または増悪する．重篤な過敏症状は本剤を複数回投与した後に発現する場合や，本剤の投与から数時間後に発現する場合がある．

5) ミリプラチン

ミリプラチン：miriplatin

[特徴] 担体配位子に 1,2-ジアミノシクロヘキサン，脱離基としてミリスチン酸を配位している．ミリプラチンは，ヨード化ケシ油脂肪酸エチルエステルへの親和性が高く，ヨード化ケシ油脂肪酸エチルエステルに懸濁して肝動脈内投与することで，腫瘍局所に滞留し，白金成分を徐放する特徴をもつ．ミリプラチンは生体内で脱離基が主に塩素イオンに置換されたジクロロ 1,2-ジアミノシクロヘキサン白金に変換され，がん細胞内の DNA 鎖と共有結合した白金-DNA 架橋を形成し，アポトーシスを誘導すると考えられた．

[副作用] 発熱

シスプラチン　　カルボプラチン　　ネダプラチン

オキサリプラチン　　ミリプラチン

5.2.3　代謝拮抗薬

　がん細胞は増殖するために活発な DNA 合成を行う．この DNA 合成には材料としては核酸（プリン塩基，ピリミジン塩基）や葉酸などがある．代謝拮抗薬は細胞周期の S 期に作用し，核酸合成，特に分裂に必要な DNA 合成を阻害する．代謝拮抗薬には，ピリミジン類似薬（フッ化ピリミジン薬，シチジン類似薬），プリン類似薬，葉酸類似薬の 3 種類がある．ピリミジン類似薬およびプリン類似薬は，がん細胞へ核酸として間違って取り込ませることで正常ヌクレオチドの形成を阻害し，正常な細胞分裂を阻害する（5-フルオロウラシル，シタラビン，6-メルカプトプリンなど）．葉酸代謝拮抗薬は，DNA 合成に必要な還元型葉酸の生成を阻害する（メトトレキサートなど）．

　抗がん薬の中では副作用は少ない部類に入る．代表的な副作用は，むかつき，嘔

吐，下痢，脱毛，口内炎が挙げられる．骨髄抑制を起こして，血球や血小板の数が減少する場合もある．

5.2.3.1 葉酸類似薬

葉酸は体内で合成することができないため，食物から摂取する必要がある．腸管から吸収された葉酸は核酸合成に使用するために代謝を受ける．まず葉酸に対して葉酸レダクターゼが作用することでジヒドロ葉酸となる．さらに，ジヒドロ葉酸にジヒドロ葉酸レダクターゼが作用することでテトラヒドロ葉酸となる．テトラヒドロ葉酸は転移酵素の補酵素として核酸合成に寄与する．ジヒドロ葉酸レダクターゼに対する阻害作用は，テトラヒドロ葉酸の産生を抑制し，その結果，プリン合成やチミジル酸合成が阻害され，細胞増殖を抑制する．

メトトレキサート：
methotrexate（MTX）

1) メトトレキサート

［特徴］がん細胞において，核酸合成等に必須な酵素であるジヒドロ葉酸レダクターゼの活性を抑制し，還元型葉酸（テトラヒドロ葉酸）を枯渇させる作用を有する葉酸代謝拮抗薬である．ロイコボリンは生体細胞内に存在している還元型葉酸であり，メトトレキサートの作用により枯渇している還元型葉酸を補充する作用をもち，抑制されていた細胞増殖を正常に戻す効果，すなわちメトトレキサートの作用を消去する作用をもっている．

［副作用］骨髄機能抑制，肝・腎機能障害

［注意事項］重篤な副作用を未然に防ぐためにメトトレキサート投与後の一定時間は経時的にメトトレキサートの血中濃度をモニターし，値が危険限界値を超えて，高値を示すときにはロイコボリンの増量投与・救援投与の延長等の処置が必要である．メトトレキサート・ロイコボリン救援療法においては，尿が酸性側に傾くと，メトトレキサートの結晶が尿細管に沈着するおそれがあるので，尿のアルカリ化と同時に，十分な水分の補給を行い，メトトレキサートの尿への排泄を促すよう考慮する．なお，利尿剤の選択にあたっては，尿を酸性化する薬剤（例えば，フロセミド，エタクリン酸，チアジド系利尿剤等）の使用を避ける．

ペメトレキセド：
pemetrexed

2) ペメトレキセド

［特徴］主に還元型葉酸キャリアによって細胞内に取り込まれ，ホリルポリグルタミン酸シンターゼによりポリグルタミン酸化を受ける．ポリグルタミン酸化を受けると，細胞内での滞留性が上がると同時に，幾つかの葉酸代謝酵素に対する親和性が増大する．ペメトレキセドおよびそのポリグルタミン酸塩はチミジル酸シンターゼ，ジヒドロ葉酸レダクターゼ，グリシンアミドリボヌクレオチドホルミルトランスフェラーゼなどのチミンおよびプリンヌクレオチド生合成経路に関わる複数の葉酸代謝酵素を阻害することにより，細胞内のヌクレオチドプールのバランスを崩し

てDNA，RNAの合成を阻害し，増殖阻害や細胞死を誘発すると考えられている．
［副作用］骨髄抑制，間質性肺炎
［注意事項］重篤な副作用の発現を軽減するために，葉酸およびビタミンB_{12}の併用を必須とする．

メトトレキサート　　　　　　　　　　ペメトレキセド

5.2.3.2 ピリミジン類似薬

ピリミジン類似体には，フルオロウラシル（5-FU）およびその誘導体を含むフッ化ピリミジン薬と非フッ化ピリミジンとしてシタラビン（Ara-C）およびゲムシタビンに代表されるシチジン類似薬がある．

1）フッ化ピリミジン薬

DNAを構成するチミンを合成するための酵素の1つとしてチミジル酸合成酵素が存在する．チミジル酸合成酵素を阻害することで細胞増殖を抑制し，抗がん薬としての作用を示す薬としてフルオロウラシル（5-FU）がある．5-FUはウラシルの5位水素原子がフッ素に変換された構造をしている．5-FUのプロドラッグとして，テガフール，ドキシフルリジンやカペシタビンなどが開発された．

a．フルオロウラシル

［特徴］5-FUの抗腫瘍効果は主としてDNAの合成阻害に基づくと考えられており，がん細胞内に取り込まれた5-FUがウラシルと同じ経路で代謝を受けて生じるF-deoxy UMP（FdUMP）がチミジル酸合成酵素上で，deoxy UMP（dUMP）と拮抗してチミジル酸の合成を抑制することにより，DNAの合成が阻害されると考えられている．FdUMPはチミジル酸合成酵素（TS），活性型葉酸（5,10-CH$_2$-THF）と共有結合三重複合体を形成する．すなわち，FdUMPの5位の炭素にcofactorである活性型葉酸のメチレン基が結合し，FdUMPの6位の炭素にTSのnucleophilic群が結合する．この結果，TSは不活性化され，thymidine monophosphate（dTMP）が不足してDNA合成が阻害されると考えられている．他方，5-FUはウラシルと同じ経路を経てRNAにも組み込まれてF-RNAを生成することや，リボゾームRNAの形成を阻害することも知られており，これらのことも本剤の抗腫瘍効果発現に関与すると考えられている．

フルオロウラシル：
fluorouracil（5-FU）

[副作用] 骨髄機能抑制，激しい下痢

　[併用禁忌] テガフール・ギメラシル・オテラシル配合剤（配合剤投与中止後，本剤の投与を行う場合は，少なくとも7日以上の間隔をあける）

　[注意事項] 投与量の80～90％が主に肝臓のDPD酵素により異化代謝される．また，チミジル酸合成酵素およびDPDの活性上昇により5-FU耐性が生じる場合がある．

テガフール：
tegaful

b. テガフール

　[特徴] 5-FUのmasked compoundで，生体内において徐々に5-FUに変換され，さらにFdUMPおよびFUTPに変換されてDNAの合成阻害およびRNAの機能障害を示す．経口投与によりテガフールが速やかに消化管より吸収され，血中・リンパ液中および組織内濃度が長時間持続する（静注・坐剤でも同様）．テガフールからフルオロウラシルへの代謝にはCYP2A6が主に関与する．

　[副作用] 骨髄抑制，劇症肝炎等の重篤な肝障害

　[併用禁忌] テガフール・ギメラシル・オテラシル配合剤（配合剤投与中止後，本剤の投与を行う場合は，少なくとも7日以上の間隔をあける）

テガフール・ウラシル：
tegaful・uracil（UFT）

c. テガフール・ウラシル

　[特徴] ユーエフティはテガフールとウラシルを1：4のモル比で配合した抗悪性腫瘍薬である．ウラシルによるテガフールの抗腫瘍効果の増強は，リン酸化および分解酵素に対する5-FUとウラシルの酵素親和性の差により5-FUの分解系が抑制されることに起因し，特に腫瘍内において5-FUとそのリン酸化活性代謝物が高濃度に維持されることによるものと考えられている．

　[副作用] 骨髄抑制，重篤な下痢・腸炎，劇症肝炎

　[併用禁忌] テガフール・ギメラシル・オテラシル配合剤（配合剤投与中止後，本剤の投与を行う場合は，少なくとも7日以上の間隔をあける）

テガフール・ギメラシル・オテラシル：
tegaful・gimeracil・oteracil

d. テガフール・ギメラシル・オテラシル

　[特徴] 血中5-FU濃度を上げて抗腫瘍効果を高め，付随して増大する消化器毒性を軽減するという目的を達成するために，2つのモジュレーターを用いた製剤．1つめのギメラシル（CDHP）は5-FUの分解経路における律速酵素ジヒドロピリミジンデヒドロゲナーゼの可逆的な拮抗阻害薬である．もう1つのオテラシル（Oxo）は消化管に高濃度に分布し，5-FUのリン酸化酵素オロチン酸ホスホリボシルトランスフェラーゼを可逆的に拮抗阻害して消化器毒性を抑制する．本剤は5-FUのプロドラッグであるテガフールに，これら2つのモジュレーターをモル比でテガフール：CDHP：Oxo＝1：0.4：1にて配合した．

　[副作用] 骨髄抑制，劇症肝炎等の重篤な肝障害

　[併用禁忌] フッ化ピリミジン系抗悪性腫瘍薬，フルシトシン（本剤の配合成分で

あるギメラシルにより，併用されたフッ化ピリミジン系薬剤から生成された5-FUの異化代謝が阻害され，血中5-FU濃度が著しく上昇し，重篤な副作用を引き起こす可能性がある．7日間以上の休薬期間を設ける必要がある）

e．ドキシフルリジン

［特徴］腫瘍組織で高い活性を示すピリミジンヌクレオシドホスホリラーゼによって5-FUに変換されることによって，選択的な抗腫瘍効果を発揮するとされている．
［副作用］骨髄機能抑制，重篤な腸炎等による脱水症状
［併用禁忌］テガフール・ギメラシル・オテラシル配合剤（配合剤投与中止後，本剤の投与を行う場合は，少なくとも7日以上の間隔をあける）

ドキシフルリジン：
doxifluridine

f．カペシタビン

［特徴］代謝酵素の分布に着目し段階的に5-FUに変換されることにより，骨髄細胞や消化管では活性体になりにくく，全身の曝露を最小限に抑え，高用量の5-FUを腫瘍選択的に供給することを目的としてデザインされた経口の抗悪性腫瘍薬である．消化管より未変化体のまま吸収され，肝臓でカルボキシルエステラーゼにより5′-DFCRに代謝される．次に主として肝臓や腫瘍組織に存在するシチジンデアミナーゼにより5′-DFURに変換される．さらに，腫瘍組織に高レベルで存在するチミジンホスホリラーゼにより活性体である5-FUに変換され抗腫瘍効果を発揮する．
［副作用］骨髄機能抑制，重篤な腸炎等による脱水症状，手足症候群
［併用禁忌］テガフール・ギメラシル・オテラシル配合剤（配合剤投与中止後，本剤の投与を行う場合は，少なくとも7日以上の間隔をあける）

カペシタビン：
capecitabine

g．トリフルリジン・チピラシル

［特徴］有効成分としてトリフルリジン（FTD）とチピラシル（TPI）を1：0.5のモル比で配合した新規経口ヌクレオシド系抗悪性腫瘍薬．FTDが抗腫瘍活性成分であり，経口投与することで直接DNAに取り込まれてDNA機能障害を起こすことで抗腫瘍効果を示すと考えられている．TPIはFTDの分解酵素であるチミジンホスホリラーゼを特異的に阻害することにより，FTDのバイオアベイラビリティを高める．
［副作用］骨髄抑制
［注意事項］フッ化ピリミジン系抗悪性腫瘍薬，これらの薬剤との併用療法（ホリナート・テガフール・ウラシル療法等），抗真菌剤フルシトシンまたは葉酸代謝拮抗薬（メトトレキサートおよびペメトレキセド）との併用により，重篤な骨髄抑制等の副作用が発現するおそれがあるので注意する．

トリフルリジン・チピラシル：
trifluridine・tiperacil

フルオロウラシル　　　テガフール　　　テガフール・ウラシル

テガフール・ギメラシル・オテラシル　　　ドキシフルリジン

カペシタビン　　　トリフルリジン・チピラシル

2）シチジン類似薬

シチジンやデオキシシチジンと構造が類似しており，生体内でリン酸化を受け活性型の三リン酸体となり，DNA 合成を直接的あるいは間接的に阻害する．

シタラビン：
cytarabine（Ara-C）

a．シタラビン

[特徴] シタラビンは生体内で deoxycytidine kinase（dCK）によりリン酸化された Ara-CMP を経て Ara-CTP となる．Ara-CTP は deoxycytidine triphosphate（dCTP）に拮抗して DNA polymerase を阻害するとともに，それ自体 DNA に組み込まれて DNA 伸長を阻害する．この阻害作用は細胞周期の S 期（合成期）の細胞に顕著に生じる．また，Ara-C は cytidine deaminase（CDD）により速やかに脱アミノ化され，uracil arabinoside（Ara-U）となる．通常量 Ara-C に対し不応性の患者は CDD の活性が上昇し，dCK 活性が低下していると考えられている．

[副作用] 骨髄機能抑制作用

[注意事項] 60 歳以上の高齢者には，中枢神経系障害が現れやすい．

シタラビンオクホスファート：
cytarabine ocfosphate

b．シタラビンオクホスファート

[特徴] Ara-C は不活化酵素の作用を受けやすく，半減期が短いため，経口投与で最も優れた抗腫瘍効果を示すステアリル基を有するプロドラッグとして開発された．

自身では抗腫瘍活性をほとんど示さないプロドラッグであり，生体内に投与すると主に肝臓で ω および β-酸化を受けて活性中間体 C-C$_3$PCA として蓄積する．肝臓中の C-C$_3$PCA は徐々に Ara-C となり初めて血中に移行し，抗腫瘍活性を発揮する．連日投与した場合，Ara-C の血漿中濃度は長時間にわたっておおよそ一定の濃度を示す．

［副作用］骨髄抑制

c. ゲムシタビン

［特徴］デオキシシチジンの糖鎖の 2′ 位の水素をフッ素に置換したヌクレオシド誘導体．細胞内で，デオキシシチジン（dCyd）キナーゼによって活性型ヌクレオチドである二リン酸化物（dFdCDP）および三リン酸化物（dFdCTP）に代謝され，直接的および間接的に DNA 合成を阻害すると考えられている．ゲムシタビンは，dCyd キナーゼによるリン酸化の良質な基質であり，シタラビンよりも約 5 倍活性化されやすい．dFdCTP は，DNA ポリメラーゼに対してデオキシシチジン三リン酸（dCTP）と競合して DNA 鎖に取り込まれ，DNA の合成を阻害すると考えられる．また dFdCDP は，DNA 合成のためのデオキシヌクレオチド三リン酸の産生反応を触媒するリボヌクレオチドリダクターゼを抑制し，デオキシヌクレオチド全般の濃度，特に dCTP 濃度を減少させると考えられている．

ゲムシタビン：gemcitabine

［副作用］骨髄抑制，間質性肺炎

d. エノシタビン

［特徴］シタラビンの N 4 位にベヘノイル基を結合させたもので，シチジンデアミネースに対する抵抗性と高い脂質親和性を有しており，血球および組織内に高濃度に長時間分布して，シタラビンへの変換が徐々に行われるために，効果が持続する．

エノシタビン：enocitabine

［副作用］骨髄機能抑制，ショック

［注意事項］本剤の添加物であるポリオキシエチレン硬化ヒマシ油（HCO-60）を含有する医薬品でショックの発現が報告されている．

シタラビン

シタラビンオクホスファート

ゲムシタビン　　　　　　　　　　　　エノシタビン

5.2.3.3 プリン類似薬

アデニンやグアニンと構造が類似しており，DNA 合成に関わる種々の酵素を阻害することにより，DNA 合成を阻害する．

メルカプトプリン：
mercaptopurine

1) メルカプトプリン

［特徴］細胞内でヒポキサンチン-グアニンホスホリボシルトランスフェラーゼ（HGPRT）によってイノシン酸のチオ同族体チオイノシン酸（TIMP）に代謝された後，6-チオグアニンヌクレオチド（6-TGN）あるいはメチルチオイノシン一リン酸（meTIMP）に変換される．この TIMP は主としてイノシン酸からの adenylosuccinic acid および xanthylic acid への転換を阻害し，adenine, guanine ribonucleotide の生合成を阻害するとされている．不活性化される場合にはキサンチンオキシダーゼにより酸化され，チオ尿酸となり尿中に排泄される．また，HGPRT の遺伝子欠損または活性低下により 6-MP 耐性が生じる場合がある．

［副作用］骨髄抑制，肝障害

［併用禁忌］生ワクチン（免疫抑制下で生ワクチンを接種すると増殖し，病原性を現す可能性がある），フェブキソスタット，トピロキソスタット（キサンチンオキシダーゼを阻害し，血中濃度上昇の可能性あり）

フルダラビン：
fludarabine

2) フルダラビンリン酸エステル

［特徴］プリン環にフッ素を導入したアデニンヌクレオシド誘導体である．フルダラビンリン酸エステル（F-ara-AMP）は血漿中で脱リン酸化されて F-ara-A となり，がん細胞内に取り込まれる．がん細胞内に取り込まれた F-ara-A は deoxycytidine kinase によりリン酸化され，最終的に活性代謝物 F-ara-ATP となる．F-ara-ATP は，増殖細胞においては，DNA ポリメラーゼおよび RNA ポリメラーゼを阻害し，DNA，RNA の合成を阻害することにより抗腫瘍効果を発揮する．なお，静止細胞内においては，自発的な DNA 修復，および DNA 損傷刺激に誘発された DNA 修復に伴って DNA 鎖中に取り込まれ，DNA 損傷を蓄積させることにより抗腫瘍効果を発揮する．

［副作用］骨髄抑制，遷延性のリンパ球減少

［禁忌］重篤な腎障害のある患者
［併用禁忌］ペントスタチン（致命的な肺毒性（間質性肺炎，肺感染症））
［注意事項］B型肝炎ウイルスキャリアの患者または既往感染者において，本剤の投与後にB型肝炎ウイルスの再活性化による肝炎または劇症肝炎が報告されている．

3）クラドリビン

［特徴］deoxycytidine kinaseによってリン酸化を受け，一リン酸化体（2-CdAMP）となる．クラドリビンはadenosine deaminaseによる脱アミノ化に抵抗性であり，またリンパ球および単球中には5′-nucleotidaseがほとんど存在しないことから，2-CdATPは細胞内に蓄積し，さらに活性大の三リン酸化体（2-CdATP）にまで変換され細胞毒性を発現する．したがって，deoxycytidine kinase活性が高く5′-nucleotidase活性の低い細胞（リンパ球，単球）に対して，本剤は選択的な殺細胞作用を有すると考えられる．
［副作用］骨髄機能，日和見感染症，神経毒性

クラドリビン：cladribine

4）ネララビン

［特徴］プリンヌクレオシドであるデオキシグアノシンの誘導体．ネララビンはアデノシンデアミナーゼによって速やかにara-Gに脱メチル化された後，デオキシグアノシンキナーゼおよびデオキシシチジンキナーゼによって細胞内で一リン酸化体にリン酸化される．一リン酸化体はさらに細胞内で活性三リン酸化体のara-GTPにリン酸化される．ara-GTPは，d-GTPと競合拮抗することでDNAポリメラーゼを阻害し，さらに白血病芽球内でara-GTP濃度が高くなると，DNAにara-GTPが優先的に取り込まれ，そのためにDNA合成が阻害されて，最終的に細胞死が誘導される．
［副作用］神経系障害（用量規制因子），血液障害，錯乱状態
［注意事項］免疫機能が抑制された患者への生ワクチン接種により，ワクチン由来の感染を増強または持続させるおそれがある．

ネララビン：nelarabine

5）ペントスタチン

［特徴］アデノシンとビダラビン（Ara-A）を脱アミノ化するアデノシンデアミナーゼ活性を強力に阻害することで，デオキシアデノシンが出現し，細胞に取り込まれた後に三リン酸化体となり，DNA合成阻害作用，DNA切断作用およびRNAに影響を及ぼす作用により抗腫瘍効果を示す．
［副作用］腎障害，骨髄抑制
［併用禁忌］ビダラビン（ビダラビンの代謝酵素であるアデノシンデアミナーゼを本剤が阻害することによって，腎不全，肝不全，けいれん発作，昏睡，脳浮腫，肺浮腫，代謝性アシドーシス，急性腎不全を発現する可能性），シクロホスファミド，

ペントスタチン：pentostatin

イホスファミド（錯乱，呼吸困難，低血圧，肺水腫等が認められ，心毒性により死亡したとの報告がある），フルダラビンリン酸エステル（致命的な肺毒性が発現することがある）

クロファラビン：
clofarabine

6）クロファラビン

[特徴] デオキシシチジンキナーゼにより，クロファラビン三リン酸に変換され，DNA ポリメラーゼαを阻害することで，DNA の合成を阻害する．また，リボヌクレオチドレダクターゼを阻害することで，細胞内のデオキシリボヌクレオチド三リン酸を枯渇させ，DNA の合成を阻害する．また，ミトコンドリアにも作用し，チトクローム C および他のアポトーシス誘導因子を介して，アポトーシスを誘導する．

[副作用] 骨髄抑制，肝機能障害

メルカプトプリン　　フルダラビン　　クラドリビン

ネララビン　　ペントスタチン　　クロファラビン

5.2.4 抗悪性腫瘍抗生物質

抗生物質の中で，がん細胞に効果を示すものをいう．放線菌から産生され，合成・半合成の悪性腫瘍に効果を示すものが見出された．1940 年に Waksman らが放線菌由来の抗生物質アクチノマイシン D を分離したのが始まりとされている．古い薬剤ではあるが，現在も殺細胞薬として，固形腫瘍から造血器腫瘍まで広く用いられている．アントラサイクリン系とその他に分類されている．

5.2.4.1 アントラサイクリン系

アントラサイクリン系抗生物質は，1～3 個のアミノ糖または中性糖が 4 員環キノロンに結合している構造を示す．1963 年にダウノルビシンが見出され，続いて

ドキソルビシンが発見された．ダウノルビシンよりドキソルビシンの方が，抗腫瘍効果，副作用が強いとされている．その後，誘導体として心毒性が軽減したエピルビシン，ピラルビシンなどが開発された．アントラサイクリン系の副作用である心毒性は，総投与量に相関して発生するため，総投与量に制限が設けられている（表5.3）．

表5.3 アントラサイクリン系と抗悪性腫瘍抗生物質の心毒性

薬剤名	総投与量との関係
ドキソルビシン	総投与量が500 mg/m² を超えると，重篤な心筋障害を起こす
ダウノルビシン	総投与量が25 mg/kg を超えると，重篤な心筋障害を起こす
イダルビシン	120 mg/m² を超えてはならない
エピルビシン	総投与量が900 mg/m² を超えると，うっ血性心不全を起こす
アムルビシン	記載なし
ミトキサントロン	総投与量が160 mg/m² を超えると，うっ血性心不全を起こす
アクラルビシン	総投与量が600 mg 以上になると心電図異常の発現頻度が増加する．

［作用機序］アントラサイクリンの作用機序は，①DNAトポイソメラーゼⅡを阻害することによりDNA鎖が切断される．②がん細胞のDNA塩基対間にインターカレーションしてDNAポリメラーゼ，RNAポリメラーゼ阻害作用を示して，DNAやRNAの合成を阻害する．③アントラサイクリンのキノロン基またはハイドロキノロン基において電子を放出することでフリーラジカルが生成され，DNAや細胞膜に酸化的損傷を与える．①の機序が主な作用といわれている．アントラサイクリンは，細胞周期は非特異的である．

［耐性機序］P-糖タンパク質発現亢進，トポイソメラーゼⅡのタンパク質量の減少，トポイソメラーゼⅡの突然変異などがある．

トポイソメラーゼⅡ：
 トポイソメラーゼⅡは，DNA二本鎖を切断し，染色体分裂期にDNA同士が絡み合わないようにする．トポイソメラーゼⅡが阻害されると，切断されたDNAの再結合が阻害され，アポトーシスが誘導される（詳細は5.2.5 植物アルカロイドの5.2.5.1 トポイソメラーゼ阻害薬参照）．

インターカレーション：intercalation

フリーラジカル：free radical

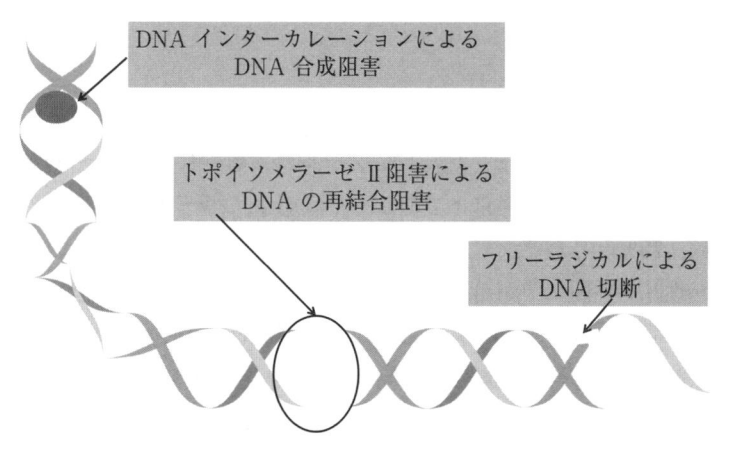

図5.3 アントラサイクリン系抗悪性腫瘍抗生物質の作用機序

ドキソルビシン　エピルビシン　ミトキサントロン

イダルビシン　ダウノルビシン　アクラルビシン

アムルビシン　ピラルビシン

ドキソルビシン：
doxorubicin（DOX）

1）ドキソルビシン

［薬物動態］体内に広く分布する．ただし，血液脳関門は通過しない．主に肝臓で代謝され，水酸化物であるドキソルビシノールに代謝される．40～50％は胆汁排泄．腎臓からの排泄は，10％以下である．半減期は，20～48時間である．タンパク結合率は，75％とされる．

［適応］悪性リンパ腫，肺がん，消化器がん（胃がん，胆のう・胆管がん，膵臓がん，肝がん，結腸がん，直腸がん等），乳がん，膀胱腫瘍，骨肉腫，子宮体がん，悪性骨・軟部腫瘍，悪性骨腫瘍，多発性骨髄腫，小児悪性固形腫瘍

［副作用］主な副作用は，骨髄抑制，脱毛，悪心・嘔吐，食欲不振，口内炎，下痢，心毒性，皮膚毒性，萎縮膀胱，残尿感がある．また，総投与量が 500 mg/m^2 を超えると重篤な心筋障害を起こすことが多いので注意する必要がある．壊死性抗がん

剤であり血管漏出には注意が必要で，血管ルート確保，投与中には慎重な観察が必要になる．

[薬物相互作用] トラスツズマブやマイトマイシンC，パクリタキセルと併用すると心毒性のリスクが増強する．パクリタキセルの後にDOXを投与するとDOXの血中濃度が約30%上昇し，蓄積投与量が340～380 mg/m^{2}程度で心筋障害が起こることがある．

[その他] DOXをPEGリポソームに封入したDDS製剤のリポソームドキソルビシンがある．白金耐性卵巣がんの適応で，DOXと比較して嘔気嘔吐，心毒性が軽減する．手足症候群，投与時の過敏性症候群が，DOXに比べて増強するといわれている．

PEG：
polyethylene glycol
DDS：
drug delivery system

2) ダウノルビシン

[薬物動態] 分布容積が40 L/kgで，多くの組織に分布する．特に，肝臓，腎臓，肺，脾臓，心臓に分布しやすいが，中枢神経への移行はない．血漿タンパク結合率は，60～70%である．肝臓のCYPで活性代謝物であるダウノルビシノールに主に代謝される．DNRとその代謝物は，多くは胆汁中から便中に排泄される．腎排泄は10～20%にすぎない．DNRの半減期は20時間で，ダウノルビシノールの半減期は30～40時間．

[適応] 急性白血病（慢性骨髄性白血病の急性転化を含む）

[副作用] 骨髄抑制，悪心・嘔吐，心筋障害

ダウノルビシン：
daunorubicin（DNR）

3) エピルビシン

[薬物動態] 心毒性軽減を目的に開発されたDOXの誘導体．体内の各組織に速やかに分布するが，血液脳関門は超えない．肝臓のCYPで代謝を受けて，胆汁排泄される．エピルビシノールの活性代謝産物と非活性代謝産物がある．腎排泄は，20%である．エピルビシノールの半減期は20～31時間．体内組織への分布，代謝が速やかで，クリアランスはDOXの約2倍といわれている．タンパク結合率は約80%である．

[適応] 乳がん，胃がん

[副作用] 骨髄抑制，悪心・嘔吐，口内炎，下痢，静脈炎，脱毛，尿色調変化

[薬物相互作用] シメチジンと併用するとEPIのAUCが50%低下するといわれている．

エピルビシン：
epirubicin（EPI）

4) イダルビシン

[薬物動態] 分布容積は64 L/kgで，急速に多くの組織に分布する．血液細胞や骨髄中では，投与後数分以内にピークに達し，血漿中の濃度100倍以上になる．イダルビシンと代謝物であるイダルビシノールのタンパク結合率は90%以上である．肝臓内，肝臓外代謝され，多くは便中に排泄される．腎排泄は15%である．

イダルビシン：
idarubicin（IDR）

半減期は，20時間で活性代謝物のイダルビシノールは45時間である．
[適応] 急性骨髄性白血病（慢性骨髄性白血病の急性転化を含む）
[副作用] 骨髄抑制，悪心，嘔吐，脱毛，心筋障害など

アムルビシン：
amrubicin（AMR）

5) アムルビシン

アムルビシンは，国内で開発されたアントラサイクリンであり，他のアントラサイクリンと異なり，完全合成によるにより開発された製剤である．9位の水酸基の代わりにアミノ基を有し，アミノ糖の部分が異なる構造を有している．

[薬物動態] アムルビシンおよびアムルビシノールの代謝酵素は，NADPH-P450還元酵素，NAD(P)Hキノロン還元酵素，ケトン還元酵素が主なものである．CYPによる関与は，少ないと考えられている．5日間連日静脈投与されたアムルビシン，アムルビシノールを合わせて，尿中排泄は2.4〜19.6%であった．ヒト血漿タンパク結合率は95%前後であった．

[適応] 非小細胞肺がん，小細胞肺がん
[副作用] 骨髄抑制，間質性肺炎，食欲不振，悪心・嘔吐等の消化管障害，脱毛
[薬物相互作用] 潜在的に心毒性を有する他のアントラサイクリン系薬よる前治療歴がある場合や併用療法を行う場合は，心筋障害が増強されるおそれがあるので注意が必要である．

アクラルビシン：
aclarubicin（ACR）

6) アクラルビシン

[体内動態] 臓器移行性が高い．また，タンパク結合率は75%程度であり，肝CYPによって代謝されると考えられている．
[適応] 胃がん，肺がん，乳がん，卵巣がん，悪性リンパ腫，急性白血病
[副作用] 骨髄抑制，心筋障害，食欲不振，悪心・嘔吐等の消化器障害，全身倦怠感など

ミトキサントロン：
mitoxantrone（MIT）

7) ミトキサントロン

[薬物動態] 分布容積は，14 L/kgで血漿タンパク結合率は約80%である．肝臓のCYPで，側鎖のOH基が酸化を受けてモノカルボン酸，ジカルボン酸に代謝される．代謝物には，抗腫瘍作用は見られない．主に，胆汁から25%が排泄され，腎排泄は6〜10%程度．
[適応] 急性白血病（慢性骨髄性白血病の急性転化を含む），悪性リンパ腫，乳がん，肝細胞がん
[副作用] 骨髄抑制，食欲不振，悪心・嘔吐，心毒性，静脈炎

5.2.4.2 その他の抗悪性腫瘍抗生物質製剤

1) マイトマイシン C

マイトマイシンは，1955年北里研究所の秦らによって発見された *Streptomyces caespitosus* から得られた抗腫瘍性抗生物質である．その中から安定性が高く，最も強い抗腫瘍活性を有するマイトマイシンCが紫色の結晶として分離された．

マイトマイシンは，分子構造中にキノン，ウレタン，アジリンの3つの活性基をもつ構造である．

マイトマイシンC：
mitomycin-C（MMC）

マイトマイシンC

[作用機序] MMCは，細胞内で酵素還元されて複数の活性代謝物となり，DNAへの架橋形成，アルキル化，フリーラジカルによるDNA鎖切断により抗腫瘍効果を示すと考えられている．細胞周期非特異的に作用する．

[耐性機序] 多剤耐性遺伝子の発現による，薬物の細胞外への排出が示唆されている．アントラサイクリン系薬とビンカアルカロイドなどに交差抵抗性を示すとされている．

[適応] 慢性リンパ性白血病，慢性骨髄性白血病，胃がん，結腸・直腸がん，肺がん，膵がん，肝がん，子宮頸がん，子宮体がん，乳がん，頭頸部腫瘍，膀胱腫瘍

[副作用] 骨髄抑制，悪心・嘔吐，溶血性尿毒症症候群，間質性肺炎，肝障害，腎障害，発熱，視野混濁，手足のしびれなど

[薬物動態] 脳を除く全身の組織に分布する．主として肝臓で代謝され，一部腎臓でも代謝される．

[薬物相互作用] ビンカアルカロイド系抗悪性腫瘍薬（ビンデシンなど）との併用で，息切れおよび気管支痙攣が起こることがある．

2) ブレオマイシン

ブレオマイシンは，1965年に梅沢浜夫らによって発見された抗腫瘍性抗生物質で，福岡県嘉穂郡の土壌から分離された放線菌 *Streptomyces verticillus* から産生された．

ブレオマイシン：
bleomycin（BLM）

[作用機序] ブレオマイシンの作用機序は，DNA合成阻害およびDNA鎖切断作用である．ブレオマイシンのDNA鎖切断作用は，鉄イオンの添加により促進され，

反応系からの酸素の除去により阻害される．ブレオマイシンと二価鉄イオンとがキレートし，二価鉄ブレオマイシン錯体となる．この二価鉄ブレオマイシン錯体は，DNAと結合した状態で酸素を活性化し，活性化された酸素によってDNAが切断される．作用は，G2期に特異的である．

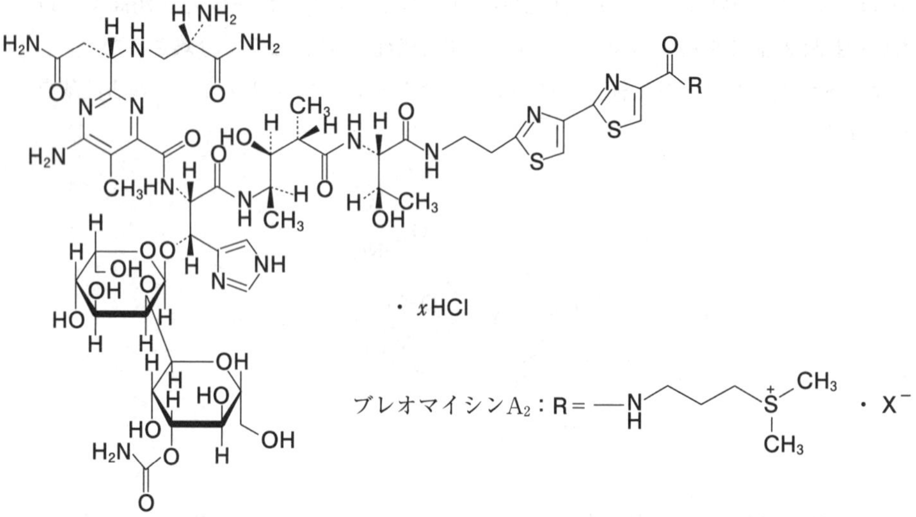

ブレオマイシンA_2：R = —NH—CH$_2$CH$_2$CH$_2$—S$^+$(CH$_3$)$_2$ ・ X$^-$

ブレオマイシン

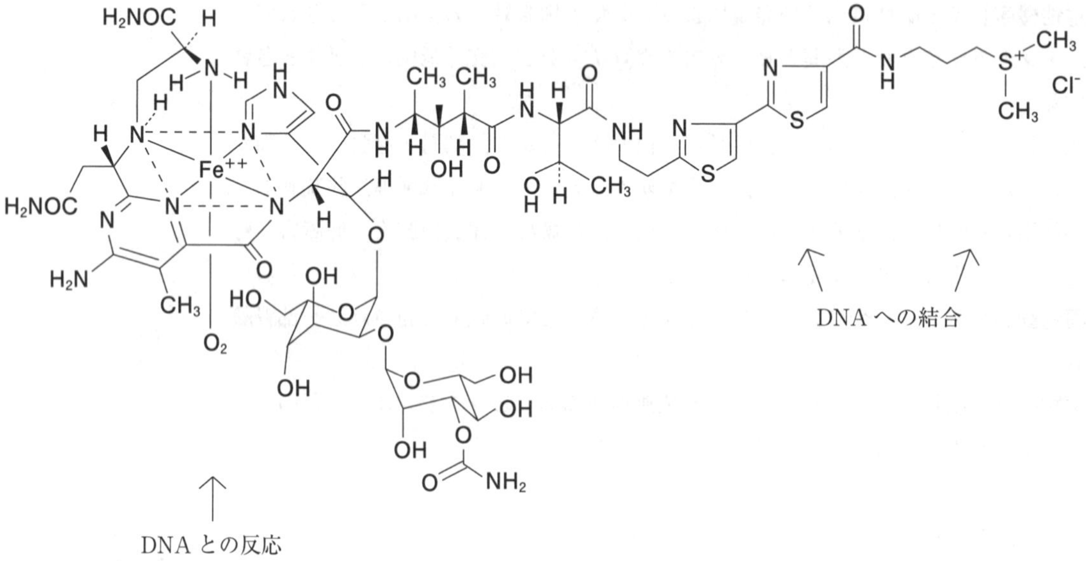

図5.4　ブレオマイシンの作用機序

[耐性機序] DNA修復酵素の発現増加や細胞内への取り込み減少などが提唱されている．

[薬物動態] 50～70%は，未変化体のまま尿中に排泄される．それ以外のBLMは

組織内のアミノペプチターゼで代謝され，代謝物は尿中に排泄される．ブレオマイシンは透析により除去されない．

[適応] 皮膚がん，頭頸部がん，肺がん，食道がん，悪性リンパ腫，子宮頸がん，神経膠腫，甲状腺がん，胚細胞腫瘍

[副作用] 用量規制因子は過敏症状と肺毒性である．特に蓄積毒性である肺繊維症は，総投与量は 300 mg（力価）を超えないようにする．150 mg/m^2 未満で 6.5％，151〜300 mg で 10.2％，301 mg 以上で 18.8％と総投与量の増加に伴い発現率の増加が認められている．その他に頻度が高い毒性として皮膚色素沈着がある．その他に爪の変形・変色，皮膚の発熱・悪寒，脱毛，食欲不振・体重減少など

[薬物相互作用] ジゴキシンやフェニトインを持続投与されている場合は，BLM 投与でこれらの薬物血中濃度が低下することがある．シスプラチンとの併用で BLM の代謝が遅れるとの報告がある．

3）アクチノマイシン D

アクチノマイシン D：
actinomycin D
（ACT-D）

アクチノマイシン D は，放線菌 *Streptomyces paruvullus* によって産出されるアクチノマイシン混合物中の主成分である．ポリペプチド鎖と平面フェノキサゾン発色団が，結合している．

[作用機序] DNA 二本鎖の間に，架橋を形成し，RNA ポリメラーゼよる転写反応を抑制して，抗腫瘍効果を発揮するといわれている．また，トポイソメラーゼⅡを阻害する作用による，DNA 鎖を切断することも知られている．

[耐性機序] P-糖タンパク質の発現による，薬物の細胞外への排出が示唆されている．

[薬物動態] 全身の組織に速やかに分布する．脳脊髄液にはほとんど分布しない．肝臓で一部代謝を受けるが，多くは未変化体のまま胆汁や尿中に排泄される．

[適応] ウィルムス腫瘍，絨毛上皮腫，破壊性胞状奇胎，小児悪性固形腫瘍（ユーイング肉腫ファミリー腫瘍，横紋筋肉腫，腎芽腫その他腎原発悪性腫瘍）

[副作用] 骨髄抑制，食欲不振，悪心・嘔吐，口内炎等の消化器症状，脱毛，色素沈着等の皮膚症状，全身倦怠感，神経過敏

アクチノマイシン D

5.2.5 植物アルカロイド

植物成分の中には強い毒性を示すものがあり，この強い毒性を応用し，抗がん剤として利用したものが植物アルカロイドである．植物アルカロイドは，DNA合成に作用することでがん細胞の増殖を抑制し死滅させる．植物アルカロイドによる細胞抑制の機序としては，主にDNA複製に関与する酵素をトポイソメラーゼ阻害と細胞内に存在する微小管に対する作用の2つに分けられる．

5.2.5.1 トポイソメラーゼ阻害薬

トポイソメラーゼは，DNAの2本鎖らせん構造によるひずみを解消する酵素であり，DNAの選択された領域をほどくことにより，DNA複製，転写などの細胞増殖に必須の酵素である．トポイソメラーゼⅠ型とⅡ型があり，トポイソメラーゼⅠの阻害薬としては，カンプトテシンの誘導体として，イリノテカン，ノギテカン，トポイソメラーゼⅡの阻害薬としては，エトポシド，ソブゾキサンがある．

カンプトテシンは1966年に米国のWallらによって，中国原産の植物である喜樹 *Camptotheca acuminata* から抽出・単離され，高い抗腫瘍活性と広い抗腫瘍スペクトラムを有することが見出された．その後，米国立がん研究所（NCI）によって，がん化学療法剤として開発が進められたが，期待した効果が得られなかった上に強い骨髄機能抑制と出血性膀胱炎等の副作用を発現することが認められ，開発

カンプトテシン

イリノテカン

ノギテカン

エトポシド

は断念された．1983年日本において，カンプトテシンの活性を高め，かつ毒性を軽減した水溶性誘導体，イリノテカン塩酸塩水和物が合成された．カンプトテシンの安全性の向上を主たる目的として各種カンプトテシン誘導体を合成し，カンプトテシンの毒性を軽減し，かつ各種腫瘍モデルに対し広範囲な抗腫瘍スペクトラムを有するノギテカン塩酸塩が合成された．

エトポシドはメギ科の植物 *Podophyllum peltatum* あるいは *P. emodi* の根茎から抽出したポドフィロトキシンから半合成されたトポイソメラーゼⅡ阻害薬である．

[作用機序] トポイソメラーゼは，DNA鎖の切断と再結合という触媒反応を行い，DNAの高次構造を変換する酵素であり，Ⅰ型，Ⅱ型に大別され，Ⅰ型はDNAの一本鎖切断・再結合を，Ⅱ型はDNAの二本鎖切断・再結合に分類されている．

トポイソメラーゼⅠ阻害薬は，トポイソメラーゼⅠによる一本鎖切断部位に形成される複合体に結合しDNA切断安定化させることでDNA再結合を阻害する．切

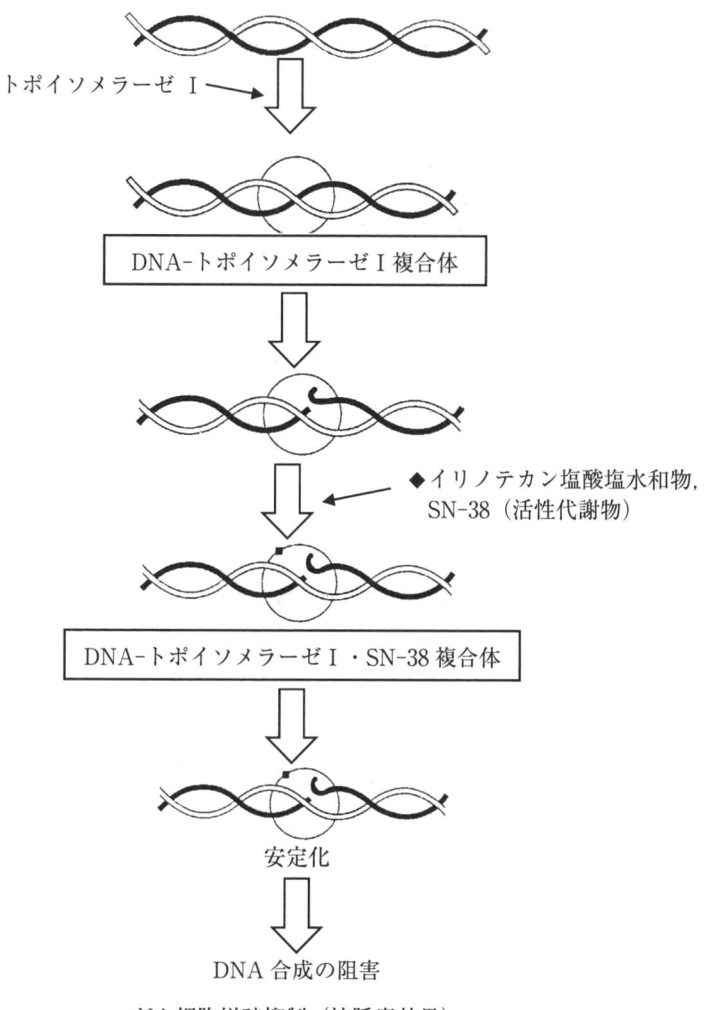

図5.5 トポイソメラーゼⅠの阻害様式
(トポテシン 総合製品情報概要 2014年2月より)

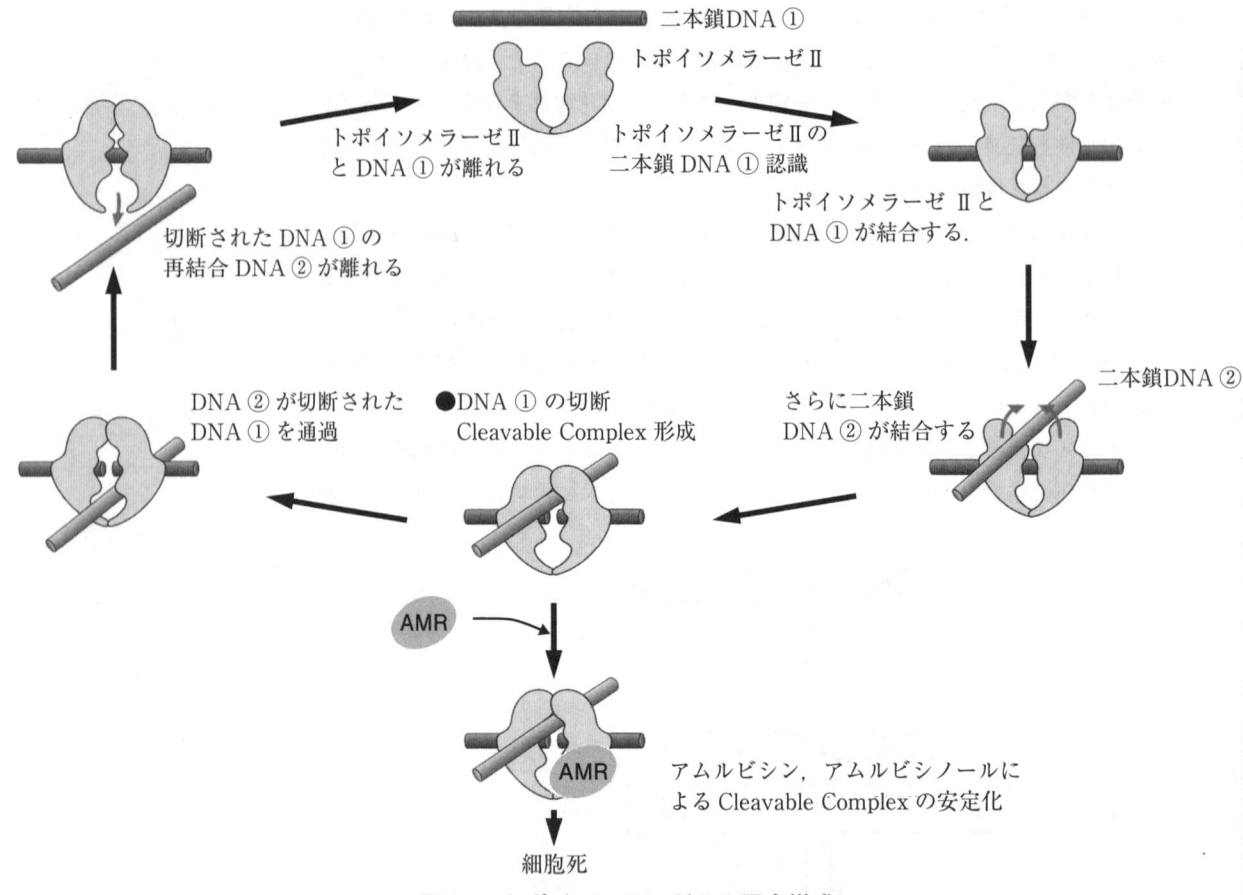

図5.6 トポイソメラーゼIIの阻害様式
(Berger, J. M., et al (1996) Nature **379**, 225 より作図)

断されたDNAはやがて細胞死する．殺細胞効果は，細胞周期のS期に特異的に作用する．

トポイソメラーゼII阻害薬は，トポイソメラーゼIIによる二本切断部位に形成される複合体に結合し複合体を形成することでDNA再結合を阻害する．切断されたDNAは，やがて細胞死する．殺細胞効果は細胞周期のS期とG2期の細胞が最も感受性が高い．

[耐性機序] P-糖タンパク質などの排出トランスポータの高発現による細胞内から細胞外への薬剤の排出の促進や，トポイソメラーゼの活性低下が耐性の原因となる．

P-糖タンパク質：
 P-glycoprotein

1) イリノテカン

イリノテカン：
 irinotecan (CPT-11)
UDP-グルクロン酸転移酵素：
 uridine diphosphate glucuronosyl transferase
 UGTと略す．

[薬物動態] イリノテカンは，プロドラックであり腫瘍内に取り込まれてカルボキシルエステラーゼにより加水分解を受けて側鎖が切断されると，活性代謝物であるSN-38に変換され未変化体の100倍から1000倍の活性を有する．SN-38は，肝臓のUDP-グルクロン酸転移酵素によりグルクロン酸抱合され解毒され，SN-38グルクロン酸抱合体 (SN-38G) となり胆汁中に排泄される．

脳，中枢神経，生殖組織を除く全身の組織に分布する．特に腎，副腎，甲状腺，膵，肺などの腺組織では血漿中濃度の13〜25倍以上の高い濃度を示す．

未変化体のヒト血漿タンパク結合率は30〜40％と比較的低く，SN-38は92〜96％と高い．

［適応］小細胞肺がん，非小細胞肺がん，子宮頸がん，卵巣がん，胃がん，結腸・直腸がん，乳がん，有棘細胞がん，悪性リンパ腫，小児悪性固形腫瘍，治癒切除不能な膵がん

［副作用］骨髄抑制，下痢，悪心・嘔吐，間質性肺炎などがある．骨髄抑制に関しては，緊急安全性情報が出ており，頻回な臨床検査が求められている．

早発性の下痢は，コリン様作用によるもので抗コリン薬を用いる．遅発性の下痢は，イリノテカンの代謝物による SN-38G が腸管上皮に再吸収されて，腸管の腸内細菌のもつ β-グルクロニダーゼにより脱抱合を受け SN-38 となり腸管を刺激することによるといわれている．

［薬物相互作用］CPT-11 の一部は CYP3A4 で代謝されるため，CYP3A4 阻害剤であるアゾール系抗真菌剤，マクロライド系抗生剤との併用により，CPT-11 の血中濃度が上昇する可能性がある．また，CYP3A 誘導体であるフェニトイン，リファンピシンなどにより CPT-11 の血中濃度が低下する可能性がある．CYP3A4 での代謝はわずかであり，相互作用の臨床的影響は少ないと考えられている．

［その他］SN-38 の解毒に関与している，UDP-グルクロン酸転移酵素（UGT）にはいくつかの分子種があり，特に UGT1A1 が特に関与している．UGT1A1 には，

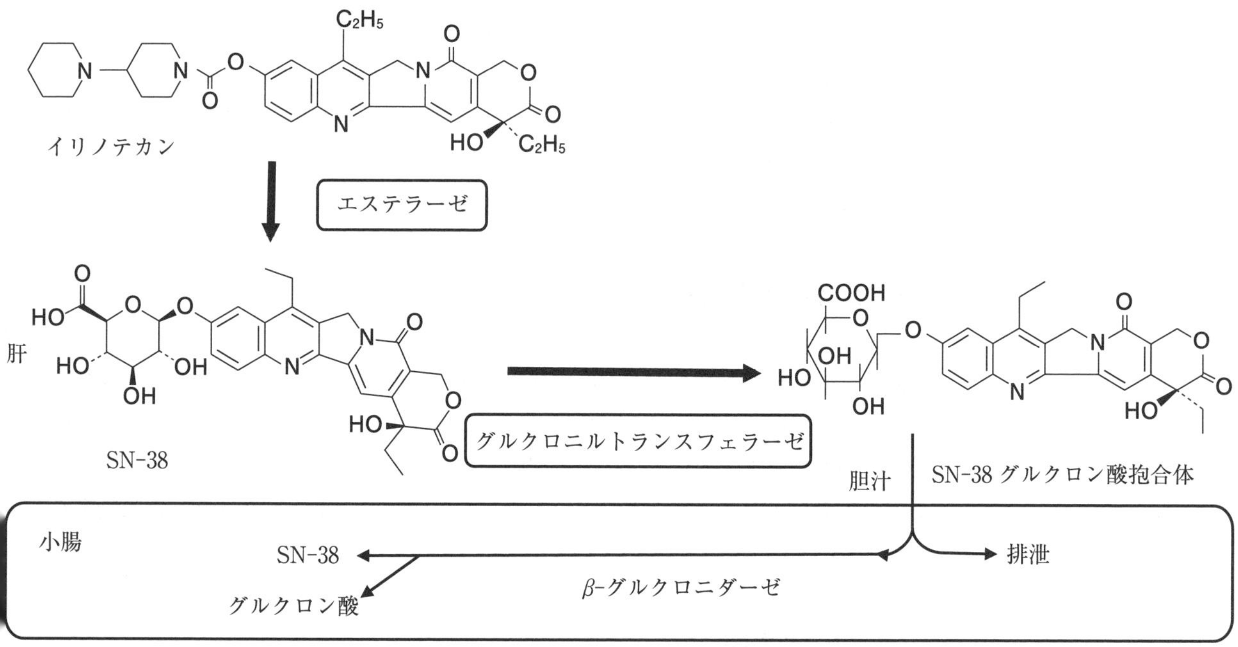

図 5.7　イリノテカンの代謝経路

イリノテカンの遅発性の下痢は，SN-38 のグルクロン酸抱合体が腸管内の β-グルクロニダーゼにより SN-38 に脱抱合され濃度依存的に Cl^- イオンが分泌を増加させ，腸管粘膜の細胞障害をきたし下痢を起こす．
（漢方医学 Vol 20 No5, p.147, 1996 を改変）

多くの遺伝子多型がある．その中で UGT1A1*28 と UGT1A1*6 は，発現量が減少し影響を与える．そのため変異がある場合は，グルクロン酸抱合能が低下し，SN-38 の代謝が遅延し重篤な好中球減少や下痢が発症する可能性が高くなる．2008 年 7 月に UGT1A1 遺伝子多型のアッセイキットは承認を受け，保険適応されている．ただし多型がある場合の減量基準は，明確にされていない．

2）ノギテカン

ノギテカン：nogitecan

［薬物動態］半合成カンプトテシン誘導体で，中枢神経を除く各組織に速やかに分布する．特に肝，腎，膵および副腎に多く分布する．排泄経路は尿中とされ，投与後 24 時間後までに投与量の 40〜60％が尿中より排泄される．ヒト血漿タンパク結合率は 30％台と低い．

［適応］小細胞肺がん，非小細胞肺がん

［副作用］骨髄抑制，消化器毒性など．ノギテカンは，未変化体自体が活性体であるため腸肝循環しないことから，下痢があまり問題とはならない．

［薬物相互作用］プロベネシドなどの腎陰イオン輸送系阻害剤やシスプラチンのような腎クリアランスが低下する可能性がある薬剤との併用には注意が必要である．

3）エトポシド

エトポシド：etoposide（VP-16）

トポイソメラーゼⅡ阻害作用をもつ半合成の抗がん薬である．

［薬物動態］注射剤，経口剤とも消化管およびその内容物に高濃度に分布する．次いで肝臓，腎臓に分布する．血液脳関門にはほとんど通過しない．

肝臓の CYP3A4 により代謝され，胆汁中に排泄される．血漿タンパク結合率は，90％前後である．

［適応］肺小細胞がん，悪性リンパ腫，急性白血病，睾丸腫瘍，膀胱がん，絨毛性疾患，胚細胞腫瘍，小児悪性固形腫瘍

［副作用］骨髄抑制，消化器毒性，脱毛など．

5.2.5.2　微小管阻害薬

微小管は，有糸分裂における紡錘体の形成や細胞内小器官の物質輸送に大きな役割をになっている．植物アルカロイドは，この微小管を阻害する作用が高く，細胞分裂の盛んな微小管の形成と分解は同時に生じていて，その平衡を保っている．ビンカアルカロイド系は微小管形成（重合）を阻害し，タキサン系は微小管脱重合を阻害する．

1）ビンカアルカロイド

ニチニチソウ *Catharanthus roseus* から抽出されたアルカロイドで，最初は糖尿病治療薬を目的として化学的ならびに薬理的研究が行われたが，その毒性が強いた

第 5 章 悪性腫瘍に対する薬物治療

め抗がん作用の研究へと転換された．ビンクリスチン（VCR）とビンブラスチン（VLB）は，インドール核とジヒドロインドール核をもつ．

[作用機序] 微小管では，αチュブリンとβチュブリンのヘテロ二量体として存在して，重合し微小管を形成，脱重合を行っている．ビンカアルカロイド系薬物は，βチュブリンと結合し，βチュブリンがαチュブリンと重合するチュブリンヘテロ二量体の生成を阻止して微小管形成を阻害する．微小管を崩壊させて，細胞分裂を阻止する．細胞周期の M 期に紡錘体を形成を阻止する．神経軸索の微小管にも作用し，神経細胞内輸送の減少と軸索の変性をきたし，神経毒性を起こす．

[耐性機序] P-糖タンパク質の細胞外排出とチュブリン構造の変化による感受性の低下などが考えられる．

抽出　ビンクリスチン

抽出　ビンブラスチン

合成　ビンデシン

半合成　ビノレルビン

a. ビンクリスチン

ビンクリスチン：vincristine（VCR）

[薬物動態] 広範な組織に分布する．血液脳関門にはほとんど通過しない．肝代謝，肝排泄で，CYP3A4 が主な代謝酵素であり，12％が尿中，70％が便中に排泄される．血漿タンパク結合率は，46％である．

[適応] 白血病，悪性リンパ腫，小児腫瘍，多発性骨髄腫，悪性星細胞腫，乏突起膠腫成分を有する神経膠腫

[副作用] 末梢神経障害（ビンクリスチンの総投与量が 15～20 mg になると発現頻度と重症度が増加する），脱毛，便秘，抗利尿ホルモン分泌異常など

末梢神経障害では，投与中止，投与量の減量で対応する．ビンクリスチンは，高度な便秘を招く．ビンデシンが重篤な便秘を発現しないため代用する場合もある．

血管外漏出により，炎症，硬結，壊死を起こすので，漏出が疑われる場合は直ちに投与を中止し，適切な処置が必要である．

[相互作用] CYP3A4 により代謝される．CYP3A4 阻害剤である，アゾール系抗真菌薬，マクロライド系抗生物質，フェニトインとの併用により，VCR の血中濃度が上昇する可能性がある．

b. ビンブラスチン

ビンブラスチン：vinblastine（VLB）

[薬物動態] 長い消失半減期と大きいクリアランス，分布容積，肝代謝，胆汁排泄が特徴的で，個体内および個体間の差が大きい．タンパク結合率は 43～99.7％，各組織における単位重量当たりの放射活性は，投与 2 時間後では，肺，肝，脾，腎，骨髄などに，また 24 時間後では，脾，肝，胸腺，腸，骨髄などに分布する．

[適応] 悪性リンパ腫，絨毛性疾患，再発または難治性の胚細胞腫瘍，ランゲルハンス細胞組織球症

[副作用] 骨髄抑制，知覚異常，末梢神経炎，痙攣，イレウス，消化管出血，アナフィラキシー様症状，心筋虚血，脳梗塞，難聴，呼吸困難，気管支痙攣，抗利尿ホルモン不適合分泌症候群，間質性肺炎

[相互作用] CYP3A4 により代謝される．CYP3A4 阻害剤であるアゾール系抗真菌薬，マクロライド系抗生物質，フェニトイン，シメチジンとの併用により副作用が増加する．他の白金製剤との併用で神経系副作用が増強する．マイトマイシン C との併用時に呼吸困難および気管支痙攣が発現しやすいことが報告されている．

c. ビンデシン

ビンデシン：vindesine（VDS）

ビンブラスチン硫酸塩を化学的に修飾して得られた半合成ビンカアルカロイドである．

[体内動態] 組織移行性は高く，タンパク結合率は 60％ 程度である．CYP3A4 により代謝されると考えられている．

[適応] 急性白血病（慢性骨髄性白血病の急性転化を含む），悪性リンパ腫，肺がん，食道がん

[副作用] 骨髄抑制，抗利尿ホルモン不適合分泌症候群，麻痺性イレウス，消化器障害，脱毛，末梢神経障害など

[その他] 薬液が血管外に漏れると注射部位に硬結・壊死を起こすことがあるので，注意が必要である．

d. ビノレルビン

ビノレルビン：vinorelbine（VNR）

ニチニチソウの茎，葉，根から抽出された成分から半合成されたビンカアルカロイドである．従来のビンカアルカロイドと同じビンドリン構造を有するが，カタランチン部分の骨格が異なり，脂溶性で肺組織への移行は良好である．

[薬物動態] 脳以外への組織移行は良好である．血漿中の濃度に対する肺組織内濃

度は300倍で，組織への移行は良好である．CYP3A4により代謝され，16〜30％が尿中に，33〜80％は胆汁中に，ほとんどが未変化体として排泄される．

［適応］非小細胞肺がん，手術不能または再発乳がん

［副作用］骨髄抑制，間質性肺炎，嘔気，食欲不振，嘔吐，静脈炎など．従来のビンカアルカロイド系に比べて神経軸索微小管よりも有糸分裂微小管に選択性が高いため，神経毒性が低い．組織障害作用が強く，血管外漏出時には強い炎症を惹起し，潰瘍形成などに至ることもあるため投与時は注意が必要である．

［相互作用］CYP3A4により代謝される．

［その他］血管痛，静脈炎を起こすことがあるので，注射部位，注射方法等に十分注意し，投与後は補液等により薬液を十分洗い流す．

2）タキサン系抗悪性腫瘍薬

タキサンは，イチイ科植物から産出されるテルペノイドの総称であり，太平洋イチイ *Taxus brevifolia*（イチイ科）の樹皮抽出液から単離されたパクリタキセルと，ヨーロッパイチイ *Taxus baccata* の針葉抽出物である 10-デアセチルバッカチンⅢを原料として半合成されたドセタキセルがある．パクリタキセルは，その後環境保護の観点から，イチイ科の植物（*Taxus baccata*）の針葉または小枝から抽出される 10-デアセチルバッカチンⅢを原料として半合成により得て製造されている．

［作用機序］チュブリンの重合を促進し，安定な微小管を形成するとともに，その脱重合を抑制する．また，細胞内において形態的に異常な微小管束を形成することにより細胞の有糸分裂を停止させ，抗腫瘍効果を発揮する．主に，G2期からM期にかけて細胞分裂を阻止する．

［耐性機序］微小管重合に影響を与えると，分裂期紡錘体に異常を引き起こし紡錘体チェックポイントが活性化する．しかし，紡錘体チェックポイント分子に何らか

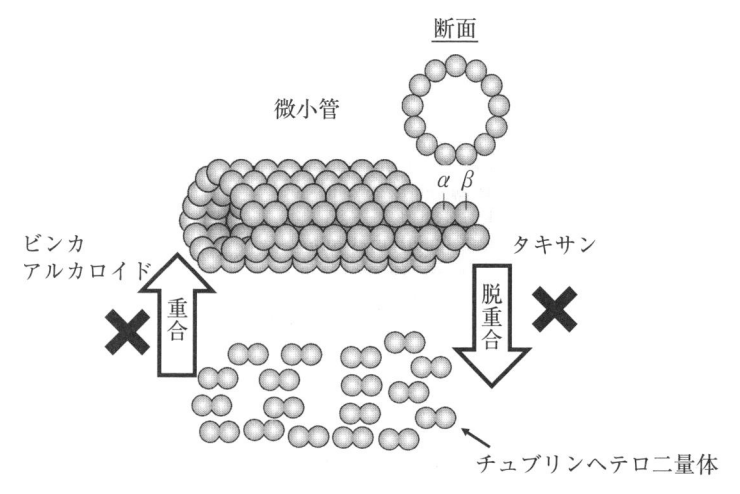

図 5.8　微小管阻害薬の作用機序

の質的量的異常が加わると，紡錘体チェックポイントが活性化できず，耐性化に繋がると考えられている．

P-糖タンパク質の細胞外排出による有効な濃度にならない機序による耐性化も考えられている．

10-デアセチルバッカチンⅢ

パクリタキセル

ドセタキセル

エリブリン

パクリタキセル：
　paclitaxel（TXL）

用量制限毒性：
　dose-limiting toxicity
　（DLT）

a. パクリタキセル

[薬物動態] 脳，中枢神経を除く広範な組織に分布する．肝臓で代謝され，主経路としてCYP2C8，CYP3A4が代謝酵素であり，主として胆汁を経由し消化管へ大半が排泄される．尿中排泄は，10％未満で，血漿タンパク結合率は，88～98％である．

[適応] 乳がん，非小細胞肺がん，胃がん，頭頸部がん

[副作用] 用量制限毒性である白血球減少，好中球減少などの骨髄抑制，脱毛，末梢神経障害などがある．難水溶性であることから溶解剤にポリオキシエチレンヒマ

シ油が用いられていて，この物質が起因といわれている過敏症状（呼吸困難，血圧低下，血管性浮腫，蕁麻疹，顔面紅潮，紅斑，胸痛，頻脈など）を防ぐため，前投薬を必要とする．添加物として無水エタノールを含有するため，アルコールによる中枢神経への影響が強く現れるおそれがあるため，事前に問診する必要がある．点滴用セット等で本剤の溶解液が接触する部分に，可塑剤としてDEHP〔フタル酸ジ-(2-エチルヘキシル)〕を含有しているものを使用すると溶剤の影響で溶出されることがあるため使用を避ける．

［相互作用］シスプラチン（CDDP）との併用においては，CDDPの後にパクリタキセルを投与した場合，TXLのクリアランスが低下し，TXLの血中濃度が上昇し，骨髄抑制が増強するおそれがある．CYP2C8，CYP3A4に関与する薬物と相互作用が考えられる．アゾール系抗真菌薬（ミコナゾール等），マクロライド系抗生物質（エリスロマイシン等），ステロイド系ホルモン薬（エチニルエストラジオール等），ジヒドロピリジン系カルシウムチャネルブロッカー（ニフェジピン等），シクロスポリン，ベラパミル塩酸塩，キニジン硫酸塩水和物，ミダゾラムによりパクリタキセルの代謝が阻害され，パクリタキセルの血中濃度が上昇するため，併用により骨髄抑制等の副作用が増強するおそれがある．

［その他］人血清アルブミンにパクリタキセルを結合させナノ粒子化したパクリタキセル製剤（Nab-paclitaxel）が開発され，製品化されている．この製剤は，従来のパクリタキセル製剤の溶媒（ポリオキシエチレンヒマシ油および無水エタノール）を使用せず，生理食塩液で懸濁し投与することが可能となった．その結果，過敏症予防のためのステロイド剤や抗ヒスタミン剤の前投薬が必須ではなくなり，点滴時間の短縮，アルコール過敏症患者への投与が可能になるなどの利便性が得られ，さらに有効性の向上も確認されている．現在，乳がん，胃がん，非小細胞肺がん，治癒切除不能な膵がんに適用されている．

b. ドセタキセル

ドセタキセル： docetaxel（DTX）

［薬物動態］広範な組織に分布するが，脳にはほとんど分布しない．腎排泄はわずか中枢神経を除く広範な組織に分布する．肝臓で代謝され，CYP3A4が主な代謝酵素であり，主として胆汁を経由して便中へ排泄される．DTXの血漿タンパク結合率は，96％である．

［適応］乳がん，非小細胞肺がん，胃がん，頭頸部がん

［副作用］好中球減少，過敏症，体液貯留，皮膚毒性，脱毛，消化器毒性，末梢神経障害

［相互作用］CYP3A4により代謝される．アゾール系抗真菌薬（ミコナゾール等），マクロライド系抗生物質（エリスロマイシン等），シクロスポリンとの併用によりドセタキセルの血中濃度が上昇する可能性がある．

3）その他の微小管阻害薬

エリブリン

エリブリン：
eriblulin

　1980年代に上村・平田らにより，神奈川県三浦半島の油壺で採取された海綿動物のクロイソカイメン *Halichondria okadai* Kadota から単離，構造決定された halichondrin B の合成誘導体で新規抗悪性腫瘍薬である．エリブリンメシル酸塩は，微小管のプラス端（伸長端）のみに結合し，チュブリンの重合を阻害して微小管の伸長を抑制する．一方，微小管の短縮（脱重合）には作用しない．その結果，微小管ダイナミクスが阻害され，正常な紡錘体が形成されない．選択性，親和性が高く不可逆的で効率的に作用するため，他の微小管阻害薬に比較して低濃度で抗腫瘍活性が得られると考えられている．

［適応］手術不能または再発乳がん

［副作用］好中球減少，発熱，感染症合併，食欲不振，末梢神経障害，肝機能障害，間質性肺炎，脱毛，嘔吐，口内炎，味覚障害

　国内の第Ⅱ層試験において，grade 3 以上の好中球減少が約95％，好中球減少症が14％に認められていた．末梢神経障害は約30％で認められている．

［相互作用］CYP3A4 により代謝される．

5.2.6　ホルモン薬

　乳がん，前立腺がん，子宮内膜がんは，増殖過程において性ホルモンが大きく関与している．

　これらの腫瘍の治療に関しては，ホルモンの関連の薬剤を用いて治療が行われる．ホルモン療法薬ではホルモンの働きを抑えることで効果を発揮する薬剤である．

　乳がんは，女性ホルモンであるおよそ7割以上が受容体をもっており，エストロゲン受容体，プロゲステロン受容体が存在することで治療効果に大きく影響するといわれている．また，閉経前と閉経後で，女性ホルモンの産生される経路も異なるため使用する薬剤が異なる．

　閉経前では，卵巣においてエストゲンが分泌される．閉経後では，副腎皮質から分泌する男性ホルモンがアロマターゼ酵素に働いてエストロゲンが生成される．閉経前には，エストロゲンの分泌を抑制するLH-RH アゴニスト製剤を，閉経後にはエストロゲンがつくられるのを防ぐアロマターゼ阻害薬を用いる．抗エストロゲン薬は，エストロゲンの作用をブロックするため閉経の前後に関係なく使える．

　前立腺がんでは，男性ホルモンであるアンドロゲンが増殖因子であり，アンドロゲンの働きを抑えるLH-RH アゴニストが主に使用される．さらに抗アンドロゲン薬と併用することが多い．またテストステロンの合成を阻害するエストロゲン製剤がある．

　合成黄体ホルモン薬は，抗エストロゲン作用と抗ゴナドトロピン作用があり，乳がんや子宮内膜がんに用いられる．

5.2.6.1 抗エストロゲン薬

非ステロイド性の抗エストロゲン薬で，トランススチルベンと N,N-ジメチルエチルアミン構造をもつ．

［作用機序］乳がん組織などのエストロゲンレセプターに対しエストロゲンと競合的に結合し，抗エストロゲン作用を示すことによって作用を発揮する．

タモキシフェン

トレミフェン

1） タモキシフェン

［代謝］未変化体から N-デスメチルタモキシフェンへの脱メチル化には主にCYP3A4が関与し，それに続く活性代謝物エンドキシフェン（4-OH-N-デスメチルタモキシフェン）への水酸化には主にCYP2D6が関与すると考えられている．4-OH-タモキシフェンはタモキシフェンの100倍以上の活性を示すと考えられている．尿中および便中より排泄される．

［適応］乳がん（NCCAガイドラインでは，エストロゲン受容体陽性の閉経前乳がんの標準的治療に推奨されている）

［副作用］白血球減少，血小板減少，視力異常，血栓塞栓症，重篤な肝障害，ほてり・潮紅，高トリグリセライド血症，アナフィラキシー，皮膚粘膜眼症候群（Stevens-Johnson症候群），子宮体がん，子宮肉腫，子宮内膜ポリープ，子宮内膜増殖症，子宮内膜症がみられることがあるので，本剤投与中および投与終了後の患者は定期的に検査を行うことが望ましい．

［相互作用］CYP3A4およびCYP2D6により代謝されることから，タモキシフェンがワルファリンの肝臓での代謝を阻害する可能性がある．またリファンピシンにより，CYP3A4が誘導され，タモキシフェンの代謝が促進される．パロキセチンの併用により乳がんによる死亡リスクが増加したとの報告がある．CYP2D6阻害作用によりパロキセチンの活性代謝物の血漿中濃度が低下したとの報告がある．

タモキシフェン：
tamoxifen（TAM）

トレミフェン：
toremifene

2）トレミフェン

［代謝］CYP3A4で代謝され，N-デスメチルトレミフェン血中主代謝物となる．主排泄経路は糞中より排泄される．

［適応］閉経後乳がん．既治療例（薬物療法および放射線療法などに無効例）に対しては，120 mgを1日1回経口投与する．

［副作用］血栓塞栓症，静脈炎，肝機能障害，黄疸，子宮筋腫等がある．妊婦および授乳婦は禁忌．

5.2.6.2　LH-RH アゴニスト製剤

黄体形成ホルモン放出ホルモン（LH-RH）受容体を標準として開発が行われた．天然型 LH-RH は，10個のアミノ酸から構成されるデカペプチドである．ゴセレリンは，天然型の6位のグリシンを O-tert-ブチル-d-セリンに，10位のグリシンをセミカルバジドに置換した誘導体である．リュープロレリンは，6位のグリシンを D-ロイシンに，9位のプロリン，10位のグリシンを N-エチルプロリンアミドに置換した誘導体である．

```
                          1      2    3    4    5    6          7    8    9      10
天然型LH-RH    5-oxo-Pro-His-Trp-Ser-Tyr-Gly-Leu-Arg-Pro-Gly-NH₂

リュープロレリン   5-oxo-Pro-His-Trp-Ser-Tyr-D-Leu-Leu-Arg-Pro-NHC₂H₅

ゴセレリン     5-oxo-Pro-His-Trp-Ser-Tyr-D-Ser(t-Bu)-Leu-Arg-Pro-NHCONH₂
```

［作用機序］視床下部から分泌され，投与初期には受容体を刺激するため下垂体の受容体にLH-RH結合して性腺刺激ホルモンの黄体形成ホルモン（LH）と濾胞ホルモン（FSH）の分泌を促し分泌が増加する．継続的刺激により受容体のダウンレギュレーションを引き起こし，ホルモンの分泌は抑制される．その結果，卵巣摘出，精巣摘出と同じレベルまで，血中エストロゲン，テストステロンの濃度を低下し，乳がんや前立腺がんに対し抗腫瘍効果を発揮する．高活性LH-RH誘導体であるリュープロレリン酢酸塩を反復投与することで，初回投与直後一過性に下垂体-性腺系刺激作用（急性作用）後，下垂体において性腺刺激ホルモンの産生・放出が低下する．さらに，精巣および卵巣の性腺刺激ホルモンに対する反応性が低下（desensitization）するため，テストステロンおよびエストラジオール産生能が低下する（慢性作用）．放出活性は天然のLH-RHの約100倍であり（in vitro），その下垂体-性腺系機能抑制作用は天然のLH-RHより強い．リュープロレリン酢酸塩が，LH-RHと比較してタンパク分解酵素の抵抗性が高く，LH-RHレセプター

に対する親和性が高いことによると考えられている．また，徐放製剤であることから，常時血中にリュープロレリン酢酸塩を放出して効果的に精巣や卵巣の反応低下をもたらして下垂体-性腺系機能抑制作用を示す．

1）ゴセレリン

［薬物動態］各組織で加水分解され代謝される．排泄は投与量の90％以上が48時間以内に尿中に排泄される．

［適応］3.6 mg デポ製剤は閉経前乳がん，前立腺がんに適応があり，前腹部に4週（28日）ごと1回皮下投与する．10.8 mg デポ製剤は前立腺がんに適応があり，前腹部に12〜13週ごとに1回皮下投与する．

［副作用］アナフィラキシー様症状，間質性肺炎，肝機能障害，黄疸，前立腺がん・乳がんの随伴症状の増悪，注射部位反応（出血，血腫，硬結，疼痛等），更年期症状，性欲減退，女性化乳房など

［その他］フレア現象を起こすことがあるので投与初期には注意が必要である．

ゴセレリン：
goserelin

デポ製剤：
depot 効力を持続させるために成分が徐々に排出されるように設計された製剤．

2）リュープロレリン

［薬物代謝］各組織で加水分解され尿中に排泄される．一部は，CO_2として呼気にも排泄される．

［適応］3.75 mg 製剤は閉経前乳がん，前立腺がんに適応があり，前腹部に4週（28日）ごと，11.25 mg SR 製剤は12週ごとに皮下投与する．

［副作用］アナフィラキシー様症状，間質性肺炎，肝機能障害，黄疸，前立腺がん・乳がんの随伴症状の増悪，注射部位反応（出血，血腫，硬結，疼痛等），更年期症状，性欲減退，女性化乳房など

［その他］フレア現象を起こすことがあるので投与初期には注意が必要である．

リュープロレリン：
leuprorelin

5.2.6.3 アロマターゼ阻害薬

閉経後においては，閉経前は卵巣よりエストロゲンが分泌されるが，卵巣機能が廃絶した閉経後では副腎由来のアンドロゲン（男性ホルモン）にアロマターゼが働いてエストロゲンに変換される．ホルモン受容体陽性の閉経後乳がんの治療薬として開発された．

［構造］アロマターゼ阻害薬には，アロマターゼ分子のP450を標的にして可逆的に阻害する非ステロイド系（タイプⅡ）のトリアゾール骨格をもつアナストロゾール，レトロゾールと，アンドロゲンが結合する基質を非可逆的に不活性化するステロイド骨格をもつ（タイプⅠ）エキセメスタンがある．

フレア現象：
LH-RH アゴニスト剤の投与初期時，一時的にゴナドトロピン量が増加するため，女性ではエストロゲン，男性ではテストステロン濃度が上昇する現象．一過性に原疾患の悪化が認められることがある．

アナストロゾール　　　レトロゾール　　　エキセメスタン

[作用機序] 閉経後女性においてエストロゲンは，主に副腎から分泌されたアンドロゲンであるアンドロステンジオンおよびテストステロンが末梢で芳香化されて産生される．このエストロゲン生合成の最終段階を触媒する酵素であるアロマターゼは，脂肪組織や筋肉などに広く分布している．アナストロゾール，レトロゾールは，このアロマターゼの活性を阻害することにより，アンドロゲンからのエストロゲン生成を阻害し，乳がんの増殖を抑制する．エキセメスタンはアロマターゼを非可逆的に不活性化することにより，血中エストロゲン濃度を抑制し，エストロゲン依存性の乳がん細胞の増殖を阻害する．

アナストロゾール：
anastrozole

1) アナストロゾール
[適応] 閉経後乳がん
[薬物動態] 肝臓で代謝される．代謝経路は，N-脱アルキル化によりトリアゾール，メチル基の水酸化を受けヒドロキシアナストロゾールとしてグルクロン酸抱合されて尿中に排泄され，一部は糞便中に排泄される．
[副作用] 皮膚粘膜眼症候群（Stevens-Johnson症候群），アナフィラキシー，血管浮腫，肝機能障害，黄疸，間質性肺炎，関節痛，骨粗鬆症，ほてり，高コレステロール血症

レトロゾール：
letrozole

2) レトロゾール
[薬物動態] 肝代謝酵素CYP3A4，CYP2A6によって代謝され，不活性のカルビノール体に代謝される．その後，グルクロン酸抱合体へと変換される．CYP2A6に対する阻害作用も有する．
[副作用] 血栓症，寒栓症，血管浮腫，肝機能障害，黄疸，関節痛，骨粗鬆症，ほてり，血中コレステロール上昇などがある．
[その他] 薬物相互作用としてCYP3A4，CYP2A6に影響を及ぼす薬剤との併用は注意が必要である．

エキセメスタン：
exemestane

3) エキセメスタン
[薬物動態] 主要代謝経路はCYP3A4による6位のメチレン基の酸化もしくはアルド-ケト還元酵素による17位のオキソの還元であり，その後加水分解または抱合

反応により代謝される．排泄は，尿中および糞に排泄される．
[副作用] 肝機能障害，ほてり，疲労など
[その他] エキセメスタンの代謝物 17-ヒドロエキセメスタンは，アンドロゲン作用を有するため，骨芽細胞の増殖作用があるとされていて，骨粗鬆症への影響が少ないとされている．

5.2.6.4 抗アンドロゲン薬

前立腺の細胞増殖は，精巣から分泌されているアンドロゲンの一種であるテストステロンが関与していると考えられている．そのテストステロンが，細胞内で還元されて活性を有するジヒドロテストステロン（DHT）が，アンドロゲン受容体に結合することで増殖する．アンドロゲンは，男性ホルモンとも呼ばれ，炭素 19 個のステロイドホルモンの総称，精巣由来のテストステロン，副腎由来のデヒドロエピアンドロステロン（DHEA）などが含まれる．抗アンドロゲン薬は，その受容体を遮断することによりがん細胞の増殖を抑えることを目的として使用される．抗アンドロゲン薬単独で完治することはまれであるため，精巣および副腎由来両方のアンドロゲンを抑制する併用療法が行われている．

[構造] フルタミド，ビカルタミドは，非ステロイド骨格である．フルタミドは 2 位の炭素が水酸化されて活性代謝物のヒドロキシフルタミドに代謝される．クロルマジノンは，ステロイド骨格をもつ．

フルタミド　　　　　　　　　　　　　　ヒドロキシフルタミド

ビカルタミド　　　　　　　　　　　クロルマジノン

1）フルタミド

テストステロンは標的器官の細胞膜を自由に通過し，細胞内の 5α-リダクターゼにより主にジヒドロテストステロンに還元されアンドロゲンレセプターと結合する．この複合体が核内の DNA と結合することにより細胞増殖を引き起こすことが知ら

フルタミド：
flutamide

れている．ジヒドロテストステロンが，アンドロゲン受容体への結合を競合的に阻害することでアンドロゲンの作用を阻害し，前立腺腫瘍の細胞増殖を抑制する．

フルタミドは，主に水酸化フルタミドに代謝され，アンドロゲンの作用を阻害することにより抗腫瘍効果を発揮する．

［薬物代謝］活性代謝物ヒドロキシフルタミドに変換され代謝された後，グルクロン酸抱合体として存在し，主に尿中に排泄される．

［適応］前立腺がん

［副作用］肝障害，間質性肺炎，心不全，女性型乳房など

ビカルタミド：
bicalutamide

2） ビカルタミド

ビカルタミドは，DHTとアンドロゲン受容体との結合を競合的に阻害することにより抗アンドロゲン作用を発揮し，アンドロゲン依存性の臓器（前立腺・精囊）および前立腺腫瘍の細胞増殖を抑制する．

［薬物代謝］肝臓で高率に代謝され，水酸化およびグルクロン酸抱合を受ける．投与後9日目までの投与量の尿中および糞中排泄率36％が尿中に，43％が糞中に排泄される．

［適応］前立腺がん

［副作用］肝機能障害，白血球減少，血小板減少，間質性肺炎，心不全，女性型乳房など

クロルマジノン：
chlormadinone

3） クロルマジノン

クロルマジノン酢酸エステルはアンドロゲン（男性ホルモン）に対して拮抗作用を示し，アンドロゲンの刺激による前立腺の肥大抑制作用，萎縮作用およびアンドロゲン依存性腫瘍の増殖抑制作用を示すとされている．

作用機序として，直接作用（テストステロン作用発現に対する阻害作用）として①5α-ジヒドロテストステロン-レセプター複合体形成を阻害する．②前立腺におけるテストステロンの選択的取り込みを阻害する．間接作用（血中テストステロン低下作用）として①精巣におけるテストステロンの生合成を抑制する．②FSH，LHの分泌は低下傾向を示す．

［薬物代謝］胃腸管で吸収され，腸肝循環される．排泄は，尿および糞中

［適応］前立腺がん，前立腺肥大

［副作用］肝機能障害，糖尿病（悪化を含む），心不全，浮腫，女性型乳房など

5.2.6.5 その他のホルモン薬

エチニルエストラジオール

エストラムスチン

メドロキシプロゲステロン

オクトレオチド

1）エチニルエストラジオール，エストラムスチン

エチニルエストラジオールは，前立腺および精囊質量を減少させ，血中テストステロン値を低下させる．適応として，前立腺がん，閉経後の末期乳がん（男性ホルモン療法に抵抗を示す場合）に用いられる．

エストラムスチンは，エストラジオールとナイトロジェンマスタードを化学的に結合させたもので，エストラジオール部分は前立腺への誘導機能と，抗アンドロゲン作用によるがん細胞増殖抑制効果があり，ナイトロジェンマスタードの細胞毒作用による殺細胞効果が相乗的に発揮される．

エチニルエストラジオール：
ethinylestradiol
エストラムスチン：
estramutine

2）メドロキシプロゲステロン

黄体ホルモンとして働いている物質のほとんどがプロゲステロンであり，プロゲステロンの6位にメチル基，17位に水酸基を導入して，この水酸基をエステル化したもの．乳がんや子宮内膜がんの治療に用いられる．

［作用機序］DNA 合成抑制作用，下垂体・副腎・性腺系への抑制作用および抗エストロゲン作用などにより抗腫瘍効果を発現すると考えられている．

メドロキシプロゲステロン：
medroxyprogesterone

3）抗乳腺腫瘍薬

メピチオスタンは，生体内で代謝されてエピチオスタノールを生じる．このエピチオスタノールが標的器官（例えば子宮，腟，乳腺）のエストロゲン受容体に結合し，エストロゲンとエストロゲン受容体の結合を競合的に阻害し，その結果エスト

メピチオスタン：
mepitiostane

ロゲン作用を抑制する．

4) 副腎皮質ホルモン合成阻害薬

ミトタン：
mitotane

ミトタンは，殺虫剤クロロフェノタン（DDT）の誘導体で，ステロイド合成阻害作用があり，クッシング症候群の症状を軽減あるいは消失させると共に，過形成を呈している副腎皮質を萎縮させる．副腎がんに用いる．

5) ソマトスタチンアナログ

ソマトスタチン：
somatostatin

ソマトスタチンは14個のアミノ酸からなるポリペプチドホルモンで，ヒツジ視床下部抽出物中に存在する成長ホルモン（GH）分泌抑制因子として発見された．視床下部，膵臓（D細胞），消化管等に広く分布し，下垂体におけるGH，甲状腺刺激ホルモン（TSH）分泌抑制をはじめ，消化管でのガストリン，VIP（vasoactiveintestinal polypeptide），セクレチン，膵臓でのグルカゴン，インスリンなど，種々のホルモン分泌の抑制作用を有し，消化管運動の抑制などその作用は多岐におよんでいる．ソマトスタチンは種々の生理活性を有するが，血中半減期が2～3分と短いため臨床応用は事実上困難であったが，徐放性製剤が開発されている．

オクトレオチド：
octreotide

オクトレオチド

オクトレオチドは，ソマトスタチンの生物学的活性を示すために重要な部分である．4つのアミノ酸（Phe-Trp-Lys-Thr）をそのままの配列で残し，disulfide（S-S）結合をはさんでD-PheとThr（ol）を配した8個のアミノ酸よりなる環状ペプチドである．血中半減期は100～105分で，作用の持続性が認められている．消化管ホルモン産生腫瘍の領域，先端巨大症・下垂体性巨人症の領域，進行・再発がんの消化管閉塞に対して承認されている．

5.2.7 分子標的薬

従来の抗がん薬ががん細胞を傷害することにより治療効果を発揮するのに対し，分子標的（治療）薬は特定の分子を特異的にもっているがん細胞のみを標的とする．正常細胞を傷つけることが少なくがん細胞特異的に効果を示し，副作用が従来の抗がん薬とは異なることも多い．分子標的薬はその分子ががん細胞に発現していることが薬効を発揮するために必須である．そのため，診断薬（コンパニオン診断薬）とセットで開発されることが多い．分子標的薬には**低分子化合物**と**モノクローナル抗体**がある．

5.2.7.1 低分子の分子標的薬

低分子の分子標的薬には，チロシンキナーゼ阻害薬，Rafキナーゼ阻害薬，プロ

表5.4 モノクローナル抗体の分子標的薬

一般名	特徴・作用機序	適応症	主な重大な副作用
セツキシマブ	抗上皮成長因子受容体(EGFR)キメラ抗体	EGFR陽性の治癒切除不能な進行・再発の結腸・直腸がん，頭頸部がん	重度のinfusion reaction，重度の皮膚症状，間質性肺疾患，心不全，重度の下痢，血栓塞栓症，感染症
パニツムマブ	ヒト抗EGFR抗体	KRAS遺伝子野生型の治癒切除不能な進行・再発の結腸・直腸がん	重度の皮膚障害，間質性肺疾患（間質性肺炎，肺線維症，肺臓炎，肺浸潤），重度のinfusion reaction，重度の下痢，低マグネシウム血症，皮膚粘膜眼症候群（Stevens-Johnson症候群）
トラスツズマブ	ヒト化抗HER2抗体	HER2過剰発現が確認された乳がん，HER2過剰発現が確認された治癒切除不能な進行・再発の胃がん	心障害，アナフィラキシー様症状，間質性肺炎・肺障害，白血球減少，好中球減少，血小板減少，貧血，肝不全，黄疸，肝炎，肝障害，腎障害，昏睡，脳血管障害，脳浮腫，敗血症
トラスツズマブエムタンシン	ヒト化HER2抗体-薬物複合体	HER2陽性の手術不能または再発乳がん	間質性肺疾患，心障害，過敏症，infusion reaction，肝機能障害，肝不全，血小板減少症，末梢神経障害
ペルツズマブ	ヒト化抗HER2抗体	HER2陽性の手術不能または再発乳がん	好中球減少症，白血球減少症，infusion reaction，アナフィラキシー，過敏症，間質性肺疾患
ベバシズマブ	ヒト化抗VEGF抗体	治癒切除不能な進行・再発の結腸・直腸がん，扁平上皮がんを除く切除不能な進行・再発の非小細胞肺がん	ショック，アナフィラキシー，消化管穿孔，瘻孔，創傷治癒遅延，出血，血栓塞栓症，高血圧性脳症，高血圧性クリーゼ，可逆性後白質脳症症候群，ネフローゼ症候群，骨髄抑制，感染症，うっ血性心不全，間質性肺炎，血栓性微小血管症
ラムシルマブ	ヒト抗VEGFR-2抗体	切除不能な進行・再発の胃がん	動脈血栓塞栓症，静脈血栓塞栓症，infusion reaction，消化管穿孔，出血，好中球減少症，白血球減少症，うっ血性心不全，創傷治癒障害，瘻孔，可逆性後白質脳症症候群
リツキシマブ	抗CD20キメラ抗体	CD20陽性のB細胞性非ホジキンリンパ腫，免疫抑制状態下のCD20陽性のB細胞性リンパ増殖性疾患，ヴェゲナ肉芽腫症，顕微鏡的多発血管炎，難治性のネフローゼ症候群（頻回再発型あるいはステロイド依存性を示す場合），インジウム(^{111}In)イブリツモマブチウキセタン注射液およびイットリウム(^{90}Y)イブリツモマブチウキセタン注射液投与の前投与	アナフィラキシー様症状，肺障害，心障害，腫瘍崩壊症候群，B型肝炎ウイルスによる劇症肝炎，肝炎の増悪，肝機能障害，黄疸，皮膚粘膜症状，汎血球減少，白血球減少，好中球減少，無顆粒球症，血小板減少，感染症，進行性多巣性白質脳症（PML），間質性肺炎，心障害，腎障害，消化管穿孔・閉塞，血圧低下，可逆性後白質脳症症候群等の脳神経症状
オファツムマブ	ヒト抗CD20抗体	再発または難治性のCD20陽性の慢性リンパ性白血病	infusion reaction，腫瘍崩壊症候群，進行性多巣性白質脳症（PML），B型肝炎ウイルスによる劇症肝炎，肝炎の増悪，肝機能障害，黄疸，汎血球減少，白血球減少，好中球減少，貧血，血小板減少，感染症，間質性肺炎，心障害，中毒性表皮壊死融解症 toxic epidermal necrolysis (TEN)，腸閉塞，重篤な腎障害，血圧低下
イットリウム(^{90}Y)イブリツモマブチウキセタン	マウス抗CD20抗体-薬物複合体	CD20陽性の再発または難治性の低悪性度B細胞性非ホジキンリンパ腫，マントル細胞リンパ腫	骨髄抑制，重篤な皮膚障害，感染症
ブレンツキシマブ ベドチン	抗CD30キメラ抗体ブレンツキシマブの抗体-薬物複合体（ADC）	再発または難治性のCD30陽性のホジキンリンパ腫および未分化大細胞リンパ腫	末梢神経障害，感染症，進行性多巣性白質脳症（PML），骨髄抑制，infusion reaction，腫瘍崩壊症候群，皮膚粘膜眼症候群（Stevens-Johnson症候群），急性膵炎，劇症肝炎，肝機能障害，肺障害
ゲムツズマブオゾガマイシン	ヒト化抗CD33抗体-薬物複合体	再発または難治性のCD33陽性の急性骨髄性白血病	infusion reaction，重篤な過敏症，血液障害（骨髄抑制等），感染症，出血，播種性血管内凝固症候群（DIC），口内炎，肝障害，腎障害，腫瘍崩壊症候群（TLS），肺障害，間質性肺炎
アレムツズマブ	ヒト化抗CD52抗体	再発または難治性の慢性リンパ性白血病	顆粒球減少症，無顆粒球症，単球減少，汎血球減少，好中球減少，白血球減少，血小板減少，貧血，骨髄機能不全，infusion reaction，感染症，免疫障害，腫瘍崩壊症候群，心障害，出血，進行性多巣性白質脳症（PML），B型肝炎ウイルスによる劇症肝炎，肝炎の増悪
モガムリズマブ	ヒト化抗CCR4抗体	再発または難治性のCCR4陽性の成人T細胞白血病リンパ腫，末梢性T細胞リンパ腫および皮膚T細胞性リンパ腫	infusion reaction，重度の皮膚障害，感染症，B型肝炎ウイルスによる劇症肝炎，肝炎，腫瘍崩壊症候群，重度の血液毒性，肝機能障害，間質性肺疾患，高血糖
ニボルマブ	ヒト抗PD-1抗体	根治切除不能な悪性黒色腫	間質性肺疾患，肝機能障害，肝炎，甲状腺機能障害，infusion reaction

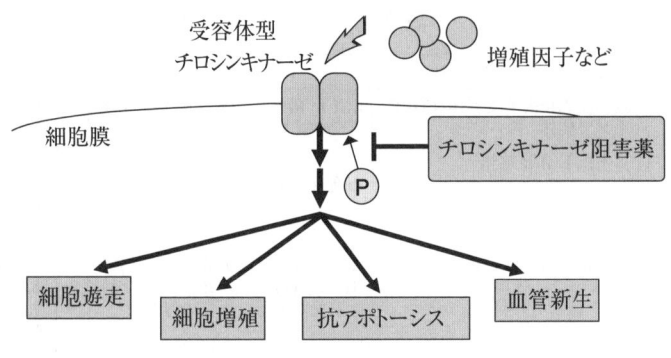

図 5.9 受容体型チロシンキナーゼ
Ⓟ：リン酸.

テアソーム阻害薬，mTOR 阻害薬などがある（表 5.4）．キナーゼ kinase（リン酸基転移酵素）とは，ATP のリン酸基を主にタンパク質分子などに付加する（リン酸化する）酵素である．キナーゼがリン酸化するアミノ酸の 99%以上はタンパク質分子のセリン，スレオニン残基であるが，0.1%に満たないチロシンのリン酸化の方が生物学的に重要なケースが多い．**チロシンキナーゼ**は，細胞外から細胞内への様々なシグナル伝達に関する主要な酵素で，細胞外領域をもつ受容体型チロシンキナーゼと，細胞外領域をもたない非受容体型チロシンキナーゼに分類される．受容体型チロシンキナーゼは，増殖因子などの様々な基質（リガンド）が受容体に結合すると活性化する．非受容体型チロシンキナーゼも，様々な受容体から受ける刺激によって活性化する．チロシンキナーゼをはじめ，様々なキナーゼががん細胞では過剰に活性化している場合があることから，これらの阻害薬が臨床的に用いられている（図 5.9）．

イマチニブ：
imatinib

1）イマチニブ

［作用機序］Bcr-Abl チロシンキナーゼおよび KIT チロシンキナーゼ阻害．**フィラデルフィア染色体**は**慢性骨髄性白血病**患者の 90%以上，**急性リンパ性白血病**患者の約 20%の症例で見出される腫瘍特異的な染色体であり，22 番染色体上の BCR と呼ばれる領域と 9 番染色体の ABL と呼ばれる各遺伝子領域が複合した bcr-abl と呼ばれる融合（キメラ）遺伝子が形成される．この遺伝子によって産生された**融合タンパク質 BCR-ABL** は，恒常的に活性化されたチロシンキナーゼであり，アポトーシス抑制遺伝子の転写を促進するなど細胞の不死化を引き起こす．イマチニブはこの BCR-ABL のチロシンキナーゼ活性を阻害し，慢性骨髄性白血病あるいはフィラデルフィア染色体陽性の急性リンパ性白血病に対して抗腫瘍効果を示す．また，**血小板由来成長因子受容体（PDGFR）**キナーゼおよび**幹細胞因子受容体（KIT）**キナーゼも阻害し，消化管間質腫瘍に対して抗腫瘍作用を示す．

［適応症］慢性骨髄性白血病，フィラデルフィア染色体陽性急性リンパ性白血病，KIT 陽性消化管間質腫瘍．

[副作用] 嘔気，発疹，血糖値上昇，浮腫，筋痙直，嘔吐，下痢，疲労，悪心など．
[重大な副作用] 骨髄抑制，出血，消化管出血，胃前庭部毛細血管拡張症 gastric antral vascular ectasia（GAVE），消化管穿孔，腫瘍出血，肝機能障害，黄疸，肝不全，重篤な体液貯留（胸水，腹水，肺水腫，心膜滲出液，うっ血性心不全，心タンポナーデ）など．

イマチニブ

2）ダサチニブ

[作用機序] Bcr-Abl チロシンキナーゼ阻害．
[適応症] 慢性骨髄性白血病，再発または難治性のフィラデルフィア染色体陽性急性リンパ性白血病．

ダサチニブ：dasatinib

ダサチニブ

3）ニロチニブ

[作用機序] Bcr-Abl チロシンキナーゼ阻害．
[適応症] 慢性期または移行期の慢性骨髄性白血病．

ニロチニブ：nilotinib

ニロチニブ

4）ボスチニブ

[作用機序] Bcr-Abl チロシンキナーゼ阻害．
[適応症] 前治療薬に抵抗性または不耐容の慢性骨髄性白血病．

ボスチニブ：bosutinib

ボスチニブ

ゲフィチニブ：
gefitinib

5）ゲフィチニブ

［作用機序］上皮成長因子受容体（EGFR）チロシンキナーゼ阻害．EGFR チロシンキナーゼは，細胞の増殖や成長を制御する上皮成長因子（EGF）を認識し，シグナル伝達を行う受容体型チロシンキナーゼである．HER1 とも呼ばれる．EGF が結合すると，EGFR が活性化し，細胞を分化，増殖させるが，EGFR に遺伝子増幅や遺伝子変異，構造変化が起きると，発がん，がんの増殖，浸潤，転移などに関与するようになる．ゲフィチニブは 2002 年に世界に先駆けて日本で承認され，2003 年に米国を含め複数の国々で承認された．しかしながら 2005 年には「生存期間を延長することができなかったため」として，欧州で承認申請が取り下げられ，米国でも使用禁止となった．その後，東洋人，女性，非喫煙者，腺がん患者では腫瘍縮小効果を示す割合が高く，これは EGFR の遺伝子変異が関係している可能性が指摘され，日本においては販売が継続されている．

［適応症］EGFR 遺伝子変異陽性の手術不能または再発非小細胞肺がん．

［副作用］発疹・ざ瘡，下痢，皮膚乾燥．

［重大な副作用］急性肺障害・間質性肺炎，重度の下痢，脱水，中毒性表皮壊死融解症 toxic epidermal necrolysis（TEN），皮膚粘膜眼症候群（Stevens-Johnson 症候群），多形紅斑肝機能障害，肝炎，肝機能障害，黄疸，肝不全など．

ゲフィチニブ

エルロチニブ：
erlotinib

6）エルロチニブ

［作用機序］EGFR チロシンキナーゼ阻害．

［適応症］切除不能な再発・進行性で，がん化学療法施行後に増悪した非小細胞肺がん，EGFR 遺伝子変異陽性の切除不能な再発・進行性で，がん化学療法未治療の非小細胞肺がん．

第 5 章 悪性腫瘍に対する薬物治療

エルロチニブ

7）アファチニブ

［作用機序］EGFR および HER2 チロシンキナーゼ阻害．
［適応症］EGFR 遺伝子変異陽性の手術不能または再発非小細胞肺がん．

アファチニブ：
afatinib

アファチニブ

8）ラパチニブ

［作用機序］EGFR と HER2（ハーツー）の双方を阻害する二重のチロシンキナーゼ阻害薬．HER2 は，細胞表面に存在する約 185 kDa の糖タンパク質で，受容体型チロシンキナーゼである．EGFR2, ERBB2, あるいは NEU とも呼ばれる．HER2 タンパク質は正常細胞において細胞の増殖，分化などの調節に関与しているが，何らかの理由で HER2 遺伝子の増幅や遺伝子変異が起こると，細胞の増殖・分化の制御ができなくなり，細胞は悪性化する．乳がん，卵巣がんなど，多くのがんで HER2 の遺伝子増幅が認められる．
［適応症］HER2 過剰発現が確認された手術不能または再発乳がん．
［副作用］下痢，発疹（ざ瘡様皮膚炎を含む），口内炎．
［重大な副作用］肝機能障害，間質性肺疾患，心障害，下痢，QT 間隔延長．

ラパチニブ：
lapatinib

ラパチニブ

9）スニチニブ

スニチニブ：sunitinib

[作用機序] 血小板由来増殖因子受容体（PDGFR）キナーゼ，血管内皮細胞増殖因子受容体（VEGFR）キナーゼ，KIT キナーゼを阻害．がん細胞は，増殖するための栄養や酸素を得るために新しい血管を取り込もうとし，この現象を血管新生と呼ぶ．血小板由来増殖因子（PDGF）や血管内皮細胞増殖因子（VEGF）は，ともに血管新生に関与しており，腫瘍の血管形成や転移など，悪性化の過程にも関与している．

[適応症] イマチニブ抵抗性の消化管間質腫瘍，根治切除不能または転移性の腎細胞がん，膵神経内分泌腫瘍．

[副作用] 血小板減少，好中球減少，白血球減少，皮膚変色，手足症候群，食欲不振，疲労，下痢，貧血，高血圧など．

[重大な副作用] 骨髄抑制，感染症，高血圧，出血，消化管穿孔，QT 間隔延長・心室性不整脈（torsade de pointes を含む），心不全・左室駆出率低下，肺塞栓症など．

スニチニブ

10）ソラフェニブ

ソラフェニブ：sorafenib

[作用機序] Raf キナーゼ，PDGFR キナーゼ，VEGFR キナーゼ，KIT キナーゼの阻害．Raf キナーゼはセリン/スレオニンキナーゼの１つであり，Ras と呼ばれるがん遺伝子産物などによって活性化され，下流のキナーゼをリン酸化して活性化する．

[適応症] 根治切除不能または転移性の腎細胞がん，切除不能な肝細胞がん，根治切除不能な分化型甲状腺がん．

[副作用] 手足症候群，脱毛，下痢，発疹・皮膚落屑，疼痛（口内疼痛，腹痛，骨痛，頭痛およびがん疼痛を含む），高血圧，疲労，体重減少，リパーゼ上昇など．

[重大な副作用] 手足症候群・剥脱性皮膚炎，中毒性表皮壊死融解症 toxic epidermal necrolysis（TEN），皮膚粘膜眼症候群（Stevens-Johnson 症候群）・多形紅斑，ケラトアカントーマ，皮膚有棘細胞癌，出血（消化管出血，気道出血，脳出血，口腔内出血，鼻出血，爪床出血，血腫，腫瘍出血），劇症肝炎，肝機能障害・黄疸，肝不全，肝性脳症など．

第5章　悪性腫瘍に対する薬物治療　　　　　　　　　　　　　　　*185*

ソラフェニブ

11）アキシチニブ

［作用機序］血管内皮増殖因子受容体（VEGFR-1，VEGFR-2 および VEGFR-3）阻害．
［適応症］根治切除不能または転移性の腎細胞がん．

アキシチニブ：
axitinib

アキシチニブ

12）パゾパニブ

［作用機序］PDGFR キナーゼ，VEGFR キナーゼ，KIT キナーゼを阻害．
［適応症］悪性軟部腫瘍，根治切除不能または転移性の腎細胞がん．

パゾパニブ：
pazopanib

パゾパニブ

13）レンバチニブ

［作用機序］VEGFR，繊維芽細胞増殖因子受容体（FGFR），PDGFR，KIT 等のチロシンキナーゼ阻害．
［適応症］根治切除不能な甲状腺がん．

レンバチニブ：
lenvatinib

レンバチニブ

バンデタニブ：
vandetanib

14) バンデタニブ
［作用機序］VEGFR, EGFR, RET 等のチロシンキナーゼ阻害.
［適応症］根治切除不能な甲状腺髄様がん.

バンデタニブ

レゴラフェニブ：
regorafenib

15) レゴラフェニブ
［作用機序］腫瘍血管新生（VEGFR1～3, TIE2），腫瘍微小環境（PDGFR, FGFR）および腫瘍形成（KIT, RET, RAF-1, BRAF）キナーゼ阻害.
［適応症］治癒切除不能な進行・再発の結腸・直腸がん，がん化学療法後に増悪した消化管間質腫瘍.

レゴラフェニブ

ベムラフェニブ：
vemurafenib

16) ベムラフェニブ
［作用機序］遺伝子が変異して活性化した BRAF キナーゼ活性を阻害し，腫瘍の増殖を抑制する.
［適応症］BRAF 遺伝子変異を有する根治切除不能な悪性黒色腫.
［副作用］関節痛，発疹（湿疹，丘疹等），筋骨格痛，脱毛症，疲労.
［重大な副作用］有棘細胞がん，悪性腫瘍（二次発がん），アナフィラキシー・過敏症，皮膚粘膜眼症候群（Stevens-Johnson 症候群）・中毒性表皮壊死融解症 toxic

epidermal necrolysis（TEN）・多形紅斑・紅皮症（剝脱性皮膚炎等），薬剤性過敏症症候群，QT 間隔延長，肝不全・肝機能障害・黄疸．

ベムラフェニブ

17）クリゾチニブ

［作用機序］未分化リンパ腫キナーゼ（ALK）チロシンキナーゼ阻害．
［適応症］ALK 融合遺伝子陽性の切除不能な進行・再発の非小細胞肺がん．

クリゾチニブ：crizotinib

クリゾチニブ

18）アレクチニブ

［作用機序］ALK チロシンキナーゼ阻害．
［適応症］ALK 融合遺伝子陽性の切除不能な進行・再発の非小細胞肺がん．

アレクチニブ：alectinib

アレクチニブ

19）ルキソリチニブ

［作用機序］ヤヌスキナーゼ（JAK）阻害．JAK キナーゼは非受容体型チロシンキナーゼの1つ．
［適応症］骨髄線維症．

ルキソリチニブ：ruxolitinib

ルキソリチニブ

ボルテゾミブ：
bortezomib

20）ボルテゾミブ

［作用機序］選択的かつ可逆的なプロテアソーム阻害薬．プロテアソームは，細胞内で不要となったタンパク質や異常なタンパク質などを分解する酵素であり，細胞周期に重要な役割を担っている．骨髄腫細胞をはじめとする腫瘍細胞は，細胞周期に関連したこのプロテアソームにも何らかの異常があり，正常細胞よりもプロテアソーム阻害薬に対する感受性が高いと考えられている．不要となったタンパク質が処分されずに蓄積するため，細胞そのものが自滅（アポトーシス）する．

［適応症］多発性骨髄腫．

［副作用］リンパ球減少，白血球減少，好中球減少，血小板減少，貧血，食欲不振，下痢，発疹，便秘，悪心など．

［重大な副作用］肺障害，心障害，末梢性神経障害，骨髄抑制，イレウス，肝機能障害，低血圧，腫瘍崩壊症候群，皮膚粘膜眼症候群（Stevens-Johnson 症候群），中毒性表皮壊死症 toxic epidermal necrolysis（TEN），発熱など．

ボルテゾミブ

エベロリムス：
everolimus

21）エベロリムス

［作用機序］哺乳類などの動物で細胞内シグナル伝達に関与する，mTOR と呼ばれるセリン・スレオニンキナーゼを阻害することにより，がん細胞をアポトーシスへ導く．なお，エベロリムスは免疫抑制剤としての適応もあわせもつ．

［適応症］根治切除不能または転移性の腎細胞がん，膵神経内分泌腫瘍，手術不能または再発乳がん，節性硬化症に伴う腎血管筋脂肪腫，結節性硬化症に伴う上衣下巨細胞性星細胞腫．

［副作用］口内炎（口腔内潰瘍等を含む），発疹，貧血，疲労，下痢，無力症，食欲減退，高コレステロール血症，悪心，粘膜の炎症，嘔吐，末梢性浮腫，高トリグリセリド血症，咳嗽，瘙痒症，感染症，皮膚乾燥，鼻出血，呼吸困難，味覚異常．

［重大な副作用］間質性肺疾患（肺臓炎，間質性肺炎，肺浸潤，胞隔炎，肺胞出血，

肺毒性等を含む），感染症，腎不全，高血糖，貧血，ヘモグロビン減少，白血球減少，リンパ球減少，好中球減少，血小板減少，口内炎，アナフィラキシー，急性呼吸窮迫症候群，肺塞栓症，深部静脈血栓症，悪性腫瘍（二次発がん）など．

エベロリムス

22）テムシロリムス

［作用機序］mTOR 阻害．
［適応症］根治切除不能または転移性の腎細胞がん．

テムシロリムス：
 temsirolimus
mTOR：
 mammalian target of rapamycin

テムシロリムス

23）シロリムス（ラパマイシン）

［作用機序］mTOR 阻害．
［適応症］リンパ脈管筋腫症．

シロリムス：
 sirolimus

シロリムス

5.2.7.2 モノクローナル抗体

モノクローナル抗体（語尾に〜mab がつく薬物）は，抗原抗体反応を利用してがん細胞由来の特定の分子の機能を阻害する免疫グロブリン製剤で，その起源によって4種に分類される（図5.10）．抗体の Fc 部分がマウス由来であるものをマウス抗体（語尾が〜omab）という．また，可変領域はマウス由来であるが，その他の定常領域がヒト由来の抗体に置換されたものをキメラ抗体（語尾が〜ximab）という．可変領域のうち相補性決定領域 complementarity-determining region (CDR) がマウス由来で，その他のフレームワーク領域 framework region (FR) がヒト由来のものをヒト化抗体（語尾が〜zumab）といい，さらに近年，ヒト抗体遺伝子を導入した遺伝子改変マウスを使って，完全なヒト（型）抗体（語尾が〜umab，〜mumab）が臨床応用されている．ヒトの抗体に近いほど，副作用としての免疫原性が低減されている．なお，抗体医薬品はすべて注射剤である（表5.4）．

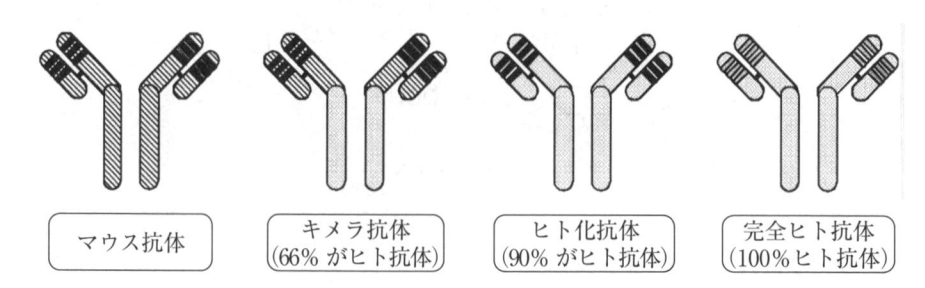

| マウス抗体 | キメラ抗体
(66%がヒト抗体) | ヒト化抗体
(90%がヒト抗体) | 完全ヒト抗体
(100%ヒト抗体) |

図 5.10 モノクローナル抗体の分類

セツキシマブ：
cetuximab

1）セツキシマブ

［作用機序］上皮成長因子受容体（EGFR）に対するキメラ抗体．EGFR については，ゲフィチニブの項（p.182）参照．

［適応症］EGFR 陽性の治癒切除不能な進行・再発の結腸・直腸がん，頭頸部がん

に使用される.

[副作用] ざ瘡, 発疹, 食欲不振, 皮膚乾燥, 爪囲炎, 下痢, 口内炎, 低マグネシウム血症.

[重大な副作用] 重度の infusion reaction, 重度の皮膚症状, 間質性肺疾患, 心不全, 重度の下痢, 血栓塞栓症, 感染症.

infusion reaction は, 様々な抗体医薬品で知られている副作用であり, 投与開始後 30 分から 24 時間以内に, アナフィラキシー様症状, 悪寒, 発熱, 低血圧, 呼吸困難等を示す. 重篤な症例も報告されているが, 発現機序は不明である.

2) パニツムマブ

[作用機序] 抗ヒト EGFR モノクローナル抗体.

[適応症] KRAS 遺伝子野生型の治癒切除不能な進行・再発の結腸・直腸がんの治療に用いられる.

パニツムマブ：
panitumumab

3) トラスツズマブ

[作用機序] ヒト化抗 HER2 抗体. HER2 についてはラパチニブの項（p.183）参照.

[適応症] HER2 過剰発現が確認された乳がん, HER2 過剰発現が確認された治癒切除不能な進行・再発の胃がん.

[副作用] 発熱, 嘔吐, 悪寒, 倦怠感.

トラスツズマブ：
trastuzumab

4) トラスツズマブ エムタンシン

[作用機序] 抗 HER2 抗体のトラスツズマブとチューブリン重合阻害作用をもつエムタンシンの抗体薬物複合体.

[適応症] HER2 陽性の手術不能または再発乳がん.

トラスツズマブ エムタンシン：
trastuzumab emtansine

5) ペルツズマブ

[作用機序] ヒト化抗 HER2 抗体.

[適応症] HER2 陽性の手術不能または再発乳がん.

ペルツズマブ：
pertuzumab

6) ベバシズマブ

[作用機序] ヒト化抗血管内皮細胞増殖因子（VEGF）抗体. VEGF についてはスニチニブの項（p.184）参照.

[適応症] 大治癒切除不能な進行・再発の結腸・直腸がん, 扁平上皮がんを除く切除不能な進行・再発の非小細胞肺がん, 卵巣がん, 手術不能または再発乳がん, 悪性神経膠腫の治療に使用される.

ベバシズマブ：
bevacizumab

7) ラムシルマブ

ラムシルマブ：
ramucirumab

［作用機序］ヒト抗血管内皮細胞増殖因子受容体（VEGF）-2抗体．血管新生および腫瘍増殖抑制作用を示す．

［適応症］治癒切除不能な進行・再発胃がん．

8) リツキシマブ

リツキシマブ：
rituximab

［作用機序］がん化したB細胞表面上のCD20という抗原に結合するキメラ抗体．補体やNK細胞などを介して，がん細胞を傷害する（図5.11）．

［適応症］CD20陽性のB細胞性非ホジキンリンパ腫，免疫抑制状態下のCD20陽性のB細胞性リンパ増殖性疾患，ヴェゲナ肉芽腫症，顕微鏡的多発血管炎，難治性のネフローゼ症候群（頻回再発型あるいはステロイド依存性を示す場合），インジウム（^{111}In）イブリツモマブ チウキセタン注射液およびイットリウム（^{90}Y）イブリツモマブ チウキセタン注射液投与の前投与．

［副作用］発熱，悪寒，瘙痒，頭痛，ほてり，血圧上昇，頻脈，多汗，発疹など．

［重大な副作用］アナフィラキシー様症状，肺障害，心障害，腫瘍崩壊症候群，B型肝炎ウイルスによる劇症肝炎，肝炎の増悪，肝機能障害，黄疸，皮膚粘膜症状，汎血球減少，白血球減少，好中球減少，無顆粒球症，血小板減少，感染症，進行性多巣性白質脳症（PML），間質性肺炎，心障害など．

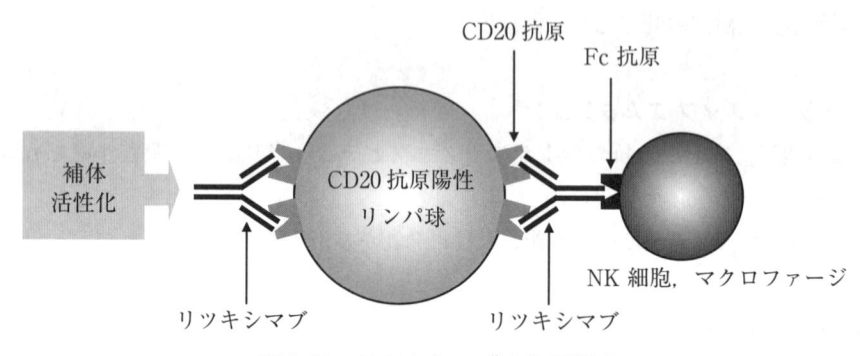

図5.11　リツキシマブの作用機序

9) オファツムマブ

オファツムマブ：
ofatumumab

［作用機序］ヒト抗CD20抗体．

［適応症］再発または難治性のCD20陽性の慢性リンパ性白血病．

10) イットリウム（^{90}Y）イブリツモマブ チウキセタン

イットリウム（^{90}Y）イブリツモマブ チウキセタン：
yttrium（^{90}Y）ibritumomab tiuxetan

［作用機序］CD20抗原に結合するマウス抗体のイブリモマブに放射性の^{90}Yを結合させた抗体薬物複合体．チウキセタンはキレート剤であり，^{90}Yと強力に結合する．イブリツモマブがCD20に結合してアポトーシスを誘発し，さらに^{90}Yから放出されるβ線が細胞障害を誘発する．なお，イットリウム（^{90}Y）イブリツモマブ

チウキセタンの集積部位を確認するため，インジウム（^{111}In）イブリツモマブ チウキセタンが用いられるが，このインジウム体は腫瘍に対する有効性は得られない．
［適応症］CD20陽性の再発または難治性の低悪性度B細胞性非ホジキンリンパ腫およびマントル細胞リンパ腫．
［使用上の注意］イブリモマブ チウキセタン溶液と^{90}Y溶液から用時調製して用いる．

11) ブレンツキシマブ ベドチン

［作用機序］抗CD30抗体ブレンツキシマブと微小管阻害作用を有する低分子薬物（モノメチルアウリスタチンE）を結合させた抗体薬物複合体．CD30発現細胞にこの複合体が結合し，CD30とともに細胞内に取り込まれた後，タンパク質分解反応によってモノメチルアウリスタチンEが遊離し，チューブリンに結合することにより微小管形成が阻害され，細胞周期の停止とアポトーシスが誘導される．
［適応症］再発または難治性のCD30陽性のホジキンリンパ腫および未分化大細胞リンパ腫．

ブレンツキシマブ ベドチン：
brentuximab vedotin

12) ゲムツズマブオゾガマイシン

［作用機序］ヒト化抗CD33抗体．抗CD33モノクローナル抗体であるゲムツズマブに抗腫瘍性抗生物質オゾガマイシンを結合させた抗体薬物複合体．
［適応症］再発または難治性のCD33陽性の急性骨髄性白血病．

ゲムツズマブオゾガマイシン：
gemtuzumab ozogamicin

13) アレムツズマブ

［作用機序］ヒト化抗CD52抗体．
［適応症］再発または難治性の慢性リンパ性白血病．

アレムツズマブ：
alemtuzumab

14) モガムリズマブ

［作用機序］ヒト化抗CCR4抗体．CCR4は成人T細胞白血病のT細胞に認められるケモカイン受容体．
［適応症］再発または難治性のCCR4陽性の成人T細胞白血病リンパ腫，末梢性T細胞リンパ腫および皮膚T細胞性リンパ腫．

モガムリズマブ：
mogamulizumab

15) ニボルマブ

［作用機序］抗ヒトPD-1抗体．PD-1（programmed cell death-1）は，活性型のリンパ球やBリンパ球などの免疫細胞の表面にある受容体．PD-1は，がん細胞膜上の特定のリガンド（PD-L1およびPD-L2）と結合することにより，抑制型の免疫調節シグナルを活性化させ，活性型T細胞の働きを弱める．PD-1抗体は，PD-1とがん細胞のリガンドとの結合を阻止するため，がん免疫を活性化し，T細胞の増殖，活性化および細胞傷害活性の増強等により，腫瘍増殖を抑制する．

ニボルマブ：
nivolumab

［適応症］根治切除不能な悪性黒色腫．

5.2.8 その他

サリドマイド：
thalidomide

5.2.8.1 サリドマイド

サリドマイドは1950年代後半につわり・不眠症の治療薬として使われていたが，奇形児（サリドマイド胎芽症）の報告が相次いだため1962年に発売中止となった．1980年代後半，サリドマイドにがん患者の腫瘍壊死因子α（TNF-α）の阻害作用や血管新生阻害作用があることがわかり，2008年に**多発性骨髄腫**の治療薬として承認された．この医薬品は**妊婦には禁忌**であり，使用に際しては製薬会社が患者・医師・薬剤師を登録して処方量や服用量をチェックするなど，厳格に管理されている．なお，米国ではハンセン病の治療薬として使われている．

［作用機序］腫瘍壊死因子α（TNF-α）の阻害，血管新生阻害．
［適応症］再発または難治性の多発性骨髄腫，らい性結節性紅斑．
［禁忌］妊婦．

サリドマイド

5.2.8.2 レチノイド類

トレチノイン：
tretinoin

1）トレチノイン

トレチノインは，白血病細胞の染色体の異常を消失させ，分化を誘導することにより，急性前骨髄球性白血病の寛解維持療法に用いられる．乳汁へ移行するため，授乳婦への投与は禁忌である．なお，トレチノインはビタミンA（レチノール）の活性代謝物であるが，ビタミンA，そのプロドラッグであるレチノールパルミチン酸エステルには，抗腫瘍の適応はない（図5.12）．

［作用機序］白血病細胞の分化誘導．
［適応症］急性前骨髄球性白血病．
［禁忌］授乳婦．

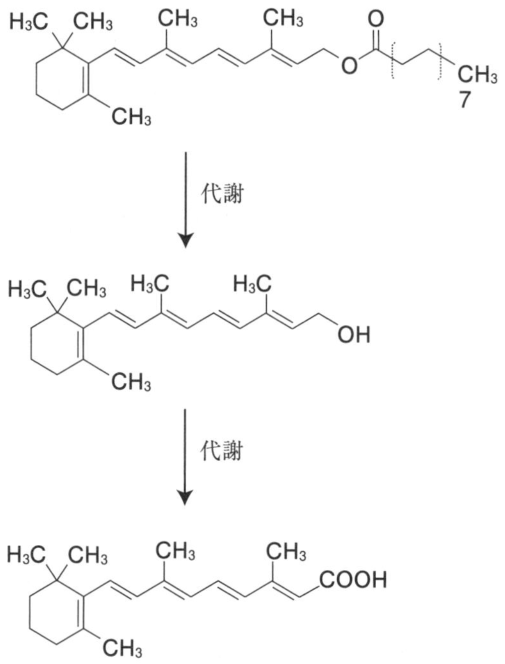

第5章 悪性腫瘍に対する薬物治療　　*195*

レチノールパルミチン酸エステル
ビタミンA欠乏症の予防および治療〔注射は治療のみ〕
（夜盲症，結膜乾燥症，角膜乾燥症，角膜軟化症）

↓代謝

レチノール：ビタミンA
ビタミンA欠乏症の予防および治療
（夜盲症，結膜乾燥症，角膜乾燥症，角膜軟化症）

↓代謝

トレチノイン（レチノイン酸）
急性前骨髄球性白血病

図5.12　ビタミンA周辺の医薬品と適応症

2）タミバロテン

タミバロテン：tamibarotene

［作用機序］白血病細胞の分化誘導．
［適応症］再発または難治性の急性前骨髄球性白血病．

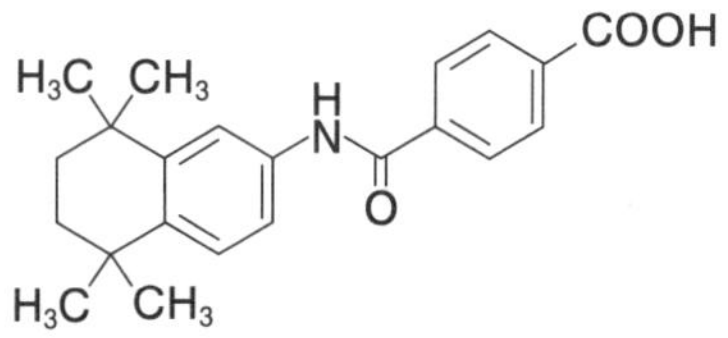

タミバロテン

5.2.8.3　抗がん薬あるいはがん診断薬として用いられる放射性医薬品

「放射性医薬品」とは，ヒトの疾病の治療や診断を目的とする放射性核種そのもの，あるいは放射性核種で標識された製剤をいい，γ線照射用コバルト管やラジウム針などの「治療用放射性器具」とは区別される．その使用に際しては以下のような制約を受ける．

① 放射性医薬品は，すべて放射性医薬品基準あるいは日本薬局方のいずれかに収載されている．

② 診断や治療の目的で用いる場合は「医療法」，研究の目的で用いる場合は「放射線障害防止法」の規制を受け，使用目的により規制される法律が異なる．
③ ヒトに直接投与されるインビボ放射性医薬品と，ヒトに直接適用しないインビトロ放射性医薬品がある．
④ 放射性医薬品は他の薬剤と区別して管理しなければならない．
⑤ 放射性医薬品の容器には，検定日の放射能，放射能標識および「放射性医薬品」の文字が記載されている．
⑥ 放射性同位元素で汚染された廃棄物は，あらかじめ届出されて許可された施設，設備内で保管し，最終的に放射性同位元素専門の処理業者（日本アイソトープ協会）に引き渡さなければならない．

また，放射性医薬品は以下の特性をもつ．

① 放射線を放出するので，測定や検出が容易である．
② 放射性医薬品は，物質量としては極めて微量であるので，放射化学的手法で確認・純度・定量等の試験を行う必要がある．
③ 放射性医薬品は放射線による治療効果を期待するものであり，化合物自体の薬理効果は期待されない．
④ インビボ in vivo で用いられる放射性医薬品の有効性は，化合物としての生物学的半減期のほかに，放射性核種としての半減期を考慮する必要がある．

本節では，特にがんの治療や診断のために用いられる放射性医薬品を扱う．

ヨウ化ナトリウム：
sodium iodide (^{131}I)

1) ヨウ化ナトリウム（核種：^{131}I，半減期：8.0 日）

甲状腺機能亢進症や甲状腺がんの治療に，半減期がほどほど長く，かつ β^- 線を放出する ^{131}I ヨウ化ナトリウムカプセルが用いられる．なお，ヨウ化ナトリウムカプセルには2種類（^{123}I および ^{131}I）あるが，γ 線のみを放出する ^{123}I（半減期：13時間）は甲状腺機能の診断に使用される．

［適応症］甲状腺機能亢進症の治療，甲状腺がんおよび転移巣の治療，シンチグラムによる甲状腺がん転移巣の発見．

過テクネチウム酸ナトリウム：
sodium pertechnetate (^{99m}Tc)

2) 過テクネチウム酸ナトリウム（核種：^{99m}Tc）

^{99m}Tc 過テクネチウム酸ナトリウムは注射液として，脳腫瘍および脳血管障害の診断に用いられる．甲状腺疾患の診断や唾液腺疾患の診断にも使用される．

［適応症］脳腫瘍および脳血管障害の診断，甲状腺疾患の診断，唾液腺疾患の診断，異所性胃粘膜疾患の診断．

3) クエン酸ガリウム（核種：^{67}Ga）

［適応症］悪性腫瘍の診断，腹部膿瘍，肺炎，塵肺，サルコイドーシス，結核，骨髄炎，び漫性汎細気管支炎，肺線維症，胆のう炎，関節炎などの炎症性疾患における炎症性病変の診断．

クエン酸ガリウム：
gallium (^{67}Ga) citrate

4) 塩化タリウム（核種：^{201}Tl）

注射液として，主に心筋シンチグラフィによる心臓疾患の診断に使用されるが，腫瘍シンチグラフィによる脳腫瘍，甲状腺腫瘍，肺腫瘍などの診断にも使用される．

［適応症］心筋シンチグラフィによる心臓疾患の診断・腫瘍シンチグラフィによる脳腫瘍，甲状腺腫瘍，肺腫瘍，骨・軟部腫瘍および縦隔腫瘍の診断・副甲状腺シンチグラフィによる副甲状腺疾患の診断．

塩化タリウム：
thalium (^{201}Tl) chloride

5) 2-フルオロ-2-デオキシグルコース（局方名：フルデオキシグルコース，核種：^{18}F，^{18}F-FDG）

陽電子（β^+線）を放出する ^{18}F で標識されたグルコース誘導体であり，がん細胞にはグルコーストランスポーターが高発現しているため，取り込まれやすい．陽電子が消滅する際に放出する消滅放射線（γ線）をポジトロンエミッションCT（PET）で検出することにより，腫瘍の検出や悪性度評価などを画像で診断する．

［適応症］悪性腫瘍（肺がん，乳がん，大腸がん，頭頸部がん，脳腫瘍，膵がん，悪性リンパ腫，悪性黒色腫，原発不明がん）の診断，虚血性心疾患の診断，難治性部分てんかんで外科切除が必要とされる場合の脳グルコース代謝異常領域の診断．

2-フルオロ-2-デオキシグルコース：
2-fluoro-2-deoxyglucose (^{18}F)

^{18}F-2-フルオロ-2-デオキシグルコース

6) 3-ヨードベンジルグアニジン（核種：^{123}I，^{131}I）

［適応症］心シンチグラフィによる心臓疾患の診断，腫瘍シンチグラフィによる神経芽腫，褐色細胞腫の診断（核種：^{123}I）．シンチグラフィによる褐色細胞腫，神経芽細胞腫または甲状腺髄様がんの診断（核種：^{131}I）．

3-ヨードベンジルグアニジン：
3-iodobenzylguanidine (^{123}I, ^{131}I)

3-ヨードベンジルグアニジン

7）塩化ストロンチウム（核種：^{89}Sr）

［適応症］固形がん患者における骨シンチグラフィで陽性像を呈する骨転移部位の疼痛緩和．

> **コラム**
> シンチグラフィ体内に投与した放射性同位体から放出される放射線を検出し，その体内分布を画像化したものをシンチグラフィといい，画像診断法の1つ．腫瘍や各種臓器の機能の診断に使われる．

5.3 抗悪性腫瘍薬の副作用，耐性機構

5.3.1 抗悪性腫瘍薬の副作用とその対策

多くの抗悪性腫瘍薬は，がん細胞を標的として活発に増殖・分裂を繰り返す過程に作用して細胞を障害する．しかし，生体内においても，骨髄，消化器，生殖器，毛根などに活発に分裂・増殖を行っている細胞があり，これらの細胞は抗悪性腫瘍薬による影響を受けやすくなる．特に起こりやすい副作用は，吐き気，脱毛，白血球の減少などである．副作用の起こりやすさは抗がん剤の種類によって違い，個人差もある．抗悪性腫瘍薬の効果を得るために，どうしても副作用が避けられないことがあるので，適切な対応が必要である．

5.3.1.1 骨髄毒性

抗悪性腫瘍薬の投与により造血細胞が障害を受け，血液細胞に異常をきたす．寿命が短く血液中の数の少ない白血球（正常値は 4,000〜8,000/mm^3）が最も影響を受け，白血球減少症が起こりやすい．骨髄毒性は，ほとんどすべての**用量規制因子（DLF）**となる．

1) 白血球減少

好中球減少の程度や，好中球数が最低値となるまでの日数および回復に要する日数は，抗悪性腫瘍薬によって異なる．一般に，好中球数が 1,000/mm^3 未満に低下すると，免疫脳が低下し感染のリスクが高くなる．好中球数減少の発現時期には，感染症防止のためのセルフケア（手洗いとうがいの励行，生野菜や生魚等を食べない，マウスケア，人ごみや感染のある人との接触を避けるなど）を行うよう指導する．
好中球数が一定の基準より低下すれば，顆粒球コロニー刺激因子（G-CSF）製

剤の投与が行われる．G-CSF 製剤の大きな役割は，好中球減少期間の短縮であり，発熱性好中球減少症発症の予防である．

2）赤血球減少

ヘモグロビン値（正常値は約 12～16 g/dL）が 7 g/dL 以下の貧血には重要臓器の機能保持のために赤血球輸血の適応となるが，患者ごとの QOL を考慮すべきである．赤血球輸血には多くの場合，保存前に白血球を除去した全血由来の赤血球濃厚液-LR（RCC-LR）が用いられる．がん化学療法後の貧血の治療にエリスロポエチンを使用することは日本ではまだ認められていない．

赤血球濃厚液-LR：
red cells concentrates-leukocytes reduced

3）血小板減少

血小板数（正常値は約 12 万～40 万/mm³）が 5 万/mm³ 以下になると出血のリスクが高くなり，2 万/mm³ 以下が血小板輸血を行う目安となる．アスピリンは不可逆的に，NSAIDs は可逆的にシクロオキシゲナーゼを阻害し，血小板凝集を抑制するため，血小板減少時には注意が必要である．

5.3.1.2　心毒性

心毒性に注意しなければならない抗悪性腫瘍薬として，アントラサイクリン系抗悪性腫瘍薬と分子標的薬のトラスツズマブがあげられる．アントラサイクリン系抗悪性腫瘍薬の心毒性は，累積投与量に依存し DLF となる．ドキソルビシンでは累積投与量が 500 mg/m² を超えると重篤な心障害の発現頻度が高くなる．ダウノルビシンでは累積投与量が 25 mg/kg を超えると重篤な心障害を起こすことが多くなるので十分に注意する．

5.3.1.3　間質性肺炎・肺線維症

間質性肺炎とは，間質に炎症反応が起き肺胞壁が肥厚することによって，呼吸機能が障害される病態である．肺胞壁が線維化した肺線維症になると致死的な呼吸障害を引き起こす．抗悪性腫瘍薬のなかでもブレオマイシンは間質性肺炎ならびに肺線維症の発現頻度が高く DLF である．さらに，ゲフィチニブ，ゲムシタビン，メトトレキサート，インターフェロン製剤なども間質性肺炎を引き起こすことがある．

5.3.1.4　口内炎

口腔粘膜細胞は 7～14 日間のサイクルで再生を繰り返しているが，化学療法あるいは放射線療法によって，細胞分裂や粘膜の再生が障害されると口内炎が生じる．抗悪性腫瘍薬そのものによる細胞障害的な口内炎とともに，抗悪性腫瘍薬によって

好中球が減少し免疫力が低下した結果生じる口内炎もある．口内炎を起こしやすい抗悪性腫瘍薬として，フルオロウラシル，メトトレキサート，ドキソルビシンなどがあげられる．予防法として，口腔の衛生（うがいの励行，歯・歯肉の管理と処置），フリーラジカルの除去作用を期待してアロプリノールやカモスタットメシル酸塩による含嗽，血管収縮による薬物の口腔内への移行防止に角のない氷片による冷却などが試みられている．

5.3.1.5 悪心・嘔吐

抗悪性腫瘍薬の種類によって，悪心・嘔吐の程度はさまざまである．急性悪心・嘔吐は，一般的に抗悪性腫瘍薬投与1〜2時間後に発現し，24時間以内に消失する．5-HT$_3$受容体拮抗薬とステロイドを併用することで高い効果が期待できる．遅延性悪心・嘔吐は，抗悪性腫瘍薬の投与24時間後以降に発現し，数日間持続する．特にシスプラチンなどは発現率が高い．ステロイドは有効であるが，5-HT$_3$受容体遮断薬の効果は少ない．NK$_1$受容体拮抗薬は，5-HT$_3$受容体遮断薬およびステロイドと併用することにより，急性嘔吐および遅発性嘔吐のいずれに対しても強い効果を発揮する．

5.3.1.6 下痢

腸管粘膜の障害が下痢の主な原因である．下痢を起こしやすい抗悪性腫瘍薬として，イリノテカン，シタラビン，メトトレキサート，フルオロウラシルなどがあげられる．イリノテカンによる下痢は早発型と遅発型の2つに分類される．早発型は，投与中あるいは投与直後から発現し，多くはイリノテカンによる一過性のコリンエステラーゼ阻害作用が原因である．遅発型は，投与後24時間以降に発現し，持続することがある．イリノテカンの活性代謝物SN-38による腸管粘膜障害が原因である．SN-38はグルクロン酸抱合され，胆汁中に排泄される．腸管内のβ-グルクロニダーゼにより脱抱合され，再びSN-38になり再吸収される．半夏瀉心湯はβ-グルクロニダーゼを阻害するバイカリンを含み遅発型の下痢を予防する効果がある．

5.3.1.7 腎毒性および膀胱障害

腎障害を起こしやすい抗悪性腫瘍薬は，シスプラチンとメトトレキサートである．シスプラチンは，尿細管や集合管を直接的に障害することによって腎障害をきたす．腎障害の予防のため投与当日は3,000 mL/日以上の尿量を確保できるよう，輸液あるいは水分の摂取を行い，適宜，利尿薬（D-マンニトールおよびフロセミド）を併用する．メトトレキサートは，大量療法時に尿細管で析出し閉塞による腎障害を引き起こす．腎障害の予防には，十分な量の輸液を投与し，水分の摂取量を増やす．

また，炭酸水素ナトリウムおよびアセタゾラミドをメトトレキサート投与前日からロイコボリン救援投与終了まで継続投与する．

シクロホスファミドおよびイホスファミドでは，代謝産物アクロレインが膀胱粘膜を障害するため，出血性膀胱炎が生じやすい．予防には，メスナの投与，尿量の確保および尿のアルカリ化が有効である．

5.3.1.8　末梢神経障害

手足のしびれや痛みなどを伴う末梢性神経障害は，ビンカアルカロイド，タキサン系抗悪性腫瘍薬，白金製剤の投与でしばしばみられる．なかでも，オキサリプラチンは最も末梢神経障害を引き起こしやすい薬剤で，発現頻度はほぼ100％とされ，末梢神経障害はDLFの1つである．パクリタキセル，ビンクリスチン，シスプラチンではしびれなどの末梢神経障害を起こしやすい．

5.3.1.9　皮膚毒性

色素沈着は，全身性あるいは限局性に，皮膚，爪，歯茎，舌あるいは指の関節などが黒く変色するもので，特に四肢末端や爪に好発する．ブレオマイシンによる発疹，皮膚肥厚，色素沈着，爪の変形および変色，瘙痒感などの皮膚障害は注意すべき副作用の1つである．

抗悪性腫瘍薬の血管外漏出による皮膚障害は，漏出部の発赤・水疱・疼痛などの炎症症状から，後遺症として痛みを残す症例，漏出部が壊死となり，植皮を必要とする例まで見られる．漏出部に壊死をきたしやすい抗悪性腫瘍薬は，アントラサイクリン系，ビンカアルカイド系，アクチノマイシンD，マイトマイシンC，タキサン系などがある．

5.3.1.10　脱　毛

毛根細胞は，造血細胞および消化管粘膜上皮細胞と同様，抗悪性腫瘍薬によって影響を受けやすい．脱毛は比較的高頻度に発現する副作用であるが，抗悪性腫瘍薬の種類によって頻度は異なる．ドキソルビシンをはじめとするアントラサイクリン系抗悪性腫瘍薬，エトポシド，ビンクリスチン，ブレオマイシン，タキサン系抗悪性腫瘍薬などが脱毛を引き起こす．

5.3.1.11　手足症候群

手足症候群は，フッ化ピリミジンに特徴的な副作用であり，分子標的薬であるスニチニブやソラフェニブでも重篤な症状が高頻度に出現する．症状としては，手掌

や足底に紅斑，腫脹，疼痛，ほてり，知覚過敏などがみられ，重症化すると水疱やびらんを形成し，痛みのために物がつかめなくなったり，歩行困難となることがある．

5.3.1.12 過敏反応

パクリタキセルは，投与直後に呼吸困難，血圧低下，血管性浮腫，蕁麻疹，顔面紅潮といった過敏症状を高頻度に起こす．原因としてパクリタキセルおよびその溶解補助剤であるポリオキシエチレンヒマシ油が考えられている．過敏症状抑制のため副腎皮質ステロイド薬，ヒスタミン H_1 拮抗薬および H_2 拮抗薬の前投与が行われる．

抗体医薬品は，インフュージョンリアクションを引き起こすことがある．初回投与時の薬剤投与中または投与開始後 24 時間以内に症状が出現し，その症状は，発熱，悪寒，悪心，頭痛，疼痛，瘙痒，発疹，咳などの軽度のものから，気管支痙攣，重度の血圧低下，急性呼吸促迫症候群など重篤なアナフィラキシー様症状まである．これを軽減させるためにリツキシマブにおいては投与の 30 分前に抗ヒスタミン薬，解熱鎮痛薬などの前投与を行う．

インフュージョンリアクション：
infusion reaction

5.3.2 抗悪性腫瘍薬の耐性機構

抗悪性腫瘍薬に対する耐性の存在は，悪性腫瘍の化学療法にとって重要な問題である．この耐性メカニズムを解明し，克服することががん化学療法の有効性を高めるために求められている．薬剤に対する抵抗性のメカニズムは，薬剤の取り込みおよび排出に関するもの，薬剤代謝酵素の変化によるもの，薬剤の標的分子の量的・質的変化によるものに分類できる．

5.3.2.1 抗悪性腫瘍薬の細胞内取込みの抑制および排出亢進

抗悪性腫瘍薬の細胞内への流入は，主に受動拡散によると考えられているが，核酸誘導薬，葉酸拮抗薬や白金製剤等には細胞内流入に細胞膜に存在する担体が関与し，その担体の減少が細胞内の薬剤濃度を減少させることが知られている．一方，細胞からの能動的排出機構は，MDR1/P-glycoprotein（P-gp），MRP1/2/3/4/5 について複数の抗悪性腫瘍薬に対する耐性への関与が報告されている．いずれも ABC トランスポーターに属する薬剤排出ポンプである．MDR1 によりコードされる P-gp の過剰発現は，構造的/作用機構の異なった数多くの抗悪性腫瘍薬に対して細胞内の薬剤濃度を有効濃度以下に下げることにより抵抗性を示すと考えられている．同様のメカニズムは，MRP の過剰発現にもみられる．

MDR：
multi-drug resistance

MRP：
multidrug resistance-related protein

ABC トランスポーター：
ATP-binding cassette transporter

5.3.2.2 薬剤代謝系の変化による薬剤耐性

抗悪性腫瘍薬には，プロドラッグとして投与され体内にて特異的酵素により代謝され活性化を受けるものがある．この活性化に必要な酵素活性の欠失は，活性化体の減少により効果減弱すなわち耐性を招く．代表的な薬剤には，Ara-C，マイトマイシン，シクロホスファミド，イリノテカンなどがある．抗悪性腫瘍薬もまた代謝・排泄機能の変化に大きく影響を受ける．代謝反応に関与する酵素としては，ドセタキセルにおける CYP3A4，5-FU における ジヒドロピリミジンデヒドロゲナーゼ，イリノテカンにおける CYP3A4 などが耐性や有害事象の発現に関与する．イリノテカンの代謝活性体 SN-38 は，UDP-グルクロン酸転移酵素によりグルクロン酸抱合されるが，この活性亢進による耐性が報告されており，重金属の解毒系であるメタロネチオンは，シスプラチン耐性に対する関与が指摘されている．

5.3.2.3 標的分子の変化による耐性

DNA を直接の標的としない葉酸拮抗薬，トポイソメラーゼ阻害薬，微小管作用薬などでは，標的分子の量的/質的変化により薬剤耐性となるメカニズムが報告されている．ヒドロ葉酸還元酵素遺伝子の高発現がメトトレキサート耐性に関与することはよく知られている．また，トポイソメラーゼを標的とする抗悪性腫瘍薬の耐性発現への関与が多く報告されている．イリノテカンなどトポイソメラーゼⅠ阻害薬におけるトポイソメラーゼⅠの変異による耐性，およびドキソルビシンやエトポシドなどトポイソメラーゼⅡ阻害薬におけるトポイソメラーゼⅡaの変異に起因する局在の変化による耐性獲得などがある．

5.4 章末問題

A. 問題

次の文の正誤について答えよ．
1. イダルビシンは，トポイソメラーゼⅠ阻害作用がある．
2. アムルビシンは，胃がんに対して適応がある．
3. ブレオマイシンの副作用には肺線維症がある．
4. ドキソルビシンをパクリタキセルと併用する場合，ドキソルビシンを先に投与する．
5. ダウノルビシンは，多くの組織に分布するが，特に中枢神経系へ移行する．
6. イリノテカンはプロドラッグであるが，ノギテカンはプロドラッグではない．
7. エトポシドは，トポイソメラーゼⅠを阻害する．

8. ビンクリスチンによる神経障害は，神経軸索の微小管にも作用することで発症する．
9. ビノレルビンは，水溶性であり，肺組織への移行性が良好である．
10. パクリタキセルをシスプラチンと併用する場合，シスプラチンの前に投与する．
11. ゴセレリンは前立腺がんの治療に用いられる．
12. リュープロレリンは閉経後乳がんの治療に用いられる
13. タモキシフェンはエストロゲン受容体陽性の乳がん細胞に対して効果が期待できる．
14. 前立腺がんの治療にレトロゾールが用いられる．
15. ビカルタミドは，エストロゲン受容体阻害作用をもち，前立腺がんの治療に用いられる．
16. 間質性肺炎はドキソルビシンのDLFの1つである．
17. シクロホスファミドによる出血性膀胱炎にはメスナが有効である．

B. 解　答
1. 誤（トポイソメラーゼⅡ阻害作用がある）
2. 誤（非小細胞肺がんと小細胞肺がんに適応がある）
3. 正
4. 正
5. 誤（中枢神経系への移行はない）
6. 正
7. 誤（トポイソメラーゼⅡを阻害する）
8. 正
9. 誤（脂溶性である）
10. 正
11. 正
12. 誤（リュープロレリンの頻回投与により，LH-RH受容体のダウンレギュレーションを引き起こすため，下垂体からのゴナドトロピンの分泌を抑制することにより，エストロゲンおよびテストステロンの分泌を抑制することにより閉経前乳がんおよび前立腺がんの治療に用いられる）
13. 正
14. 誤（レトロゾールはアロマターゼ阻害剤あり，閉経後乳がんの治療に用いられる）
15. 誤（ビカルタミドはアンドロゲン受容体阻害作用をもつ）
16. 誤（ドキソルビシンのDLFは心毒性）
17. 正

第6章

主な悪性腫瘍の病態と治療

　第6章では，脳および頭頸部腫瘍，呼吸器系腫瘍，消化器系腫瘍，婦人科系腫瘍，泌尿器科系腫瘍，造血器腫瘍，その他に分類して，病態，治療戦略，代表的なレジメンについてまとめた．レジメンとは，どの治療法（手術療法，放射線療法，化学療法等）を選択し，どの順番で実施するか，を表現する用語であるが，一般的には，その具体的な内容も含んでいる．なお，ここで紹介する治療戦略，代表的なレジメンについては，十二分な臨床データがあるものから，必ずしもコンセンサスを得ていないものまで，含んでいる．

6.1　脳および頭頸部腫瘍

6.1.1　脳腫瘍

［病態］　臨床症状は頭蓋内圧亢進症状（頭痛，嘔吐，意識障害など），腫瘍の局所徴候（片麻痺，失語，半盲，小脳症状），痙攣発作など，多彩である．組織学的には原発性脳腫瘍として髄膜腫，神経膠腫，下垂体腺腫，神経鞘腫，悪性リンパ腫，胚細胞腫瘍，髄芽腫などがある．転移性脳腫瘍の場合，原発巣は肺がん，大腸がん，乳がんなどである．

［治療戦略］　手術が第一選択であるが，機能温存のため全摘出は困難なことが多い．ガンマナイフなどの放射線治療も行われるが，正常脳の耐用線量とされる60Gyでは腫瘍の制御は困難なことが多い．化学療法はテモゾロミドが悪性神経膠腫の膠芽腫に有効とされる．髄芽腫ではメトトレキサート（MTX）大量やカルボプラチン＋エトポシドも使用される．悪性リンパ腫に対してはMTX大量療法と放射線照射の併用が有効である．脳腫瘍の髄膜播種にはMTXやシタラビンの持続髄

注が行われる．

[代表的なレジメン]　放射線療法を併用したテモゾロミド療法が行われることが多いが，再発例にはベバシズマブ単独療法なども用いられる．転移性脳腫瘍に対しては放射線治療が一定の効果があるとされるが，化学療法の適応はない．

6.1.2　口腔がん

[病態]　口腔がんのなかでは舌がんが最も多い．症状は潰瘍，腫瘤，痂皮，びらん，水泡などを呈する．わが国では組織学的には扁平上皮がんが大部分である．

[治療戦略]　手術，放射線照射が中心であるが，進行性のがんでは化学療法も併用する．

[代表的なレジメン]　シスプラチンが中心で，フルオロウラシル，ドセタキセルも使用される（後述）．

6.1.3　鼻腔・副鼻腔がん

[病態]　難治性潰瘍，鼻出血，鼻腔閉塞などを呈する．組織学的には扁平上皮がんが多い．

[治療戦略]　手術，放射線照射，化学療法の3者療法．さらに化学療法については浅側頭動脈からの逆行性カテーテル留置による動注抗がん剤療法も行われる．

[代表的なレジメン]　シスプラチンを中心とした化学療法が行われる．

6.1.4　咽喉頭がん

[病態]　上咽頭がんではEpstein-Barrウイルスの関与が指摘されている．中咽頭がんではHuman papillomaウイルスとの関連性があるといわれている．下咽頭がんでは飲酒や喫煙の関係が強い．臨床症状は嚥下困難，嗄声，呼吸困難，咽頭痛，開口障害，頸部腫瘤などがある．わが国では組織学的には扁平上皮がんが大半である．

[治療戦略]　上咽頭がんでは解剖学的な位置関係から手術を選択することは少ない．それ以外では手術または放射線照射を病期により採用する．化学療法は，初発

時高度進行例，遠隔転移例，再発局所療法不応例が対象となる．

[代表的なレジメン]　シスプラチンなどの白金製剤が中心で，フルオロウラシルやタキサン系薬剤と併用する．切除不能局所進行がんや術後再発例に対して，シスプラチン＋放射線療法やさらにフルオロウラシルを追加したレジメンが行われている．さらに再発や遠隔転移している場合には，シスプラチンとフルオロウラシルの併用療法やドセタキセルの単独療法が行われる．

6.1.5　甲状腺がん

[病態]　分化型のがんが多く，乳頭がんが多い．

[治療戦略]　手術による摘出が中心であり，化学療法の適応はない．

6.2　呼吸器系腫瘍

6.2.1　肺がん

[病態]　喫煙との関連が強い．症状は咳，血痰，胸痛，体重減少，食欲不振，発熱などであるが，無症状の場合もある．進行すると胸水貯留や心嚢水貯留，上大静脈症候群，低酸素症なども起こる．脳転移や骨転移による症状が初発となることもある．わが国では組織分類は小細胞肺がんが15〜20％で，非小細胞肺がんは腺がん，扁平上皮がん，大細胞がんに分類される．

[治療戦略]　小細胞肺がんと非小細胞肺がんでは，治療戦略は大きく異なる．小細胞肺がんは，悪性度が高く，進行が早いので，発見時に遠隔転移をきたしている症例が多いが，化学療法に対する感受性が高い．したがって，化学療法が第1選択となることが多い．一方，非小細胞肺がんは基本的には外科手術が最優先されるが，術後補助療法として，あるいは切除不能例，再発例などでは化学療法が行われている．

小細胞肺がん：
　small cell lung cancer
　SCLCと略す．

上皮成長因子受容体：
　epidermal growth
　fuctor receptor
　EGFRと略す．

[代表的なレジメン]
① 小細胞肺がん：限局型ではシスプラチン＋エトポシド（**PE療法**）が代表的なレジメンである．これに放射線照射を加える（同時放射線療法）．進展型ではイリノテカン＋シスプラチン療法（**IP療法**）あるいはPE療法が標準治療である．

② 非小細胞肺がん：手術が第 1 選択であるが，術後補助化学療法の有用性も示されている．術後補助化学療法としては，テガフール・ウラシル配合剤の単独投与やビノレルビンとシスプラチンの併用療法などが行われる．なお，切除不能例では，マイトマイシン C, ビンデシン，シスプラチンの併用療法などに放射線療法を同時に行う療法などが行われる．さらに，進行例ではシスプラチンを中心として，それにゲムシタビン，イリノテカン，ビノレルビン，ドセタキセルなどが併用されている．また，ゲフィチニブやエルロチニブが使用されることもある．

6.2.2　胸膜中皮腫

［病態］　アスベストの吸引により発症する．胸水貯留，胸痛，息切れ，咳，発熱などを呈する．

［治療戦略］　手術が第一選択で，化学療法は進行例に行われる．

［代表的なレジメン］　シスプラチンとペメトレキセドの併用療法が行われている．

6.3　消化器系腫瘍

6.3.1　食道がん

［病態］　欧米では下部食道がんが多いが，わが国では中部食道がんが多い．わが国では組織学的には大半は扁平上皮がんである．表在がんでは無症状のことが多い．進行がんでは，嚥下時つかえ感，胸痛，異物感など．嚥下困難，嘔吐，体重減少も見られる．

［治療戦略］　Stage 0 では内視鏡的粘膜切除術か手術が主体である．Stage Ⅰ では外科手術が中心となるが，放射線化学療法も選択される．Stage Ⅱ，Ⅲ では術前化学療法＋手術が行われることが多い．手術が何らかの理由でできない場合は，放射線化学療法が推奨される．

［代表的なレジメン］　根治目的で，シスプラチンとフルオロウラシルと放射線照射の併用が行われている．また，術前・術後補助化学療法として，シスプラチンとフルオロウラシルの併用療法も行われる．

6.3.2 胃がん

[病態] わが国での罹患率第1位，死亡率も第2位を占める．*Helicobacter pylori* 感染，食塩摂取過多，喫煙などが発症の危険因子とされる．ほとんどが腺がんで，分化型と未分化型に分けられる．症状は腹痛，心窩部痛，胃部不快感，胃部膨満感，食欲低下，体重減少など．無症状のまま進行がんと診断されることもある．

[治療戦略]
① Stage 0〜Ⅲ：早期がんにおいては内視鏡的粘膜切除術や内視鏡的粘膜下層切開剥離術や外科切除が第1選択である．抗がん剤治療は術後補助化学療法がStage Ⅱ，Ⅲで有用である．
② Stage Ⅳ（切除不能，再発例）：進行再発胃がんでは，テガフール・ギメラシル・オテラシル配合剤を中心とした化学療法が行われる．

[代表的なレジメン] 術後補助化学療法として，テガフール・ギメラシル・オテラシル配合剤が用いられている．進行再発胃がんでは，テガフール・ギメラシル・オテラシル配合剤にシスプラチンを併用する療法，イリノテカンにシスプラチンを併用する療法，ドセタキセルやパクリタキセル，イリノテカンなどを単独で用いる療法行われている．

6.3.3 大腸がん

[病態] わが国では増加傾向があり，死亡率は男性では第4位であるが，女性では第1位である．スクリーニングとしての便潜血検査は有用である．リスクファクターは大腸腺腫，肥満，糖尿病，大腸がんの家族歴など．症状は進行すると血便，貧血，便通異常，腹痛，腹部腫瘤などを呈する．組織型は腺がんで高分化型，中分化型が多い．

[治療戦略] 切除不能大腸がんでは化学療法が選択される．

[代表的なレジメン]
① Stage 0〜Ⅲ：内視鏡的粘膜切除術や内視鏡的粘膜下層切開剥離術，あるいは手術が標準治療である．Stage Ⅲ大腸がんに再発予防を目的とした術後補助化学療法が行われる．すなわち，フルオロウラシルやテガフール・ウラシル配合剤にレボホリナートを併用する療法，カペシタビンの単独療法などが行われる．また，Stage Ⅳや再発例で実施される **FOLFOX療法**（フルオロウラシル，レボホリナート，オキサリプラチンの併用療法）が実施される場合もある．直腸

がんでは，放射線を併用する場合もある．肛門扁平上皮がんは化学放射線療法の感受性が高く，永久人工肛門を回避できる可能性が高いため，手術の代わりに放射線照射とフルオロウラシルとマイトマイシンCの併用療法が行われる場合がある．

② Stage Ⅳ・再発症例：現在の化学療法の中心的な薬剤はフルオロウラシル（5-FU），オキサリプラチン（L-OHP），イリノテカン（CPT-11）で，これらを併用することで20か月を超える生存期間中央値が期待できる．主に行われているレジメンは，**FOLFOX療法**（5-FU＋レボホリナート＋L-OHP），**FOLFIRI療法**（5-FU＋レボホリナート＋CPT-11）とそれにベバシズマブやセツキシマブを併用するものである．これらのレジメンには，46時間のフルオロウラシル持続静注を含んでいるが，外来化学療法で行うためには中心静脈ポートが必要である．さらに，最近では長時間のフルオロウラシルの持続静注を含まないレジメンとして，**XELOX療法**（カペシタビン＋L-OHP）にベバシズマブやセツキシマブを追加するレジメンが試みられている．

6.3.4 肝臓がん

［病態］　病因としてはB型またはC型肝炎ウイルスの持続感染との関連が強い．背景には肝硬変，慢性肝炎がある．自覚症状に乏しいことも特徴としてあげられる．進行すれば黄疸，倦怠感，腹水，意識混濁，腹痛，腹部膨満，腹腔内出血などを呈する．組織学的には肝細胞がんと肝内胆管がんがほとんどである．

［治療戦略］　肝切除術と経皮的治療，（ラジオ波焼灼法，マイクロ波凝固療法，経皮的エタノール注入療法），肝動脈塞栓術，および肝動注化学療法，全身化学療法，放射線療法，肝移植などがある．

肝動脈塞栓術：
　transcatheter arterial embolization（TAE）

動注化学療法：
　transcatheter arterial infusion（TAI）

［代表的なレジメン］　動注化学療法として，ドキソルビシン，マイトマイシンC，5-FU，動注用シスプラチンなどを投与する．また，進行例を対象として，ソラフェニブを投与する全身化学療法も行われている．

6.3.5 胆道がん

［病態］　初期は無症状のことが多い．胆管がんは閉塞性黄疸が初発症状であることが多い．組織学的にはほとんどが腺がんである．

［治療戦略］　根治療法は手術であるが，実際には発見された時点で進行例が多い．化学療法は切除不能例や遠隔転移を有する症例，あるいは切除後の再発症例が適応である．

[代表的なレジメン]　進行例を対象として，ゲムシタビンとシスプラチンの併用療法，テガフール・ギメラシル・オテラシル配合剤の単独投与が行われている．

6.3.6　膵臓がん

[病態]　初発症状は腹痛，黄疸，腰背部痛，食思不振，体重減少，全身倦怠感を呈する．組織型の大半は浸潤性膵管がんである．

[治療戦略]　遠隔転移がない症例は手術が第1選択だが，多くの例で再発するため切除後に術後補助化学療法が行われる．局所進行がんや転移性膵がん，あるいは切除後の再発症例では化学療法を行う．

[代表的なレジメン]　切除可能例では，術後補助化学療法として，ゲムシタビン単独投与が行われる．転移性膵がんでは，ゲムシタビン単独投与，エルロチニブを併用する療法，テガフール・ギメラシル・オテラシル配合剤の単独投与が行われている．さらに，最近ではFOLFIRINOX療法（5-FU＋レボホリナート＋L-OHP＋CPT-11）が行われている．

6.4　婦人科系腫瘍

6.4.1　乳がん

[病態]　女性における罹患率は第1位である．死亡数も胃がん，肺がんに次ぐ．しこり，痛み，乳頭分泌が3大症状で，特にしこりで発見されることが多い．他には浮腫，発赤，変形などがある．組織型は腺がんで，多くは浸潤性乳管がんである．ホルモン受容体やHER2過剰発現は治療法選択に重要である．

[治療戦略]　原発性乳がんはStage I〜ⅢAは手術が第1選択で，腋窩リンパ節についても転移の有無の診断と，局所コントロール目的で郭清術を行う．術前化学療法を行う場合もあり，（レジメンは術後化学療法と同様）乳房温存率が向上する．術後療法は微小転移による再発を予防するために行われる．薬物療法による全身治療と放射線照射による局所治療がある．薬物療法にはホルモン療法（術後ホルモン療法），化学療法，トラスツズマブ療法などがある．治療効果予測因子としてホルモン受容体とHER2過剰発現の有無は重要である．転移，再発乳がんに対しても化学療法やホルモン療法が行われる．

ヒト上皮細胞増殖因子受容体：
human epidermal growth factor receptor type 2
HER2と略す．

［代表的なレジメン］　術後ホルモン療法として，エストロゲン作用の抑制を目的として，閉経前ではLH-RH誘導体，閉経前後でタモキシフェン，閉経後でアロマターゼ阻害薬が投与される．また，術後補助化学療法としては，**FEC療法**（フルオロウラシル＋エピルビシン＋シクロホスファミド），**CAF療法**（シクロホスファミド＋ドキソルビシン＋フルオロウラシル），**CMF療法**（シクロホスファミド＋メトトレキサート＋フルオロウラシル）などが行われる．さらに，タキサン系薬剤を併用することもある．

転移，再発乳がんに対する治療として，患者の全身状態や年齢，閉経状況，腫瘍の大きさなどを考慮し以下の治療が選択される．

① ホルモン療法
　一次ホルモン療法：閉経前はLH-RHアナログ＋タモキシフェン，閉経後はアロマターゼ阻害薬
　二次ホルモン療法：閉経前はメドロキシプロゲステロン，閉経後はタモキシフェン（抵抗性ならメドロキシプロゲステロン）

② 化学療法
　アントラサイクリン系薬剤またはタキサン系薬剤を含む治療を行い，効果がなければ薬剤の変更を行う．すなわち，シクロホスファミドにエピルビシンやドキソルビシンを併用する療法，タキサン系の単独療法，ビノレルビン，カペシタビンの単独療法，タキサン系にトラスツズマブを併用する療法などが行われている．骨転移症例には，ビスホスホネート製剤が投与される．

6.4.2　子宮がん

6.4.2.1　子宮頸がん

［病態］　婦人科悪性腫瘍のなかで最も多い．早期がんはしばしば無症状で，進行すると不正性器出血，性交後出血，腟分泌物の異常などがおこる．ヒトパピローマウイルス感染（特にHPV-16またはHPV-18）はリスクファクターであり，若年女性に対してワクチン投与による予防が推奨されている．わが国では組織学的には扁平上皮がんが多い．

［治療戦略］　手術が第1選択であるが，術後放射線療法や放射線化学療法も行われる．遠隔転移を有する進行期や再発症例では化学療法が行われる．

［代表的なレジメン］　シスプラチン単独，あるいはシスプラチンとフルオロウラシル併用に放射線療法を組み合わせる放射線化学療法が行われる．また，遠隔転移を有する進行例や再発例では，パクリタキセルとシスプラチンの併用療法などが行

われる.

6.4.2.2 子宮体がん

[病態] 多くは閉経後に発症する．初期から不正性器出血，過剰月経出血などが起こる．組織学的には類内膜がんが多い．エストロゲンに依存して増殖を示す．

[治療戦略] 子宮体がんの治療には手術療法，放射線療法，化学療法，ホルモン療法がある．いずれの時期においても第1選択は手術療法であるが，進行期では術後に化学療法が行われる．

[代表的なレジメン] 術後補助化学療法として，ドキソルビシンとシスプラチンの併用，再発例に対しては，さらにシクロホスファミドを追加する療法などが行われている．また，パクリタキセルとカルボプラチンの併用療法なども行われている．さらに，ホルモン療法として，メドロキシプロゲステロンの投与も行われる．

6.4.3 卵巣がん

[病態] 初期の自覚症状に乏しい．腹水貯留，腹部膨満感，嘔気，食欲不振などが進行がんの症状．婦人科がんでは死亡数が最も多い．CA-125が腫瘍マーカーとなる．組織型では漿液性腺がんが多い．

[治療戦略] 手術と化学療法を併用した集学的治療が行われる．

[代表的なレジメン] タキサン系薬剤とカルボプラチンの併用療法が主に行われるレジメンである．また，再発例には，カルボプラチンとゲムシタビンの併用療法なども行われる．

6.5 泌尿器系腫瘍

6.5.1 前立腺がん

[病態] 前立腺特異抗原（PSA）の高値から無症状で診断に至ることが多い．骨転移による疼痛で発見されることもある．高齢者の増加に伴い増加傾向にある．

[治療戦略] 進行が緩除であること，患者が高齢であることを考慮して治療方針を決定する．前立腺全摘や放射線療法も行われるが，場合によっては経過観察もあり得る．薬物療法の中心は抗男性ホルモン療法である．ホルモン療法耐性となった場合には化学療法が行われる．

[代表的なレジメン] ホルモン療法として，LH-RH誘導体と抗アンドロゲン薬の併用療法に放射線療法を追加する．ホルモン療法が無効となった場合はドセタキセルにエストラムスチンの併用療法などが行われる．

6.5.2 膀胱がん，上部尿路がん（腎盂，尿管がん）

[病態] 肉眼的または顕微鏡的血尿を大半の症例で認める．膀胱刺激症状（頻尿，尿意切迫など）も見られる．ほとんどは移行上皮がんである．

[治療戦略] 表在がんは経尿道的膀胱腫瘍切除術で切除後抗結核ワクチン（BCG）の膀胱内注入療法を行う．浸潤がんでは根治的膀胱全摘術を行う．術前化学療法は標準治療に位置付けられている．転移，再発がんは全身化学療法を行う．

[代表的なレジメン] 術前補助化学療法や転移再発がんに対して，メトトレキサート，ビンブラスチン，ドキソルビシン，シスプラチンの4剤併用療法やゲムシタビンとシスプラチンの併用療法が行われる．

6.5.3 腎臓がん

[病態] 肉眼的血尿，腹部腫瘤，側腹部痛が古典的3主徴．発熱，貧血，多血症，高Ca血症，肝機能異常などで発見されることもある．組織学的には明細胞がんが最も多い．

[治療戦略] StageⅠ〜Ⅲでは根治的腎摘出術が行われる．術後薬物療法は有用性が証明されていない．進行がんでも手術可能であれば実施し，分子標的薬であるスニチニブ，ソラフェニブ，エベロリムスなどを単剤で用いる．また，インターフェロンαなどを用いることもある．

6.6 造血器腫瘍

6.6.1 白血病

[病態] 悪性腫瘍化した未熟な血液細胞（白血病細胞）が増殖する．増殖する腫瘍細胞により骨髄性とリンパ性に，自然経過により急性と慢性に分類される．分類はFAB分類が汎用されるが，近年はWHO分類も用いられる．表6.1には，FAB分類による急性骨髄性白血病と急性リンパ性白血病の分類を示した．慢性骨髄性白血病では，9番染色体と22番染色体の相互転座した**フィラデルフィア染色体**が特徴で，9番染色体上にあるABL遺伝子と22番染色体上にあるBCR遺伝子が融合したBCR-ABL遺伝子ができ，これによって白血病が起こることが知られている．

白血病の診断には染色体検査と細胞表面抗原検査が必須である．急性骨髄性白血病では白血病裂孔が認められる．臨床症状は白血球減少により易感染傾向を生じ，肺炎や発熱性好中球減少症が見られる．貧血による全身倦怠感や息切れ，血小板減少による出血傾向も起きる．高度の白血球増加によりhyperleukocytic syndromeと呼ばれる呼吸困難や脳梗塞，脳出血を生じる．これらの症状は急性白血病でより著明で，慢性白血病の場合は無症状で，偶然検診等で発見される場合もある．

白血病裂孔：急性骨髄性白血病では，多数の幼若な白血球と少数の正常な成熟白血球のみで，中間の分化段階にある白血球が認められない．このことを白血病裂孔と呼ぶ．なお，慢性骨髄性白血病では，この現象は認められない．

[治療戦略] 急性白血病は，Total Cell Kill 理論に基づく多剤併用化学療法が行

表 6.1　FAB 分類

急性骨髄性白血病（ミエロペルオキシダーゼ(MPO)染色陽性率が3%以上）	M0	最未分化型	MPO 陰性
	M1	未分化型	骨髄芽球が90%以上
	M2	分化型	骨髄芽球が90%未満
	M3	急性前骨髄球性白血病	PML/RARα融合遺伝子が特徴的
	M4	急性骨髄単球性白血病	顆粒球系細胞，単球系細胞がそれぞれ20%以上
	M5	急性単球性白血病	単球系細胞が80%以上
	M6	急性赤白血病	赤芽球系細胞が50%以上
	M7	急性巨核芽球性白血病	MPO 陰性，血小板ペルオキシダーゼ（PPO）が陽性
急性リンパ性白血病（ミエロペルオキシダーゼ(MPO)染色陽性率が3%未満）	L1	小児型	
	L2	成人型	
	L3	バーキット型	

われる．すなわち，抗がん剤による強力な**寛解導入療法**を行い，引き続き**地固め療法**を実施し，さらに，**維持強化療法**を行って，白血病細胞を正常細胞も含めて死滅させる．白血病細胞に比べ，正常な造血細胞の方が早く回復する．寛解導入療法を行って，症状がなくなったとしても，体内には白血病細胞が残っているので，地固め療法等を行わないと必ず再発してくる．ハイリスク症例や再発例では造血幹細胞移植を行うことも多い．慢性骨髄性白血病は分子標的薬イマチニブが導入され予後が劇的に改善した．

［代表的なレジメン］
① 急性骨髄性白血病：寛解導入療法はイダマイシン＋シタラビンまたはダウノマイシン＋シタラビンのいずれか，寛解後療法（地固め療法）はシタラビン大量療法か通常量のシタラビンとアントラサイクリンを用いる．
② 急性前骨髄球性白血病：寛解導入療法としては，トレチノインで分化誘導療法が行われている．さらにイダルビシンやシタラビンの追加が行われることもある．地固め療法としては，アントラサイクリン系薬とシタラビンを中心に用い，維持強化療法ではトレチノインが用いられる．
③ 急性リンパ性白血病：寛解導入療法の中心になる薬剤はステロイド，ダウノルビシン，ビンクリスチン，シクロホスファミド，L-アスパラギナーゼなどである．地固め療法ではメトトレキサートやシタラビンの大量療法も行われる．フィラデルフィア染色体陽性急性リンパ性白血病ではイマチニブを併用する．
④ 慢性骨髄性白血病：以前はヒドロキシウレアあるいはインターフェロンで治療され，治癒を目指すためには造血細胞移植が唯一の治療法であった．現在はイマチニブが標準治療薬で，これによりフィラデルフィア染色体の消失が見られ，飛躍的な治療成績の向上が得られた．2011年に第2世代チロシンキナーゼ阻害薬であるニロチニブ，ダサチニブの初回投与が可能になった．
⑤ 慢性リンパ性白血病：臨床症状がないか軽度の場合は経過観察し，全身倦怠感，発熱や臓器障害が出現した場合に治療を開始する．高齢者ではシクロホスファミドの少量投与も行われる．

6.6.2 骨髄異形成症候群

［病態］　汎血球減少をきたすことが多く，貧血による全身倦怠感，白血球減少による易感染傾向，発熱，血小板減少による点状出血や紫斑が多い．約1/3は急性骨髄性白血病に進展する．この場合の抗がん剤に対する反応性は不良である．

［治療戦略］　強力な多剤併用療法は推奨されない．アザシチジンとレナリドミドは有用．ステロイドや免疫抑制薬が奏効する場合もある．輸血や抗菌薬投与などの補助療法が主体である．

6.6.3　悪性リンパ腫

［病態］　リンパ節腫大が第一の臨床症状であるが，それ以外に発熱，体重減少，盗汗などは合併しやすい症状でB症状と呼ばれる．進行の早さにより，低悪性度，中悪性度，高悪性度に分類される．組織学的にはB細胞性リンパ腫，T/NK細胞性リンパ腫，ホジキンリンパ腫に分類され，さらにWHO分類にしたがって細分化される．B細胞性リンパ腫では節外性に進展することも多い．わが国に多い成人T細胞白血病/リンパ腫は予後が不良である．

［治療戦略］　多剤併用化学療法が主体だが，高齢者や難反応例では単剤による治療を行うこともある．限局期では放射線療法を併用し，治療期間を短縮する．胃のMALTリンパ腫ではヘリコバクター・ピロリの除菌が奏効する場合がある．

［代表的なレジメン］　B細胞性非ホジキンリンパ腫の場合はリツキシマブを併用したR-CHOP療法（リツキシマブ，シクロホスファミド，ドキソルビシン，ビンクリスチン，プレドニゾロン）が代表的で，T細胞性非ホジキンリンパ腫ではCHOP療法が実施されることが多い．ホジキンリンパ腫においてはドキソルビシン，ブレオマイシン，ビンブラスチン，ダカルバジンの4剤併用療法が標準治療である．

6.6.4　多発性骨髄腫

［病態］　末梢血にMタンパクが出現する．形質細胞の増殖により骨の融解が起こり，病的骨折などが起こる．易感染傾向や貧血による全身倦怠感も見られる．高カルシウム血症による意識障害や腎機能障害も起こる．

［治療戦略］　無症状の症例では経過観察も1つの選択肢である．自家移植の対象にならない高齢者ではメルファラン，プレドニゾロンの併用療法が，自家移植を行う可能性があれば，その後の幹細胞採取に影響を与えないビンクリスチン，ドキソルビシン，デキサメタゾンの併用療法が選択される．近年，サリドマイドやボルテゾミブなどの新規治療薬をデキサメタゾンと併用する療法が行われることもある．

6.7 その他

6.7.1 骨軟部腫瘍

[病態] 悪性骨腫瘍は局所の疼痛，発赤，腫脹で発症する．骨肉腫，軟骨肉腫，Ewing肉腫などがある．悪性軟部腫瘍は無痛性の腫瘤形成で発症する．

[治療戦略] Ewing肉腫と骨肉腫は抗がん剤への感受性が高い．その他の悪性骨腫瘍は手術や緩和医療が主体となる．悪性軟部腫瘍も肉腫は抗がん剤への感受性が高いが，根治を目指す場合は治療経過のいずれかの時期に手術を行う．

[代表的なレジメン] Ewing肉腫ではビンクリスチン，ドキソルビシン，シクロホスファミド，アクチノマイシンD/イホスファミド，エトポシドの交代療法が行われる．骨肉腫ではシスプラチンとドキソルビシンの併用療法やメトトレキサート大量療法などが用いられる．

6.7.2 皮膚がん

[病態] 悪性黒色腫，有棘細胞がん，乳房外Paget病，基底細胞がんなどがある．

[治療戦略] 切除が第1選択である．悪性黒色腫に対する術後補助療法としての高用量インターフェロンα療法はわが国では保険未承認である．遠隔転移例ではダカルバジンや高用量インターロイキン-2療法が行われるが，後者はわが国では保険未承認である．

第7章

緩和ケア

　緩和ケアは，治癒や延命が望めない患者にとって，最後まで苦痛なく，人格を尊重されながら死に行くために行われるケアであり，がんの患者にとって特に必要となる．第7章においては，緩和ケアの背景ならびにがん性疼痛に対するケアについて概説する．

7.1　緩和ケアとは

　緩和ケアは，生命を脅かす疾患による問題に直面する患者とその家族に対して，痛みやその他の身体的，精神的，社会的な問題，さらに霊的な問題を早期に発見し，的確な評価と処置を行うことによって，苦痛を予防し，緩和することで，QOLを改善する行為であるとWHOでは定義している．緩和ケアを受ける患者にとって

QOL：quality of life

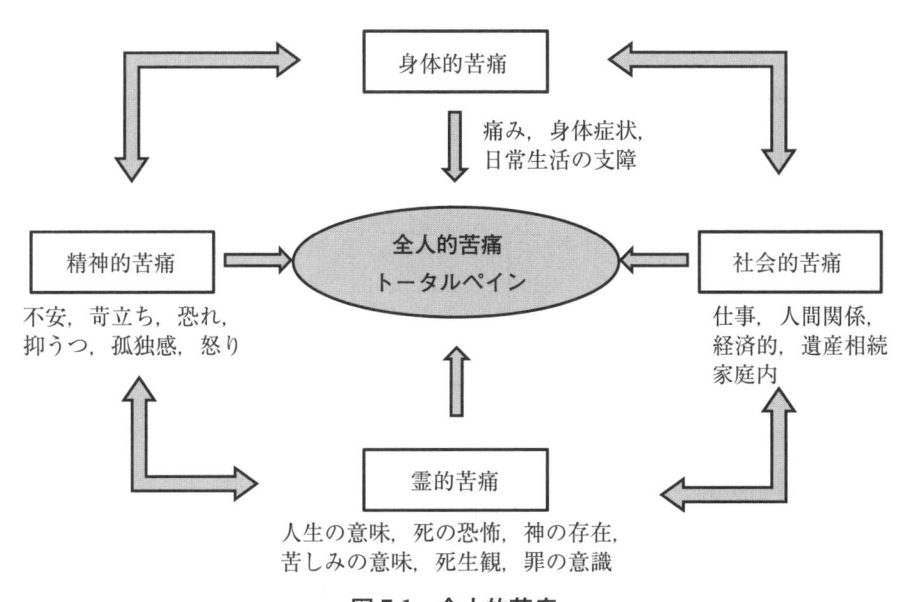

図7.1　全人的苦痛

の苦痛は，がんの進展に伴うものや薬物の副作用によるもののような身体的苦痛だけをいうのではなく，精神的苦痛，社会的苦痛，霊的苦痛を合わせたいわゆる全人的苦痛を指す（図7.1）．

精神科の医師であるキューブラー・ロスは，生命を脅かす病気に直面した時の心理状態として，次の5段階を経ることを提唱した．

- 否認：自分が死ぬということは嘘ではないかと疑う．
- 怒り：なぜ自分が死ななければならないのかと怒りを周囲に向ける．
- 取引：なんとか死なずにすむように，神と取引を試みる．何かにすがる．
- 抑うつ：何もできなくなる．
- 受容：最終的に自分が死に行くことを受け入れる．

以前は，緩和ケアは延命治療を断念した時点で初めて実施されていた．しかし，がんの診断時から患者の全人的苦痛は始まっていること，緩和ケアにより身体的，精神的苦痛を緩和することにより，延命治療に対する患者の意欲が上がってくるなどから，がんの診断時から緩和ケアの概念を導入し，病態の進行にしたがってその比重を変化させていくという考え方が広がってきている（図7.2）．

緩和ケアにおいては，医師，看護師，薬剤師だけでなく，栄養士，ソーシャルワーカーや宗教家など様々な専門家が関わることが必要であり，職種横断的な緩和ケアチームを形成している．薬剤師はその専門性を生かし，主としてがん性疼痛に対する薬物療法に役割を果たしていかなければならない．すなわち，処方作成支援，疼痛評価，有効性・副作用の評価，副作用に対する対策，患者教育，服薬指導，他のスタッフとの情報共有を行い，患者およびその家族のQOL向上に貢献する必要がある．

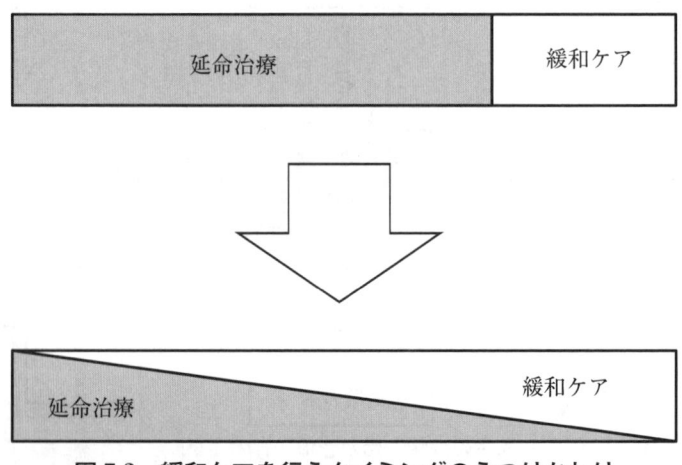

図7.2 緩和ケアを行うタイミングのうつりかわり

7.2 がん性疼痛

　身体的苦痛の代表的なものはがん性疼痛であるが，痛みは主観的な症状であり，心理的な影響を受けやすい．痛みの質と量ならびに原因を包括的に評価して速やかに対処することが必要である．痛みは，体性痛，内臓痛，神経障害性痛に分類される．

1）体性痛
　皮膚や骨，関節，筋肉，結合組織といった体性組織への，切る，刺すなどの機械的刺激が原因で発生する痛みのことを体性痛と呼ぶ．痛みは損傷部位に限局しており，一定の強さの痛みに加えて，ときに拍動性の痛みや疼くような痛みが起こる．体動により痛みが増強される場合もある．骨・関節などの深部組織に病巣がある場合は，病巣から離れた部位に痛みを感じることがある．非オピオイド鎮痛薬，オピオイド鎮痛薬が有効であるが，体動時の痛みの増強にはレスキュードーズが必要な場合がある．

2）内臓痛
　消化管などの管腔臓器の炎症や閉塞，肝臓，腎臓，膵臓などの臓器の炎症，腫瘍による圧迫，臓器被膜の伸展が原因で発生する痛みのことを内臓痛と呼ぶ．胸部や腹部の臓器へがんが浸潤，圧迫することで発生する．絞られるような，押されるような痛みであり，痛みの部位が不明瞭である．病巣から離れた部位にも痛みが発生することがある．

3）神経障害性疼痛
　末梢神経や中枢神経の直接的な損傷に伴って発生する痛みである．灼けるような灼熱痛，突きぬかれるような電撃痛といった痛みや痛覚過敏，感覚過敏など通常では痛みを感じない刺激に対しても痛みを感じる．通常用いられる鎮痛薬では効果が乏しいことがあるので，鎮痛補助薬の併用を考慮する必要がある．

　痛みには1日の大半を占める持続痛と一過性に発生する突出痛の組み合わせで構成される．持続痛に対しては継続的に鎮痛薬を投与することにより対応し，突出痛に対しては鎮痛薬のレスキュードーズにより対応する．
　痛みは主観的症状であるが，様々な評価法が開発されている．

　・**Numerical Rating Scale（NRS）**：痛みを0から10の11段階に分け，全く

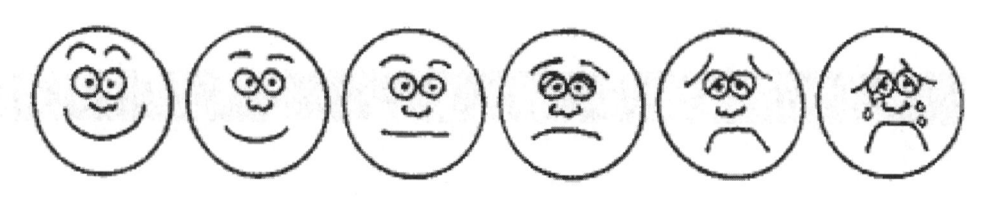

図 7.3　Face Pain Scale
(Wong *et al*. Wong's Essentials of Pediatric Nursing, Ed. 6, St. Louis, 2001, p. 1301)

痛みがないものを0，最悪の痛みを10として，患者に痛みの点数を尋ねるものである．
- **Visual Analog Scale（VAS）**：100 mm の線の左端を全く痛みがない，右端を最悪の痛みとした場合，患者に痛みの程度を表すところに印をつけてもらい，左端からの距離を測定するものである．
- **Verbal Rating Scale（VRS）**：3〜5段階の痛みを強さを表す言葉，例えば，痛みがない，少し痛い，痛い，かなり痛い，耐えられないくらい痛いなどを並べ，患者にどの程度の痛みかを尋ねるものである．
- **Face Pain Scale（あるいはFace Scale）**：図7.3に示したような絵を患者に示し，一番合う顔を選んでもらうものである．

7.3　がん性疼痛に対する治療

がん性疼痛に対する治療法として，WHOが治療戦略をまとめ，公表している．その目的はがん性疼痛の治療成績を向上させ，全ての患者ががんの痛みから解放されることにある．その骨子として，①チーム医療によるがん性疼痛の診断と管理，②痛みの原因，部位，症状の十分な把握，③患者の精神的，社会的，霊的な側面への配慮と患者への説明，④症状や病態に応じた治療法の選択，⑤段階的な治療目標の設定，⑥臨床薬理学に基づいた鎮痛薬の使用からなる．

7.3.1　目標の設定

痛みのコントロールを行うために，段階的な治療目標の設定が大切である．
- 第一目標：夜間の睡眠を妨げない
- 第二目標：安静時に痛みを感じない
- 第三目標：体動時に痛みを感じない

最初から全ての痛みから解放すると治療に無理が出てくるので，段階的に目標を達成していく必要がある．

7.3.2 鎮痛薬の使用法

1) 鎮痛薬使用5原則

- **By mouth（経口的に）**：継続的に鎮痛薬を使用し，用量調節も簡便に行うために，できるだけ簡便な投与経路，すなわち経口投与が推奨される．しかし，嘔気・嘔吐，嚥下困難など経口投与が困難な患者に対しては坐剤，貼付剤などが代わりに用いられる．
- **By the clock（時刻を決めて）**：がん性疼痛は持続的な痛みであるので，鎮痛薬の血中濃度を一定以上に持続させる必要がある．したがって，定期的に鎮痛薬を投与する．突出痛に対しては，レスキュードーズを行う．
- **By the ladder（除痛ラダーにしたがって，効力の順番に）**：図7.4に示す除痛ラダーにしたがって鎮痛薬を選択する．
- **For the individual（患者ごとに適切な用量で）**：患者個々に鎮痛薬の効果が異なるので，効果をモニターしながら適切な投与量を決めていく．
- **With attention to detail（細かい配慮をもって）**：がんの進行や治療による患者の痛みの変化を観察しつつ，除痛治療を行う．肝機能や腎機能の変化や患者の精神状態も鎮痛薬の効果に影響する．さらに副作用にも最大限の注意を払い，必要に応じて副作用にも対応する．

2) WHO式3段階除痛ラダー

図7.4に除痛ラダーを示した．

- **第一段階**：軽度の痛みに対しては，非ステロイド性消炎鎮痛薬やアセトアミノフェンなどの非オピオイド鎮痛薬を使用する．原則として標準投与量以上に増量はしない．痛みの種類に応じて鎮痛補助薬を併用する．
- **第二段階**：非オピオイド鎮痛薬で効果が不十分なとき，弱オピオイド鎮痛薬を

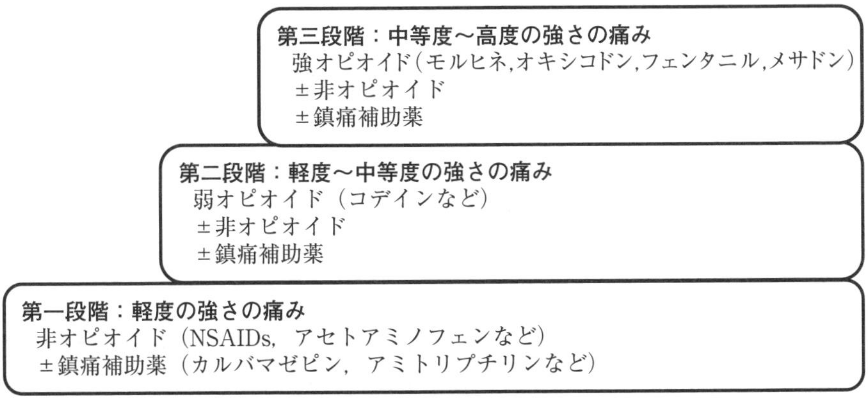

第三段階：中等度〜高度の強さの痛み
　強オピオイド（モルヒネ，オキシコドン，フェンタニル，メサドン）
　±非オピオイド
　±鎮痛補助薬

第二段階：軽度〜中等度の強さの痛み
　弱オピオイド（コデインなど）
　±非オピオイド
　±鎮痛補助薬

第一段階：軽度の強さの痛み
　非オピオイド（NSAIDs，アセトアミノフェンなど）
　±鎮痛補助薬（カルバマゼピン，アミトリプチリンなど）

図7.4　WHO式除痛ラダー

追加する．その際，非オピオイド鎮痛薬や鎮痛補助薬の併用も検討する．
- 第三段階：さらに効果が十分でないとき，強オピオイド鎮痛薬に変更する．さらに必要に応じて鎮痛補助薬を併用する．

7.4 がん性疼痛に用いる鎮痛薬

がん性疼痛に用いる鎮痛薬は，非ステロイド性消炎鎮痛薬やオピオイド鎮痛薬であるが，非ステロイド消炎鎮痛薬については，他書に譲り，本稿ではオピオイド鎮痛薬について以下に示す．

7.4.1 オピオイド鎮痛薬

1) 作用機序および特徴

神経系に存在するオピオイド受容体に作用し，強力な鎮痛作用を示す．オピオイド受容体にはμ，κ，σなどのサブタイプが存在しており，μオピオイド受容体が鎮痛作用の中心的役割を果たしている．共通する副作用として，嘔気・嘔吐，便秘，眠気，呼吸抑制などがある．また，がん性疼痛に対してオピオイド鎮痛薬を長期間使用しても，精神依存はまれであり，継続使用している限りは，身体依存も問題とならない．

表7.1，その下にはがん性疼痛に用いられる主なオピオイド鎮痛薬を示した．

2) 副作用対策

- **嘔気・嘔吐**：化学受容器引金帯に存在するμ受容体が，オピオイドにより刺激されるとドパミン遊離が引き起こされ，ドパミンD_2受容体を介して嘔吐中枢が刺激される．投与初期に発現しやすく，約1/3の患者に認められる．対策としては，ドパミンD_2受容体遮断薬であるハロペリドール，プロクロルペラジン，ドンペリドンなどが用いられる．
- **便秘**：消化管の運動抑制が原因で，ほぼすべての患者に認められる．耐性形成はほとんど起こらないため，継続的な対策が必要である．主として，大腸刺激性下剤のセンノシド，ピコスルファートナトリウムのほか，浸透圧性下剤である酸化マグネシウムが用いられる．
- **眠気**：投与初期に出現することが多いが，耐性が速やかに生じ，自然に消失する．
- **呼吸抑制**：延髄の呼吸中枢への直接作用により，呼吸回数の減少が認められる．重篤な場合はオピオイド拮抗薬であるナロキソンが用いられる．

オピオイドローテーション：オピオイドローテーションとは，副作用のために投与量を増量することが困難な場合や，耐性のために鎮痛効果が不十分な場合に，投与中のオピオイドから他のオピオイドに変更することをいう．

化学受容器引金帯：chemoreceptor trigger zone（CTZ）

表 7.1

種類		薬剤名	半減期* (時間)	代謝経路	剤　形
麻薬性鎮痛薬	強オピオイド	モルヒネ	2-4	グルクロン酸抱合	経口徐放剤, 経口速効剤, 坐剤, 注射剤
		オキシコドン	3.5-4	CYP3A4 CYP2D6	経口徐放剤, 経口速効剤, 注射剤
		フェンタニル	4	CYP3A4	貼付剤, 注射剤, 口腔粘膜吸収剤
		メサドン	40	CYP	錠剤
	弱オピオイド	コデイン	2.5-3.5	CYP2D6	散剤, 錠剤
		ペチジン	4	加水分解 N-脱メチル	散剤, 注射剤
非麻薬性鎮痛薬		ブプレノルフィン	2-3	CYP3A4	注射剤, 坐剤
		ペンタゾシン	2-3	グルクロン酸抱合	注射剤, 錠剤
		トラマドール	6	CYP2D6	注射剤

*物質としての半減期であり，徐放剤などでは吸収速度に依存して長くなる．

モルヒネ　　　　オキシコドン　　　　フェンタニル

コデイン　　　ペチジン　　　ブプレノルフィン

ペンタゾシン　　　トラマドール　　　メサドン

7.5 鎮痛補助薬

　主たる薬理作用に鎮痛作用は持たないが，鎮痛薬と併用することにより，その効果を高めるために用いられる薬物である．

1）抗うつ薬
　中枢神経系のセロトニン，ノルアドレナリンの再取込みを阻害し，鎮痛効果を高める．アミトリプチリン，パロキセチン，フルボキサミンが主として用いられる．

2）抗けいれん薬
　神経細胞膜のNaチャネル抑制作用やGABA受容体への作用などにより，興奮を抑制し，鎮痛効果を発揮する．カルバマゼピン，バルプロ酸，フェニトインなどが用いられている．

3）抗不整脈薬
　Vaughan-Williams分類でクラスIb群に位置付けられているメキシレチンなどが用いられている．Naチャネルを阻害し，神経の過敏反応抑制などの作用機序が考えられている．

4）副腎皮質ステロイド薬
　骨転移痛，腫瘍による神経圧迫による疼痛などに用いられている．作用機序は不明であるが，炎症性物質の産生抑制などが寄与していると考えられている．ベタメタゾン，デキサメタゾンなどが主に用いられる．

5）ベンゾジアゼピン系抗不安薬
　ベンゾジアゼピン受容体に作用し，神経興奮の抑制により，効果を発揮する．ジアゼパムなどが用いられる．

6）ビスホスホネート薬
　骨転移痛に使用される．破骨細胞を抑制し，骨吸収を阻害することにより，効果を発揮する．パミドロン酸，ゾレドロン酸などが用いられている．

7.6 章末問題

A. 問 題

次の文の正誤について答えよ．
1. 緩和ケアの対象となるのは身体的苦痛である．
2. 緩和ケアチームおける薬剤師が大きな役割を果たすのは，がん性疼痛に対する薬物療法である．
3. 痛みの量的評価には，VAS や Face Scale が用いられている．
4. 鎮痛薬の使用に当たっては，痛みが出た時に頓服として用いる．
5. オピオイド鎮痛薬による嘔気・嘔吐対策には 5-HT_3 受容体遮断薬や NK_1 受容体拮抗薬が用いられている．

B. 解 答

1. 誤（身体的苦痛のみならず，全人的苦痛が対象となる）
2. 正
3. 正
4. 誤（がん性疼痛は持続的な痛みであるので，定期的に投与することが必要であり，突出痛に対しては，レスキュードーズを行う）
5. 誤（オピオイド鎮痛薬による嘔気・嘔吐対策にはドパミン D_2 遮断薬を用いる）

日本語索引

ア

アキシチニブ　185
悪性黒色腫　218
悪性骨腫瘍　218
悪性腫瘍　121
　　化学療法　125
　　局所療法　123
　　手術療法　123
　　全身療法　123
　　治療　123
　　発生　122
　　病態と治療　205
　　放射線療法　124
悪性軟部腫瘍　218
悪性リンパ腫　217
アクチノマイシンD　159, 218
アクラルビシン　153, 156
アクロレイン　137
アザシチジン　216
アザライド系薬　37
アシクロビル　115, 116
アジスロマイシン　35, 37, 38
　　併用禁忌　36
アズトレオナム　29, 30
アスナプレビル　76, 77, 110
L-アスパラギナーゼ　216
アスベスト　208
アスペルギルス症　103
アスペルギルス・フミガーツス　103
アスポキシシリン　17
アゾール系抗真菌薬　62, 169
アタザナビル　81, 82
アデノウイルス　111
アデノウイルス感染症　111
アデホビルピボキシル　74, 75
アナストロゾール　174
アナフィラキシーショック　16
アバカビル　79
アファチニブ　183
アマンタジン　71
アマンタジン耐性インフルエンザウイルス　72
アミカシン　44
アミトリプチリン　226
アミノグリコシド系抗菌薬　40

抗菌スペクトル　41
抗結核作用　42
抗緑膿菌作用　43
作用の低下　42
作用部位　40
相乗効果　42
淋病　44
MRSA　45
アムホテリシンB　61, 62, 103
アムホテリシンBリポソーム製剤　62
アムルビシン　153, 154, 156
アメーバ性肝膿瘍　97
アモキシシリン　16, 17, 18
アモキシシリン/クラブラン酸　18
アリルアミン系抗真菌薬　65
アルキル化薬　132, 136
アルコール　140
アルベカシン　41, 45
アレクチニブ　187
アレムツズマブ　179, 193
アレルギー性気管支肺アスペルギルス症　104
アレルギー性疾患　101
アロプリノール　200
アロマターゼ阻害薬　173, 212
アンタビュース様作用　23
アントラサイクリン　216
アントラサイクリン系抗生物質　152
　　作用機序　153
　　心毒性　153
アンドロゲン　175
アンピシリン　16, 17, 18
アンピシリン/クロキサシリン　16, 18
アンピシリン/スルバクタム　17
IP療法　207
Rafキナーゼ阻害薬　178
R-CHOP療法　217

イ

胃がん　209
維持強化療法　216
イセパマイシン　44
イソニアジド　55, 56
イダマイシン　216

痛み　221
イダルビシン　153, 154, 155, 216
1類感染症　4
イットリウム(^{90}Y)イブリツモマブチウキセタン　179, 192
遺伝子増幅法　8
イトラコナゾール　63, 64
イベルメクチン　84, 85
イホスファミド　137, 201, 218
イマチニブ　180, 181, 216
イミペネム　19, 20, 21
イムノクロマトグラフィー　9
イリノテカン　160, 162, 200, 203, 207, 208, 209, 210
　　代謝経路　163
咽喉頭がん　206
インジウム(^{111}In)イブリツモマブチウキセタン　192
インジナビル　81, 82
インターカレーション　153
インターフェロン　78, 109, 199, 216
インターフェロンα　214
インテグラーゼ阻害剤　78, 82
咽頭炎　91
咽頭結膜熱　91, 111
インフュージョンリアクション　202
インフルエンザ　90, 91, 105
インフルエンザウイルス　71
インフルエンザ桿菌　91
in situ ハイブリダイゼーション　8

ウ

ウイルス
　　検査法　8, 9
ウイルス感染症
　　病態　105
ウイルス性髄膜炎　100
ウエスタンブロット法　8
ウエルシュ菌　94
受身赤血球凝集法　8
Widal反応　9

エ

エキセメスタン　174

日本語索引

液相ハイブリダイゼーション　8
エストラムスチン　177, 214
エタンブトール　55, 56
エチニルエストラジオール　177
エトポシド　160, 161, 164, 201, 205, 207, 218
エトラビリン　80
エノキサシン　49
エノシタビン　149, 150
エピルビシン　153, 154, 155, 212
エファビレンツ　80
エベロリムス　188, 214
エムトリシタビン　79
エリスロマイシン　35, 36, 37
　併用禁忌　36
　併用注意　36
エリブリン　168, 170
エルロチニブ　182, 183, 208, 211
塩化ストロンチウム　198
塩化タリウム　197
エンテカビル　74, 75
エンテロトキシン　92, 94
エンテロトキシン産生性ウエルシュ菌　94
エンビオマイシン　56
延命治療　220
A型インフルエンザ　105
A型インフルエンザウイルス　71, 72
A型肝炎　107
A型肝炎ウイルス　107
A群β溶血性レンサ球菌　91
ABCトランスポーター　202
ALKチロシンキナーゼ　187
Epstein-Barrウイルス　206
FAB分類　215
FEC療法　212
HIVインテグラーゼ　82
HIV-1エンベロープ糖タンパク質　83
LH-RHアゴニスト製剤　172
LH-RHアナログ　212
Mタンパク　217
M2タンパク　105
MRワクチン　114
MRSA感染症　45
mTOR阻害薬　180
NS5A複製複合体阻害剤　76
NS3/4Aプロテアーゼ阻害剤　76

オ

黄色ブドウ球菌　92
嘔吐　129, 200

オキサセフェム系薬
　基本骨格　25
　抗菌スペクトル　22
　構造　26
オキサリプラチン　142, 143, 201, 209, 210
オキシコドン　225
オキシテトラサイクリン　32, 33
　生合成経路　30
オクトレオチド　177, 178
悪心　129, 200
オセルタミビル　71, 72
オピオイド鎮痛薬　224
オピオイドローテーション　224
オファツムマブ　179, 192
オフロキサシン　47, 49
温熱療法　123

カ

回虫　84, 118
下咽頭がん　206
化学受容器引金帯　224
化学放射線療法　128
化学療法
　対象疾患　127
　有効性　127
化学療法薬　13
下気道　89
下気道感染症　90
　病態　92
核磁気共鳴画像　126
活性強化型半合成テトラサイクリン系薬　33
過テクネチウム酸ナトリウム　196
カナマイシン　41, 42, 56
化膿性髄膜炎　100
過敏反応　202
下部食道がん　208
カペシタビン　147, 148, 209, 210, 212
カモスタットメシル酸塩　200
顆粒球コロニー刺激因子　198
カルバートの計算式　142
カルバペネム系薬　19
　基本骨格　19
　抗菌スペクトル　19
カルバマゼピン　226
カルボプラチン　142, 143, 205, 213
カルムスチン　138, 139
ガレノキサシン　50, 51
がん　121
　診断　126
がん遺伝子　122

肝炎
　原因ウイルスと病態　107
寛解導入療法　216
がん化学療法　127
　効果判定　135
環境因子　1, 2
がん原遺伝子　122
がん細胞　122
幹細胞因子受容体　180
肝細胞がん　210
ガンシクロビル　69, 70, 117
カンジダ・アルビカンス　101, 102
カンジダ症　103
間質性肺炎　199
感受性　1, 3
がん性疼痛　221
　治療　222
　鎮痛薬　224
間接感染　3
感染型食中毒　94
感染経路　1, 2
感染源　1, 2
感染症　1
　診断　6
　治療法　10
　統計　3
　病態　89
　分類　3, 4
　薬物治療　13
　臨床検査　6
感染症成立の三要因　1
感染症法　4
感染性心内膜炎　99
完全奏効　135
感染防御機構　1
肝臓がん　210
がん胎児性抗原　126
肝・胆道系感染症　96
肝・胆道系臓器　96
肝動脈塞栓術　210
肝内胆管がん　210
肝膿瘍　97
カンピロバクター菌　94
カンプトテシン　160
ガンマナイフ　205
がん抑制遺伝子　122
緩和化学療法　128
緩和ケア　219

キ

気管支　90
寄生虫　83
寄生虫感染症

病態　117
キタサマイシン　38
喫煙　207
キニーネ　118
キノロン系抗菌薬
　　抗菌スペクトル　47
　　作用部位　47
ギムザ染色　7
逆受身血球凝集法　8
キャンディン系抗真菌薬　66
急性アスペルギルス肺炎　103
急性灰白髄炎　112
急性気管支炎　92
急性骨髄性白血病　216
急性上気道炎　90
急性前骨髄球性白血病　216
急性白血病　215
急性リンパ性白血病　180, 216
胸膜感染症　92
胸膜中皮腫　208
局所薬物療法　128
KIT キナーゼ　184, 185
KIT チロシンキナーゼ　180

ク

空気感染　2
クエン酸ガリウム　197
組換え医薬品　86
クラドリビン　151
クラブラン酸　19
グラム陰性桿菌　99
グラム染色　7
クラリスロマイシン　35, 37
　　併用禁忌　36
　　併用注意　36
グリコペプチド系抗菌薬　51
グリサン系抗真菌薬　67
グリセオフルビン　67
クリゾチニブ　187
クリプトコッカス症　103
クリプトコッカス髄膜炎　104
クリプトコッカス・ネオフォルマンス　104
クリンダマイシン　39
クループ　91
グレイ症候群　57
クロイソカイメン　170
クロキサシリン　18
くろなまず　101
クロファラビン　152
クロラムフェニコール　57, 58
クロルマジノン　175, 176
クロロキン　118

クロロフェノタン　178

ケ

経験的治療　10, 11
結核　42
血管造影　126
血管内皮細胞増殖因子受容体　185
血管内皮細胞増殖因子受容体キナーゼ　184
血小板減少　199
血小板由来成長因子受容体　180
血小板由来増殖因子受容体キナーゼ　184
ケトコナゾール　63
ゲフィチニブ　182, 199, 208
ゲムシタビン　149, 150, 199, 208, 211, 213, 214
ゲムツズマブオゾガマイシン　179, 193
下痢　200
下痢原性ウエルシュ菌　94
下痢原性大腸菌　94
ゲンタマイシン　41, 44
原虫　117

コ

抗悪性腫瘍抗生物質　152
　　心毒性　153
抗悪性腫瘍薬
　　耐性機構　202
　　副作用　198
　　分類　131
抗アンドロゲン薬　175, 214
広域型ペニシリン　16, 17, 18
抗インフルエンザウイルス薬　71
抗ウイルス薬　67
抗うつ薬　226
抗エストロゲン薬　171
膠芽腫　205
抗肝炎ウイルス薬　73
抗がん薬
　　嘔吐リスク　129
　　効果　134
　　種類　131
　　特徴　132
抗寄生虫薬　83
抗菌薬
　　選択基準　58
　　PK-PD　59
抗菌薬関連腸炎　96
口腔咽頭カンジダ症　101
口腔がん　206

抗けいれん薬　226
抗結核薬　55
　　作用機序　56
抗細菌薬　13
抗サイトメガロウイルス薬　69
交叉耐性　34
抗酸菌染色　7
抗腫瘍性抗生物質　132
甲状腺がん　207
抗真菌薬
　　作用機序　60
口唇ヘルペス　115
抗蟯虫薬　118
酵素免疫測定法　8
後天性免疫不全症候群　111
　　病態　110
抗毒素　86
口内炎　199
抗乳腺腫瘍薬　177
抗破傷風ヒト免疫グロブリン　86
抗ハンセン病治療薬　49
抗ヒト免疫不全ウイルス薬　78
抗ヒト EGFR モノクローナル抗体　191
抗ヒト PD-1 抗体　193
抗不整脈薬　226
抗ヘルペスウイルス薬　68
抗マラリア薬　118
高用量インターフェロン α 療法　218
高用量インターロイキン-2 療法　218
抗緑膿菌型ペニシリン　16, 17
抗 CD30 抗体　193
抗 HBs ヒト免疫グロブリン　86
コガタアカイエカ　113
呼吸器感染症
　　原因ウイルスと病態　105
　　原因菌と病態　89
呼吸器系腫瘍　207
国際対がん連合　126
ゴセレリン　172, 173
姑息手術　123
骨髄異形成症候群　216
骨髄毒性　198
骨軟部腫瘍　218
骨肉腫　218
コデイン　225
5 年生存率　136
コプリック斑　113
5 類感染症　4
根治手術　123
コンピューター断層撮影　126

サ

細気管支炎　90
細菌感染症
　　病態　89
細菌性肝膿瘍　96, 97
細菌性食中毒　92
細菌性髄膜炎　100
　　原因菌　100
サイクロセリン　56
最小発育阻止濃度　16
最適治療　10, 11
サイトメガロウイルス　69, 116
サイトメガロウイルス感染症　116
細胞周期　134
細胞障害性抗がん薬　131
サキナビル　81
サザンブロットハイブリダイゼーション　8
サナダムシ　118
ザナミビル　71, 72
サニルブジン　79
サリドマイド　194, 217
サルファ剤　54
　　抗菌スペクトル　55
サルモネラ菌　94
Ⅲ型アレルギー反応　104
酸化マグネシウム　224
3類感染症　4

シ

ジアゼパム　226
ジアゾアミノ化合物　139
死因　5
地固め療法　216
時間依存性　131
時間依存性薬物　10
色素沈着　201
子宮がん　212
子宮頸がん　212
子宮体がん　213
シクロホスファミド　136, 201, 203, 212, 213, 216, 217, 218
支持療法　128
シスプラチン　140, 141, 143, 169, 200, 201, 206, 207, 208, 209, 211, 212, 213, 214, 218
　　DNA結合様式　141
ジスルフィラム様作用　23
持続痛　221
ジダノシン　79
シタフロキサシン　50, 51

シタラビン　148, 149, 200, 205, 216
シタラビンオクホスファート　148, 149
シチジン類似薬　148
指定感染症　4
ジドブジン　79
シノキサシン　48
ジヒドロテストステロン　175
ジヒドロピリミジンデヒドロゲナーゼ　203
ジヒドロ葉酸　144
シプロフロキサシン　47, 50, 51
ジベカシン　44
死亡率　5
シメチジン　155
シメプレビル　77, 76, 110
弱毒経口生ポリオワクチン　112
弱毒生ワクチン　86
シャルコーの三徴候　97
集学的治療　123
15員環マクロライド系薬　37
重症急性呼吸器症候群　106
住血吸虫　84, 118
集中化学療法　127
14員環マクロライド系薬　36
16員環マクロライド系薬　38
宿主因子　1, 3
術後補助化学療法　128
受動免疫療法　123
腫瘍マーカー　126
上咽頭がん　206
消化器系感染症
　　原因ウイルスと病態　106
消化器系腫瘍　208
上気道　89
上気道感染症　90
　　病態　91
小細胞肺がん　207
条虫　84, 118
上皮成長因子受容体　190, 207
上皮成長因子受容体チロシンキナーゼ　182
上部尿路がん　214
小分子化合物　134
食道がん　208
植物アルカロイド　160
食物媒介性感染　2
ジョサマイシン　38, 39
シロリムス　189, 190
腎盂がん　214
腎盂腎炎　99
新型インフルエンザ等感染症　4
新感染症　4
真菌感染症

病態　101
真菌中毒症　101
神経障害性疼痛　221
腎結核　99
腎叩打痛　99
人口動態統計　122
深在性真菌感染症　101
　　起因菌　103
　　原因真菌と病態　102
侵襲性肺アスペルギルス症　103
浸潤性膵管がん　211
浸潤性乳管がん　211
腎臓　98
腎臓がん　214
心毒性　199
腎毒性　200
侵入阻害剤　83
C型インフルエンザウイルス　72
C型肝炎　109
C型肝炎ウイルス　75, 109, 210
C型肝炎治療薬　73
CAF療法　212
CD関連腸炎　96
CHOP療法　217
CMF療法　212
CMV高力価γグロブリン　117
JAKキナーゼ　187

ス

髄芽腫　205
水系感染　2
膵臓がん　211
水痘・帯状疱疹　116
水痘・帯状疱疹ウイルス　116
水痘・帯状疱疹ヘルペスウイルス　68
髄膜炎　100
ステージ　126
ステロイド　200
ステロイド系ホルモン薬　169
ストレプトグラミンB系薬
　　作用部位　34
ストレプトゾシン　139
ストレプトマイシン　41, 42, 56
　　作用部位　40
スニチニブ　184, 201, 214
スピラマイシン　38, 39
スペクチノマイシン　41, 44
スルタミシリン　18
スルバクタム　19
スルファジメトキシン　54
スルファメトキサゾール　54
スルファメトキサゾール・トリメト

プリム　55
スルホン酸アルキル類　139

セ

性行為感染症　37
生物学的製剤
　　感染症　85
生物由来製品　85
赤痢アメーバ　84, 117
舌がん　206
セツキシマブ　179, 190, 210
赤血球凝集素　8
赤血球凝集阻止試験　8
赤血球凝集法　8
赤血球減少　199
赤血球濃厚液 -LR　199
接合菌症　103, 104
接触感染　2
セファクロル　23
セファゾリン　22, 23
セファドロキシル　23
セファマイシン系薬
　　基本骨格　23
　　抗菌スペクトル　22
　　構造　26
セファレキシン　22, 23
セファロスポリン系薬
　　基本骨格　22
セファロチン　22, 23
セフィキシム　27
セフェピム　28, 29
セフェム系薬
　　基本骨格　22
　　抗菌スペクトル　22
　　構造　26
セフォジジム　25, 26
セフォゾプラン　28, 29
セフォタキシム　25, 26
セフォチアム　22, 23, 24
セフォチアムヘキセチル　24
セフォペラゾン　22
セフカペンピボキシル　22, 27
セフジトレンピボキシル　27
セフジニル　22, 27
セフタジジム　28, 29
セフチゾキシム　28
セフチブテン　27
セフテラムピボキシル　27
セフトリアキソン　25, 26
セフピロム　22, 28, 29
セフポドキシムプロキセチル　27
セフミノクス　25, 26
セフメタゾール　22, 23, 24

セフメノキシム　25, 26
セフロキサジン　23
セフロキシムアキセチル　24
繊維芽細胞増殖因子受容体　185
全身性炎症反応症候群　100
全人的苦痛　219, 220
選択毒性　13
蠕虫　118
先天性風疹症候群　114
センノシド　224
前立腺がん　213
前立腺特異抗原　126, 213
XELOX 療法　210

ソ

臓器別がん死亡率　122
造血器腫瘍　215
相補性決定領域　190
即時型アレルギー反応　104
ソホスブビル　78, 77
ソマトスタチン　178
ソマトスタチンアナログ　178
ソラフェニブ　184, 185, 201, 214
ゾレドロン酸　226

タ

第一世代キノロン系薬　48
第一世代セフェム系薬　22
第三世代キノロン系薬　50
第三世代セフェム系薬　24
代謝拮抗薬　132, 143
体性痛　221
大腸がん　209
大腸菌　97
第二世代キノロン系薬　49
第二世代セフェム系薬　23
耐熱性毒素　92
太平洋イチイ　167
第四世代セフェム系薬　28
ダウノマイシン　216
ダウノルビシン　153, 154, 155, 199, 216
ダカルバジン　140, 217, 218
タキサン系抗悪性腫瘍薬　167, 201
ダクラタスビル　76, 78, 110
多剤耐性肺炎球菌　91
多剤併用療法　78, 111
ダサチニブ　181, 216
タゾバクタム　19
脱毛　201
多発性骨髄腫　217
タミバロテン　195

田虫　101
タモキシフェン　171, 212
ダルナビル　81, 82
胆管炎　97
胆管がん　210
単純性膀胱炎　98
単純ヘルペスウイルス　68, 115
単純ヘルペスウイルス感染症　115
男性ホルモン　175
胆道がん　210
胆道系感染症　96
胆嚢炎　97
WHO 式 3 段階除痛ラダー　223

チ

チオイノシン酸　150
チオカルバミン酸系抗真菌薬　65
腟トリコモナス　84
チニダゾール　84
チピラシル　147
中咽頭がん　206
中耳炎　91
中部食道がん　208
中和試験　8
腸炎ビブリオ　95
腸管感染症
　　原因菌　91
　　病原体　93
　　分類　93
腸管凝集性大腸菌　95
腸管系臓器　93
腸管出血性大腸菌　95
腸管出血性大腸菌 O-157　94
腸管侵入性大腸菌　95
腸管病原性大腸菌　95
直接監視下短期化学療法　57
直接感染　2
チロシンキナーゼ阻害薬　178
鎮痛補助薬　226
鎮痛薬使用 5 原則　223

ツ

ツベラクチノマイシン　56

テ

手足症候群　201
10-デアセチルバッカチンⅢ　167, 168
ディ・エスカレーション　10
テイコプラニン　51, 52
低分子化合物　178

低分子分子標的薬　178
デオキシシチジンキナーゼ　149
テガフール　146, 148
テガフール・ウラシル　146, 148, 208, 209
テガフール・ギメラシル・オテラシル　146, 148, 209, 211
デキサメタゾン　217, 226
テトラサイクリン　31, 32, 33, 117
テトラサイクリン系抗菌薬　30
　　抗菌スペクトル　31
　　作用部位　31
　　第1選択薬　32
テノホビル　79
テノホビルジソプロキシル　74, 75
テビペネムピボキシル　20, 21
デポ製剤　173
テムシロリムス　189
デメチルクロルテトラサイクリン　32, 33
テモゾロミド　140, 205, 206
デラビルジン　80
テラプレビル　76, 77
デラマニド　56
テルビナフィン　65
転移性膵がん　211
転移性脳腫瘍　206
伝染性単核球症　91
伝染病　1
天然型テトラサイクリン系薬　32
天然型ペニシリン　16, 17
DNA ジャイレース　47
T細胞性非ホジキンリンパ腫　217
TNM 分類　126

ト

糖鎖抗原 19-9　126
動注化学療法　210
ドキシサイクリン　31, 33
ドキシフルリジン　147, 148
トキソイド　85
ドキソルビシン　153, 154, 199, 200, 201, 210, 212, 213, 214, 217, 218
毒素型食中毒　92
毒素原性大腸菌　95
特定生物由来製品　86
トスフロキサシン　50, 51
ドセタキセル　168, 169, 203, 206, 207, 208, 209, 214
トピロキソスタット　150
トブラマイシン　44
トポイソメラーゼ　133, 160, 203
トポイソメラーゼⅠ

阻害様式　161
トポイソメラーゼⅡ　153
　　阻害様式　162
トポイソメラーゼ阻害薬　133, 160, 203
トポイソメラーゼⅠ阻害薬　161
トポイソメラーゼⅡ阻害薬　162
トラスツズマブ　155, 179, 191, 199, 212
トラスツズマブエムタンシン　179, 191
トラマドール　225
トリアゼン類　139
トリコスポロン・アサヒ　104
トリコスポロン症　103
トリコモナス原虫　117
トリフルリジン・チピラシル　147, 148
ドリペネム　20, 21
トリメトプリム　54
ドルテグラビル　82
トルナフタート　65
トレチノイン　194, 195, 216
トレミフェン　171, 172
ドンペリドン　224
Total Cell Kill 理論　215

ナ

ナイスタチン　61, 62
内臓痛　221
ナイトロジェンマスタード類　136
ナジフロキサシン　50, 51
生ワクチン　150
ナリジクス酸　47, 48
ナロキソン　224

ニ

ニチニチソウ　164
ニトロソウレア類　138
ニボルマブ　179, 193
日本脳炎　113
日本脳炎ウイルス　113
ニムスチン　138, 139
乳がん　211
乳児ボツリヌス症　93
ニューキノロン
　　呼吸器感染症用　50
　　全身感染症用　49
　　尿路感染症用　49
ニューモシスチス・イロベチー　104
ニューモシスチス症　103

ニューモシスチス肺炎　104
尿管がん　214
尿路系感染症
　　原因菌と病態　98
尿路系臓器　98
2類感染症　4
ニロチニブ　181, 216

ヌ

ヌクレオシド系逆転写酵素阻害剤　78, 79

ネ

ネダプラチン　142, 143
ネビラピン　80
ネララビン　151
ネルフィナビル　81, 82

ノ

脳腫瘍　205
濃度依存性　131
濃度依存性薬物　11
能動免疫療法　123
ノギテカン　160, 164
ノルフロキサシン　47, 49
ノロウイルス　106
ノロウイルス感染症　106

ハ

肺アスペルギローマ　103
肺炎　92
肺炎球菌　91
肺化膿症　92
肺がん　207
肺クリプトコッカス症　104
肺結核
　　初回治療　57
敗血症　100
肺抗酸菌症　92
肺実質感染症　90, 92
肺線維症　199
バカンピシリン　17, 18
白癬　102
白癬菌　101
パクリタキセル　155, 167, 168, 201, 202, 209, 212, 213
播種性トリコスポロン症　104
パズフロキサシン　50, 51
パゾパニブ　185
ハダマラカ　118

白金錯体　140
白金製剤　133, 201
白血球減少　198
白血病　215
白血病裂孔　215
発熱性好中球減少症　128
パニツムマブ　179, 191
バニプレビル　76, 78, 110
パニペネム　19, 20, 21
パフォーマンスステータス　126, 127
パミドロン酸　226
パラアミノサリチル酸　55, 56
バラシクロビル　68, 115, 116
バルガンシクロビル　69, 70, 117
バルプロ酸　226
パロキセチン　226
ハロペリドール　224
半夏瀉心湯　200
バンコマイシン　51, 52
バンコマイシン耐性腸球菌　53
バンデタニブ　186

ヒ

ビアペネム　20, 21
ビカルタミド　175, 176
鼻腔・副鼻腔がん　206
ピコスルファートナトリウム　224
微小管作用薬　133, 203
微小管阻害薬　164
　作用機序　167
非小細胞肺がん　207, 208
非ステロイド系消炎鎮痛薬　48
ビスホスホネート薬　226
ビタミン A　194, 195
ビダラビン　68, 69, 151
ビダラビン軟膏　116
ヒト化抗血管内皮細胞増殖因子抗体　191
ヒト化抗 CD33 抗体　193
ヒト化抗 CD52 抗体　193
ヒト化抗 CCR4 抗体　193
ヒト化抗 HER2 抗体　191
ヒト血漿分画製剤　86
ヒト抗血管内皮細胞増殖因子受容体-2 抗体　192
ヒトコロナウイルス　106
ヒト上皮細胞増殖因子受容体　211
ヒトパピローマウイルス　212
ヒト免疫グロブリン　86
ヒト免疫不全ウイルス　78, 110
ヒドロキシウレア　216
泌尿器系腫瘍　213

非ヌクレオシド系逆転写酵素阻害剤　78, 80
ビノレルビン　165, 166, 208, 212
非標的病変　135
皮膚がん　218
皮膚クリプトコッカス症　104
皮膚糸状菌症　102
皮膚毒性　201
皮膚・粘膜カンジダ症　102
皮膚粘膜眼症候群　174
皮膚マラセチア症　102
ピペミド酸　48
ピペラシリン　16, 17, 18
ピペラシリン/タゾバクタム　16, 17
飛沫核感染　2
飛沫感染　2
非麻薬性鎮痛薬　225
病因因子　1, 2
病期　126
病原真菌
　検査法　9
病原性　1
病原性大腸菌　94
　分類　95
病原体
　鑑別同定　7
表在性真菌感染症
　起因菌　102
　原因真菌と病態　101
標的病変　135
日和見感染症　102
ピラジナミド　55, 56
ピラルビシン　154
ピランテル　84, 118
ピリミジン類似薬　145
ビルレンス　1
ビンカアルカロイド　164, 201
ビンカアルカロイド系抗悪性腫瘍薬　157
ビンクリスチン　165, 201, 216, 217, 218
ビンデシン　157, 165, 166, 208
ビンブラスチン　165, 166, 214
B 型インフルエンザ　105
B 型インフルエンザウイルス　71, 72
B 型肝炎　108
B 型肝炎ウイルス　73, 108, 210
B 型肝炎ウイルスキャリア　151
B 型肝炎治療薬　73
B 型急性肝炎　108
B 型慢性肝炎　108
B 細胞性非ホジキンリンパ腫　217

Bcr-Abl チロシンキナーゼ　180
Human papilloma ウイルス　206
P-糖タンパク質　162, 165
PDGFR キナーゼ　184, 185
PE 療法　207

フ

ファムシクロビル　68, 69
ファロペネム　19, 20, 21
フィラデルフィア染色体　180, 215
フィラデルフィア染色体陽性急性リンパ性白血病　180
風疹　114
風疹ウイルス　114
フェニトイン　226
フェノール亜鉛華軟膏　116
フェブキソスタット　150
フェンタニル　225
不活化ワクチン　86
不完全奏効　135
複雑性膀胱炎　98
副腎皮質ステロイド薬　226
副鼻腔炎　91
不顕性感染　2
婦人科系腫瘍　211
ブスルファン　139
普通感冒　90, 91
フッ化ピリミジン　201
フッ化ピリミジン系抗悪性腫瘍薬　147
ブプレノルフィン　225
部分奏効　135
フラジオマイシン　45
プラジカンテル　84, 118
プラチナ　133
フリーラジカル　153
プリン類似薬　150
フルオロウラシル　145, 148, 200, 206, 207, 208, 209, 210, 212
2-フルオロ-2-デオキシグルコース　197
フルオロピリミジン系抗真菌薬　66
フルコナゾール　63, 64, 103
フルシトシン　66, 146
フルタミド　175
フルダラビン　150
フルデオキシグルコース　197
プール熱　111
フルボキサミン　226
プルリフロキサシン　49
フレア現象　173
ブレオマイシン　157, 158, 199, 201, 217

作用機序　158
プレドニゾロン　217
ブレンツキシマブ ベドチン　179, 193
プロカルバジン　140
プロクロルペラジン　224
プロテアーゼ阻害剤　78, 81
プロテアソーム阻害薬　178
プロドラッグ　132, 203
フロモキセフ　25, 26
分子標的薬　134, 178
FOLFIRI 療法　210
FOLFIRINOX 療法　211
FOLFOX 療法　209, 210
VEGFR キナーゼ　184, 185

ヘ

米国東部がん治療協同研究グループ　126
ペグインターフェロンアルファ-2α（遺伝子組換え）　75, 76
ペグインターフェロンアルファ-2β（遺伝子組換え）　76
ベタメタゾン　226
ペチジン　225
ペナム系薬　15
　基本骨格　16
　抗菌スペクトル　16
ペニシリン　14
ペニシリン系薬　15
　基本骨格　16
　抗菌スペクトル　16
ペニシリン結合タンパク質　14
ペニシリン G　18
ペネム系薬　19
　基本骨格　19
　抗菌スペクトル　19
ベバシズマブ　179, 191, 206, 210
ペプチジルトランスフェラーゼ反応　34
ペプチドグリカン　14
ベムラフェニブ　186
ペメトレキセド　144, 208
ペラミビル　71, 73
ヘリコバクター・ピロリ　217
ペルツズマブ　179, 191
ヘルペスウイルス感染症　115
ヘルペス角膜炎　115
ベンジルペニシリン　16, 17, 18
ベンジルペニシリンベンザチン　17
ベンゾジアゼピン系抗不安薬　226
ペンタゾシン　225
ベンダムスチン　137, 138

扁桃炎　91
ペントスタチン　137, 151
β-グルクロニダーゼ　163
β-ラクタマーゼ　15
β-ラクタマーゼ阻害薬　18
β-ラクタム系抗菌薬　13

ホ

膀胱炎　98
膀胱がん　214
膀胱障害　200
放射性医薬品　195
ホジキンリンパ腫　217
ポジトロン断層法　126
ホスアンプレナビル　81, 82
ホスカルネット　69, 70
ボスチニブ　181, 182
ホスフルコナゾール　63, 64
ホスホマイシン　57, 58
ボツリヌス菌　93
ボツリヌス毒素　93
ポリエン系抗真菌薬　61
ポリオ　112
ポリオウイルス　112
ポリオキシエチレン硬化ヒマシ油　63
ポリオキシエチレンヒマシ油　202
ボリコナゾール　63, 64
ボルテゾミブ　188, 217
ホルモン生成阻害薬　134
ホルモン薬　133, 170

マ

マイコプラズマ　90
マイトマイシン　203
マイトマイシン C　155, 157, 208, 210
マクロライド系抗菌薬　33, 169
　抗菌スペクトル　35
　作用部位　34
　第 1 選択薬　36
麻疹　113
麻疹ウイルス　113
末梢神経障害　201
麻薬性鎮痛薬　225
マラセチア・フルフール　101
マラビロク　83
マラリア　84, 118
マラリア原虫　118
慢性骨髄性白血病　180, 216
慢性リンパ性白血病　216
MALT リンパ腫　217

ミ

ミカファンギン　66
ミコナゾール　63, 103
水虫　101
三日はしか　114
ミトキサントロン　153, 154, 156
ミトタン　178
ミノサイクリン　31, 33
未分化リンパ腫キナーゼチロシンキナーゼ　187
ミリプラチン　143

ム

無菌性髄膜炎　100
ムーコル症　103, 104
ムピロシン　53, 54
ムンプスウイルス　114

メ

メキシレチン　226
メスナ　201
メチシリン耐性黄色ブドウ球菌　20
メチシリン耐性黄色ブドウ球菌感染症　45
メトトレキサート　144, 145, 199, 200, 205, 212, 214, 216, 218
メドロキシプロゲステロン　177, 212, 213
メトロニダゾール　84, 117, 118
メピチオスタン　177
メフロキン　84, 118
メルカプトプリン　150
メルファラン　137, 138, 217
メロペネム　19, 20, 21
免疫療法　123

モ

モガムリズマブ　179, 193
モキシフロキサシン　50, 51
モノクローナル抗体　134, 178, 190
　分子標的薬　179
モノバクタム系薬
　基本骨格　29
　抗菌スペクトル　29
モノメチルアウリスタチン E　193
モルヒネ　225

ヤ

薬物血中濃度モニタリング　42
ヤヌスキナーゼ　187

ユ

ユーエフティ　146
Ewing 肉腫　218
UDP-グルクロン酸転移酵素　162

ヨ

ヨウ化ナトリウム　196
葉酸拮抗薬　203
葉酸類似薬　144
養子免疫療法　123
用量規制因子　198
用量制限毒性　168
3-ヨードベンジルグアニジン　197
予防投与　11
ヨーロッパイチイ　167
4 類感染症　4

ラ

ラタモキセフ　22, 25, 26
ラニナミビル　71, 73
ラニムスチン　138, 139
ラノステロール 14α-脱メチル酵素　62
ラパチニブ　183
ラパマイシン　189
ラミブジン　73, 75, 79
ラムシルマブ　179, 192
ラルテグラビル　82
卵巣がん　213

リ

リアルタイム PCR 法　9
リゾプス・オリゼ　104
リツキシマブ　179, 192, 217
　作用機序　192
リトナビル　81
リネゾリド　53, 54
リバビリン　75, 77, 110
リファブチン　55, 56
リファンピシン　55, 56
リボスタマイシン　41, 43
流行性角結膜炎　112
流行性耳下腺炎　114
リュープロレリン　172, 173
良性腫瘍　121
リラナフタート　65
リルピビリン　80
リンコマイシン　39
リンコマイシン系薬　39
　作用部位　34
淋病　44

ル

ルキソリチニブ　187, 188

レ

レゴラフェニブ　186
レスピラトリーキノロン　48
レチノイド類　194
レチノイン酸　195
レチノール　194, 195
レチノールパルミチン酸エステル　195
レトロゾール　174
レナリドミド　216
レボフロキサシン　47, 50, 51
レボホリナート　209, 210, 211
レンバチニブ　185
RECIST ガイドライン　135

ロ

ロイコマイシン A_1　39
ロイコマイシン A_3　39
ロイコマイシン A_5　39
ロキシスロマイシン　37
ロキタマイシン　35, 38, 39
ロタウイルス　107
ロタウイルス感染症　107
ロピナビル　81, 82
ロメフロキサシン　49

ワ

ワクチン　85
ワッセルマン反応　9

外国語索引

A

abacavir 79
ABK 45
ABL 180
ABPC 17
ABPC/MCIPC 18
aciclovir 68
aclarubicin 156
acquired immunodeficiency
 syndrome 111
ACR 156
ACT-D 159
actinomycin D 159
adefovir pivoxil 74
adjuvant chemotherapy 128
afatinib 183
AIDS 111
D-Ala-D-Ala 14
alectinib 187
alemtuzumab 193
amantadine 71
amikacin 44
AMK 44
amoxicillin 17
amoxicillin/clavulanic acid 18
AMPC 17
AMPC/CVA 18
amphotericin B 62
ampicillin 17
ampicillin/sulbactam 17
AMR 156
amrubicin 156
anaphylactic shock 16
anastrozole 174
angiography 126
anti-retroviral therapy 78
APC 122
Ara-C 148, 203
Ara-CTP 148
Ara-U 148
arbekacin 45
ART 78, 111
ASPC 17
aspoxicillin 17
asunaprevir 76
atazanavir 81

ATP-binding cassette transporter
 202
ATV 81
axitinib 185
azithromycin 37
AZM 37
AZT 29
aztreonam 29

B

bacampicillin 17
BAPC 17
bcr-abl 180
BCR-ABL 180, 215
bendamustine 137
benzylpenicillin/benzatine 17
bevacizumab 191
biapenem 20
bicalutamide 176
BIPM 20
bleomycin 157
BLM 157
bortezomib 188
bosutinib 181
brentuximab vedotin 193
busulfan 139

C

CA19-9 126
CA-125 213
CAM 37
Camptotheca acuminata 160
cancer 121
capecitabine 147
carbohydrate antigen 19-9 126
carboplatin 142
carcinoembryonic antigen 126
carmustine 138
Catharanthus roseus 164
CAZ 28
C-C chemokine receptor 5 83
CCL 23
CCR5 83
CDD 148
CDDP 141, 169
CDR 190

CDTR-PI 27
CDX 23
CDZM 25
CEA 126
cefaclor 23
cefadroxil 23
cefalexin 23
cefalotin 22
cefazolin 22
cefcapene pivoxil 27
cefdinir 27
cefditoren pivoxil 27
cefepime 28
cefixime 27
cefmenoxime 25
cefmetazole 23
cefminox 25
cefodizime 25
cefotaxime 25
cefotiam 23
cefotiam hexetil 24
cefozopran 28
cefpirome 28
cefpodoxime proxetil 27
cefroxadine 23
ceftazidime 28
cefteram pivoxil 27
ceftibuten 27
ceftizoxime 28
ceftriaxone 25
cefuroxime axetil 24
CET 22
CETB 27
cetuximab 190
CEX 23
CEZ 22
CFDN 27
CFIX 27
CFPM 28
CFPN-PI 27
CFTM-PI 27
chemiluminescent enzyme
 immunoassay 8
chemoreceptor trigger zone 224
chloramphenicol 57
chlormadinone 176
C-IFNα 78
cinoxacin 48

CINX 48
ciprofloxacin 50
cisplatin 141
cladribine 151
clarithromycin 37
CLDM 39
CLEIA 8
clindamycin 39
clofarabine 152
Clostridium difficile 96
cloxacillin/ampicillin 18
CMNX 25
CMV 116
CMX 25
CMZ 23
complementarity-determining region 190
complete response 135
concentration-dependence 131
congenital rubella syndrome 114
CP 57
CPDX-PI 27
CPFX 50
CPR 28
CPT-11 162, 210, 211
CR 135
crizotinib 187
cross resistance 34
CRS 114
CT 126
CTM 23
CTM-HE 24
CTRX 25
CTX 25
CTZ 224
CXD 23
CXM-AX 24
cyclophosphamide 136
CYP1A2 65
CYP3A4 63, 64, 65, 80, 83, 166, 169, 170, 171, 172
CYP2C8 63, 64, 65
CYP2C9 65, 80
CYP2C19 64, 65, 80
CYP2D6 65, 171
cytarabine 148
cytarabine ocfosphate 148
cytidine deaminase 148
cytomegalovirus 116
CZOP 28
CZX 28

D

dacarbazine 140
daclatasvir 76
darunavir 81
dasatinib 181
daunorubicin 155
dCTP 148
DDS 155
DDT 178
definitive therapy 11
delavirdine 80
demethylchlortetracycline 32
deoxycytidine triphosphate 148
DHT 175
dibekacin 44
didanosine 79
directly observed treatment, short course 57
DKB 44
DLF 198
DLT 168
DLV 80
DMCTC 32
DNR 155
docetaxel 169
dolutegravir 82
doripenem 20
dose-limiting factor 198
dose-limiting toxicity 168
DOTS 57
doxifluridine 147
doxorubicin 154
DOXY 33
doxycycline 33
DRPM 20
drug delivery system 155
DRV 81
DTX 169
DXR 154

E

EAEC 95
Eastern Cooperative Oncology Group 126
ECOG 126
efavirenz 80
EFV 80
EGFR 182, 190, 207
EHEC 95
EIA 8
EIEC 95

EM 36
empiric therapy 10, 11
emtricitabine 79
enocitabine 149
enoxacin 49
entecavir 74
enteroaggregative *Escherichia coli* 95
enterohemorrhagic *Escherichia coli* 95
enteroinvasive *Escherichia coli* 95
enteropathogenic *Escherichia coli* 95
enterotoxigenic *Escherichia coli* 95
ENX 49
enzyme immunoassay 8
EPEC 95
epidermal growth factor receptor 207
epirubicin 155
eriblulin 170
erlotinib 182
erythromycin 36
estramustine 177
ETEC 95
ethinylestradiol 177
etoposide 164
ETR 80
etravirine 80
everolimus 188
exemestane 174

F

Face Pain Scale 222
Face Scale 222
famciclovir 69
faropenem 20
FGFR 185
flomoxef 25
fluconazole 64
flucytosine 66
fludarabine 150
2-fluoro-2-deoxyglucose(^{18}F) 197
fluorouracil 145
flutamide 175
FMOX 25
FOM 57
fosamprenavir 81
foscarnet 70
fosfluconazole 64
fosfomycin 57
FPV 81

fradiomycin 45
free radical 153
FRM 45
FRPM 20
FTD 147
5-FU 145, 210, 211

G

gallium(^{67}Ga)citrate 197
ganciclovir 70
garenoxacin 50
G-CSF 198
gefitinib 182
gemcitabine 149
gemtuzumab ozogamicin 193
gentamicin 44
GM 44
goserelin 173
gp120 83
granulocyte-colony stimulating factor 198
griseofulvin 67
GRNX 50

H

HA 8
Halichondria okadai 170
halichondrin B 170
HAV 107
HBV 73, 108
HCO60 63
HCV 75, 109
Helicobacter pylori 209
hemagglutinin 8
hepatitis A virus 107
hepatitis B virus 73, 108
hepatitis C virus 75, 109
HER2 211
herpes simplex virus 68, 115
HIV 78, 110
HPV-16 212
HPV-18 212
HSV 68, 115
human epidermal growth factor receptor type 2 211
human immunodeficiency virus 78, 110
hyperleukocytic syndrome 215

I

idarubicin 155

IDR 155
IDV 81
IFN 78
IFNα 78
IFNα-2b 78
IFNβ 78
ifosfamide 137
imatinib 180
imipenem 20
incomplete response 135
indinavir 81
infusion reaction 202
INSTI 78, 82
integrase inhibitor 78
intensive chemotherapy 127
intercalation 153
3-iodobenzylguanidine(^{123}I, ^{131}I) 197
IPM 20
IR 135
irinotecan 162
isepamicin 44
ISP 44
itraconazole 64
ivermectin 84

J

JM 38
josamycin 38

K

kanamycin 42
ketoconazole 63
KIT 180
kitasamycin 38
KM 42
K-ras 122

L

β-lactamase 15
lamivudine 73, 79
laninamivir 73
lapatinib 183
latamoxef 25
LCM 39
lenvatinib 185
letrozole 174
leucomycin 38
leuprorelin 173
levofloxacin 50
LFLX 49

lincomycin 39
linezolid 53
liranaftate 65
LM 38
LMOX 25
L-OHP 210, 211
lomefloxacin 49
lopinavir 81
LPV 81
LVFX 50
LZD 53

M

mammalian target of rapamycin 189
maraviroc 83
masked compound 146
MDR 202
medroxyprogesterone 177
mefloquine 84
melphalan 137
mepitiostane 177
MEPM 20
mercaptopurine 150
meropenem 20
methicillin-resistant *Staphylococcus aureus* 20
methotrexate 144
metronidazole 84
MFLX 50
MIC 16
micafungin 66
miconazole 63
minimum inhibitory concentration 16
MINO 33
minocycline 33
miriplatin 143
MIT 156
mitomycin-C 157
mitotane 178
mitoxantrone 156
MMC 157
mogamulizumab 193
moxifloxacin 50
MRI 126
MRP 202
MRSA 20
mTOR 189
MTX 144
multi-drug resistance-related protein 202
mupirocin 53

Mycobacterium avium intracellulare
　　complex　92
Mycobacterium leprae　49
mycoplasma　90

N

NA　48
Nab-paclitaxel　169
nadifloxacin　50
nalidixic acid　48
nedaplatin　142
nelarabine　151
nelfinavir　81
neoadjuvant chemotherapy　128
nevirapine　80
NFLX　49
NFV　81
nilotinib　181
nimustine　138
nivolumab　193
NNRTI　78, 80
nogitecan　164
non-nucleoside reverse
　　transcriptase inhibitor　78
non-steroidal anti-inflammatory
　　drugs　48
norfloxacin　49
NRS　221
NRTI　78, 79
NSAIDs　48
nucleoside reverse transcriptase
　　inhibitor　78
Numerical Rating Scale　221
NVP　80
nystatin　62

O

octreotide　178
ofatumumab　192
ofloxacin　49
OFLX　49
oncogene　122
oseltamivir　72
OTC　32
oxaliplatin　142
oxytetracycline　32

P

p53　122
paclitaxel　168
PAE　15, 59

palliative chemotherapy　128
panipenem　20
panitumumab　191
PAPM　20
partial response　135
pazopanib　185
pazufloxacin　50
PBP　14
PCG　17
PCR　8
PD　11, 135
PD-1　193
PDGFR　180
PEG　155
PEG-IFN　110
PEG-IFNα-2a　75, 78
PEG-IFNα-2b　78
pemetrexed　144
penicillin binding protein　14
penicillin G　17
pentostatin　151
peramivir　73
performance status　126
pertuzumab　191
PET　126
P-glycoprotein　162
pharmacodynamics　11
pharmacokinetics　11
pharmacokinetics-
　　pharmacodynamics　11
PI　79, 81
PIPC　17
pipemidic acid　48
piperacillin　17
piperacillin/tazobactam　17
PK　11
Podophyllum emodi　161
Podophyllum peltatum　161
polyethylene glycol　155
polymerase chain reaction　8
post-antibiotic effect　15, 59
PPA　48
PR　135
praziquantel　84
presumptive therapy　11
procarbazine　140
programmed cell death-1　193
progressive disease　135
prophylaxis　11
prostatic specific antigen　126
protease inhibitor　78
proto-oncogene　122
prulifloxacin　49
PS　126

PSA　126, 213
PUFX　49
pyrantel　84
PZFX　50

Q

QOL　219
quality of life　219

R

radio immunoassay　8
raltegravir　82
ramucirumab　192
ranimustine　138
RCC-LR　199
red cells concentrates-leukocytes
　　reduced　199
regorafenib　186
RIA　8
ribostamycin　43
rilpivirin　80
ritonavir　81
rituximab　192
rivavirin　75
RKM　38
rokitamycin　38
roxithromycin　37
RSM　43
RTV　81
ruxolitinib　187
RXM　37

S

sanilvudine　79
saquinavir　81
SARS　106
SBTPC　18
SCLC　207
SD　135
selective toxicity　13
severe acute respiratory syndrome
　　106
sexually transmitted disease　37
simeprevir　76
sirolimus　189
SIRS　100
sitafloxacin　50
SM　42
small cell lung cancer　207
SN-38　162, 200
sodium iodide(^{131}I)　196

sodium pertechnetate(^{99m}Tc)   196
sofosbuvir   77
somatostatin   178
sorafenib   184
SPCM   44
specific therapy   11
spectinomycin   44
spiramycin   38
SPM   38
SQV   81
stable disease   135
STD   37
STFX   50
Streptomyces caespitosus   157
Streptomyces paruvullus   159
Streptomyces verticillus   157
streptomycin   42
streptozocin   139
strontium chloride(^{89}Sr)   198
sulfadimethoxine   54
sulfamethoxazole   54
sultamicillin   18
systemic inflammatory response syndrome   100

T

TAE   210
TAI   210
TAM   171
tamibarotene   195
tamoxifen   171
Taxus baccata   167
Taxus brevifolia   167
TBPM-PI   20
TC   32
TDM   42
tebipenem pivoxil   20
tegaful   146
tegaful・gimeracil・oteracil   146
tegaful・uracil   146
teicoplanin   51
telaprevir   76
temozolomide   140
temsirolimus   189
tenofovir   79
tenofovir disoproxil   74
terbinafine   65
tetracycline   32
TFLX   50
thalidomide   194
thalium(^{201}Tl)chloride   197
therapeutic drug monitoring   42
time-dependence   131
TIMP   150
tinidazole   84
tiperacil   147
TOB   44
tobramycin   43
tolnaftate   65
toremifene   172
tosufloxacin   50
TPI   147
transcatheter arterial embolization   210
transcatheter arterial infusion   210
trastuzumab   191
trastuzumab emtansine   191
tretinoin   194
trifluridine・tiperacil   147
trimethoprim   54
tumor   121
tumor suppressor gene   122
TXL   168

U

UFT   146
UGT   162
UGT1A1   83
UICC   126
ulifloxacin   49
Union Internationale Contre le Cancer   126
uracil arabinoside   148
uridine diphosphate glucuronosyl transferase   162

V

valaciclovir   68
valganciclovir   70
vancomycin   51
vancomycin-resistant *Enterococcus*   53
vandetanib   186
vaniprevir   76
varicella zoster virus   68, 116
VAS   222
VCR   165
VDS   166
VEGF   191
VEGFR   185
vemurafenib   186
Verbal Rating Scale   222
vidarabine   69
vinblastine   166
vincristine   165
vindesine   166
vinorelbine   166
Visual Analog Scale   222
VLB   165, 166
VNR   166
voriconazole   64
VP-16   164
VRE   53
VRS   222
VZV   68, 116

Y

yttrium(^{90}Y)ibritumomab tiuxetan   192

Z

zanamivir   72
zidovudine   79